"十二五"国家重点图书
高级麻醉医师系列丛书

术中经食管超声心动图的应用
Intraoperative Transesophageal Echocardiography

主　编　赵晓琴

编　者　（按姓氏拼音排序）

段福建　阜外心血管病医院，超声科
姜　燕　北京大学人民医院，麻醉科
江　勇　阜外心血管病医院，超声科
王伟鹏　阜外心血管病医院，麻醉科
赵晓琴　阜外心血管病医院，麻醉科

北京大学医学出版社

SHUZHONG JINGSHIGUAN CHAOSHENGXINDONGTU DE YINGYONG

图书在版编目（CIP）数据

术中经食管超声心动图的应用/赵晓琴主编.
—北京：北京大学医学出版社，2013.1
ISBN 978-7-5659-0474-5

Ⅰ.①术… Ⅱ.①赵… Ⅲ.①超声心动图
Ⅳ.①R540.4

中国版本图书馆 CIP 数据核字（2012）第 251037 号

术中经食管超声心动图的应用

主　　编：赵晓琴
出版发行：北京大学医学出版社（电话：010-82802230）
地　　址：（100191）北京市海淀区学院路 38 号　北京大学医学部院内
网　　址：http://www.pumpress.com.cn
E - mail：booksale@bjmu.edu.cn
印　　刷：北京画中画印刷有限公司
经　　销：新华书店
责任编辑：王智敏　　责任校对：金彤文　　责任印制：苗　旺
开　　本：787mm×1092mm　1/16　印张：13.5　字数：343 千字
版　　次：2013 年 1 月第 1 版　2013 年 1 月第 1 次印刷
书　　号：ISBN 978-7-5659-0474-5
定　　价：128.00 元

版权所有，违者必究

（凡属质量问题请与本社发行部联系退换）

前　　言

经食管超声心动图（transesophageal echocardiography，TEE）作为第一个引入术中监测的影像技术，使超过 50% 的病例在心脏麻醉和手术处理中受益，因此欧洲及美国超声心动图协会和麻醉学协会强烈建议术中（围术期）TEE 监测应广泛使用。

1996 年美国麻醉医生协会和心血管麻醉医生协会颁布了麻醉医生术中使用 TEE 监测的操作指南。近十多年来，术中 TEE 监测技术得到快速发展。麻醉医生尤其是心血管麻醉医生术中应用 TEE 并非完全受操作指南的限制，麻醉医生越来越广泛地将 TEE 作为术中评估、预测和诊断影响血流动力学因素的重要监测工具。与国外相比，我国麻醉医生术中使用 TEE 的起步较晚，但近几年发展迅速。目前，我国还没有自己编著的从麻醉管理角度讨论术中 TEE 监测的参考书籍。为了促进我国术中（围术期）TEE 监测技术的发展，使麻醉医生能更好地将 TEE 运用在心血管手术麻醉和其他手术危重患者的麻醉管理中，作者特编写本书贡献给大家。

本书阐述了超声技术原理、技术要点；如何获得高质量的图像；频谱多普勒和彩色多普勒的准确测定；伪像的避免与识别。结合 20 个标准二维（2D）超声心动图图像和由其发展的图像的获取方法介绍，为初学者具备全面、高质量、准确完成 TEE 的能力打下坚实基础。

书中分别对各种心血管疾病手术术中使用 TEE 监测进行了详细介绍，对于 TEE 在相应手术的麻醉管理方面所起的不可替代的作用给出实际病例讲解，使麻醉医生更加熟练地将 TEE 监测应用在各种不同心血管疾病的手术中，为提高麻醉管理质量、减少围术期并发症提供帮助。

全书阐明 TEE 除了具有诊断功能外，还是麻醉管理中的重要监测工具，弥补包括肺动脉导管（PAC，即 Swan Ganz 导管）等其他监测方法的不足和不能（如适应其相应心腔大小和心脏功能的前负荷评估、心室局部收缩功能的评估、舒张功能的评估等），帮助麻醉医生判断血流动力学不稳定的原因、预防并发症、指导容量的补充和血管活性药的选择。

赵晓琴

本书常用缩略语

英文缩写	中文名称
2D	二维
Adur	心房收缩期时间
AR	主动脉瓣反流
AS	主动脉瓣狭窄
AV	主动脉瓣
AVA	主动脉瓣口面积
CO	心输出量
CW	连续多普勒/连续频谱多普勒
deep TG LAX	胃底长轴
Desc aortic LAX	降主动脉长轴
Desc aortic SAX	降主动脉短轴
DSE	TEE 多巴酚丁胺试验
DT	快速充盈期的减速时间
EF	射血分数
ICE	心腔内超声心动图
IEE	心外膜超声心动图
IVC	下腔静脉
IVRT	等容舒张期
LA	左心房
LCC	左冠瓣
LV	左心室
LVEDD	左心室舒张末直径
LVOT	左心室流出道
ME asc aortic LAX	食管中段升主动脉长轴
ME asc aortic SAX	食管中段升主动脉短轴
ME AV LAX	食管中段主动脉瓣长轴
ME AV SAX	食管中段主动脉瓣短轴
ME bicaval	食管中段双房腔静脉
ME four chamber	食管中段四腔心

ME LAX	食管中段长轴
ME mitrial commissural	食管中段二尖瓣叶交界区
ME RV inflow-outflow	食管中段右心室流入-流出道
ME two chamber	食管中段两腔心
MPI, Tei index	心肌作功指数
MS	二尖瓣狭窄
MV	二尖瓣
MVA	二尖瓣口面积
MVP	二尖瓣成形术
NCC	无冠瓣
Nyquist limit	尼奎斯特极限
OPCABG(off-pump CABG)	非体外循环冠状动脉旁路移植术
PAC	肺动脉导管
PET	正电子发射计算机断层扫描
PG	跨瓣压差
PRF	脉冲重复频率
PV	肺动脉瓣
PW	脉冲多普勒
RA	右心房
RCC	右冠瓣
RV	右心室
RWMA	局部室壁运动异常
SV	每搏量
SVC	上腔静脉
TEE	经食管超声心动图
TG basal SAX	经胃基底短轴
TG LAX	经胃长轴
TG mid SAX	经胃中段短轴
TG RV inflow	经胃右心室流入道
TG two chamber	经胃两腔心
TS	三尖瓣狭窄
TV	三尖瓣
UE aortic arch LAX	食管上段主动脉弓长轴
UE aortic arch SAX	食管上段主动脉弓短轴
Vmax	最大血流速度

Vmean 平均血流速度
Vp 血流传播速度
VTI 血流速度-时间积分

目 录

第一章 超声心动图的原理 ··· 1
   第一节 超声基本原理 ··· 1
   第二节 超声系统的调节 ··· 7
第二章 经食管超声心动图二维图像的标准平面 ·· 22
   第一节 20个标准平面的获取 ·· 22
   第二节 心脏不同结构和部位的超声观察平面 ·· 32
第三章 经食管超声心动图在术中的监测作用 ·· 35
   第一节 评估前负荷 ·· 36
   第二节 评估左心室整体收缩功能 ··· 36
   第三节 评估右心室收缩功能 ··· 41
   第四节 评估左心室舒张功能 ··· 41
   第五节 评估右心室舒张功能 ··· 54
   第六节 心肌作功指数 ··· 57
   第七节 血流动力学的定量评估方法 ·· 60
第四章 主动脉瓣反流与主动脉瓣狭窄 ··· 66
   第一节 主动脉瓣反流 ··· 68
   第二节 主动脉瓣狭窄 ··· 74
第五章 二尖瓣反流与二尖瓣狭窄 ·· 87
   第一节 二尖瓣反流 ·· 89
   第二节 二尖瓣狭窄 ·· 93
   第三节 二尖瓣成形术 ··· 97
第六章 三尖瓣与肺动脉瓣病变 ··· 108
   第一节 三尖瓣反流 ·· 109
   第二节 三尖瓣狭窄 ·· 115
   第三节 肺动脉瓣反流与狭窄 ··· 116
第七章 人工瓣膜的评估 ·· 120
   第一节 人工瓣膜的类型 ··· 120
   第二节 TEE评估人工瓣膜 ·· 121
第八章 冠状动脉旁路移植术 ·· 129
   第一节 心脏功能的评估 ··· 130
   第二节 心脏解剖结构的评估 ··· 137
   第三节 判断血流动力学不稳定的原因 ··· 141
第九章 心脏肿物 ·· 147
   第一节 心腔内肿物 ·· 147

第二节　心腔内的正常解剖变化……………………………………… 152
　　第三节　心腔外的肿物…………………………………………………… 153
第十章　心肌病的评估………………………………………………………… 157
　　第一节　肥厚型心肌病…………………………………………………… 157
　　第二节　扩张型心肌病…………………………………………………… 164
第十一章　主动脉疾病………………………………………………………… 171
　　第一节　评估主动脉病变的常用TEE平面…………………………… 171
　　第二节　主动脉病变的TEE评估……………………………………… 174
　　第三节　主动脉瘤………………………………………………………… 174
　　第四节　夹层动脉瘤……………………………………………………… 175
　　第五节　主动脉粥样斑块………………………………………………… 177
第十二章　先天性心脏病……………………………………………………… 179
　　第一节　房间隔缺损……………………………………………………… 180
　　第二节　室间隔缺损……………………………………………………… 182
　　第三节　心内膜垫缺损…………………………………………………… 188
　　第四节　法洛四联症……………………………………………………… 191
第十三章　术中三种超声心动图的应用简介………………………………… 195
　　第一节　心腔内超声心动图……………………………………………… 196
　　第二节　心外膜超声心动图……………………………………………… 196
　　第三节　经食管超声心动图……………………………………………… 199

第一章

超声心动图的原理

赵晓琴

第一节 超声基本原理

一、声波的特性

声波是一种在物理介质中的机械振动,在相应的介质中产生由压缩和分散组成的周期(图1-1)。描述声波特性的参数包括:

1. 频率 (frequency, f):频率是指1秒钟内的周期数,单位为赫兹(hertz, Hz)。超声波是频率大于20 000Hz的声波,诊断技术采用的超声频率为1~20百万赫(1百万赫=1兆赫;兆赫,MHz)。

2. 波长 (wavelength, λ):波长是指一个声波周期的传播距离,单位为mm。

3. 振幅 (amplitude):振幅是指声波振动的变化幅度,以分贝(dB)表示。

4. 传播速度 (c):单位为m/s。声波在某一介质中的传播速度与该介质的特性有关。

$$c = \lambda \cdot f$$

由于声波在血液和人体软组织(包括心脏)中的传播速度为1540m/s,因此波长(λ, mm)=1.54/f(MHz)。满足影像分辨率的波长不能超过1~2mm,一般约为1mm。高分辨率需要短波长或高频率,而深的组织穿透力需要长波长或低频率。

5. 功率 (power):功率是指能量转换率(瓦=焦耳/秒)

6. 强度 (intensity):强度是指单位声束中的能量(0.001~100W/cm^2)。

二、超声波与组织的相互作用

超声波通过机体器官或组织时,组织对超声波产生以下影响:

1. 反射(reflection):超声心动图的成像依赖于超声能量的传送并返回到超声接收传感器。当超声波通过某一组织到达另一组织时,由于两组织的声阻抗不同,声能在二者交界的界面发生改变,一部分声能反射回到传感器,另一部分声能继续向下一组织传送,当遇到下一个不同组织交界时,再进行部分声能反射回传感器、部分声能继续传送的过程。

声阻抗(Z)与组织的密度(ρ)成正比。密度大的组织,如骨骼和液体,声阻抗大,传送声能的性能强;密度小的气体和肺组织,声阻抗小,对声能的传送能力差。

两组织界面的声阻抗差别越大,声能反射的部分(比例)越大,即更多的声能反射回传感器,以声波密度或发亮信号显示的超声心动图越清晰。当两组织界面的声阻抗差别小时,如两软组织界面,声能几乎完全向下传送,界面将不会以发亮的信号显示出来,图像不能区别两组织。

反射分镜面反射(specular reflection)和散射(scattering reflection)两种。

(1)镜面反射:指声能沿平行于声束的反方向发送回到传感器,使反射达到最大化,图像显示最清晰。当超声束与组织界面垂直(呈90°)时,产生镜面反射。

(2)散射:超声束遇到较小的或不规则的组织界面时,发生向各个不同方向的反射,即散射。散射只有小部分声能反射回到传感器,图像显像不清楚或缺损(当超声束与组织平行时,导致图像缺损)。

2. 折射(refraction):超声束遇到组织界面时,除产生反射外,还可产生改变方向的折射。当两组织界面的声阻抗差异较大,超声束入射界面为锐角时,产生折射。如果超声束入射界面角度为90°或组织界面的声阻抗差别不大时,均不会产生折射。折射将产生伪像,折射的声能到达图像外的组织,使图像区外的组织显像在图像区内。通过调整探头角度,使超声束与入射界面垂直,减少或消除折射和折射伪像。

3. 衰减(attenuation):声能在传送、反射和折射时,部分声能被分发(dispersion)和吸收(absorption),使声能衰减,导致回到传感器的声能减小,图像信号减弱。超声远场组织因分发使图像显示较差,组织界面不规则引起的散射进一步导致声能的分发损耗。摩擦使声能转化为热能,将声能吸收。信号频率越高和传送距离越远,声能吸收越大,故远场组织因声能吸收而显像不清晰。通过使用低频信号探头(如2.5MHz探头)或增大远场的增益(详见后),可改变图像质量。

三、图像诊断超声的要求

为了得到清晰的超声诊断图像,需要超声传感器发送和接收脉冲声学信号而非连续声学信号,同时要求具有高分辨率和一定的组织穿透能力。

1. 脉冲超声信号:一个脉冲信号通常由3~5个声波组成,描述脉冲超声的参数(图1-1)有:

(1)脉冲间期(pulse duration):指发送一个脉冲的时间,通常为0.5~3μs。

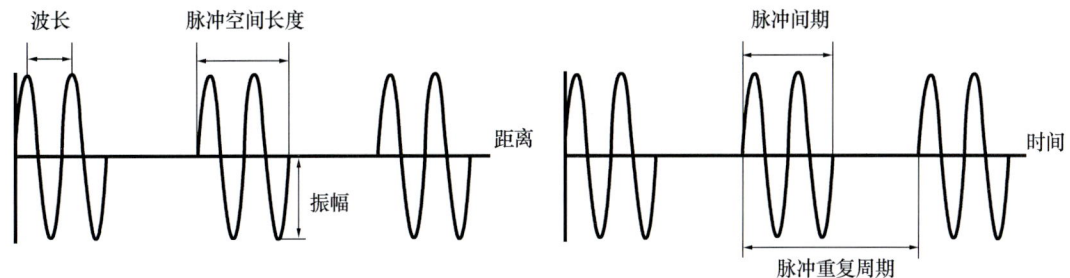

图 1-1　声波的特性与描述脉冲超声波的参数

（2）脉冲重复周期（pulse repetition period）：一个脉冲开始到下一个脉冲开始的时间，通常为 0.1～1ms。

（3）脉冲重复频率（pulse repetition frequency，PRF）：指一秒时间内的脉冲信号量。PRF 与影像清晰度呈正相关，而与影像显像深度呈反相关。

（4）工作系数（duty factor）：传感器发送脉冲超声所占用的时间百分比。一般为 0.1%～1%，表明传感器 99% 的时间是作为接收器。

（5）脉冲空间长度（spatial pulse length）：脉冲从开始到结束的距离，通常为 0.1～1mm。超声波的波长越短，脉冲空间长度就越短。

2. 高分辨率：只有高的空间分辨率（spatial resolution）才能得到清晰的超声诊断图像。空间分辨率又分为纵向分辨率（longitudinal or axial resolution）和横向分辨率（lateral resolution）（图 1-2）。

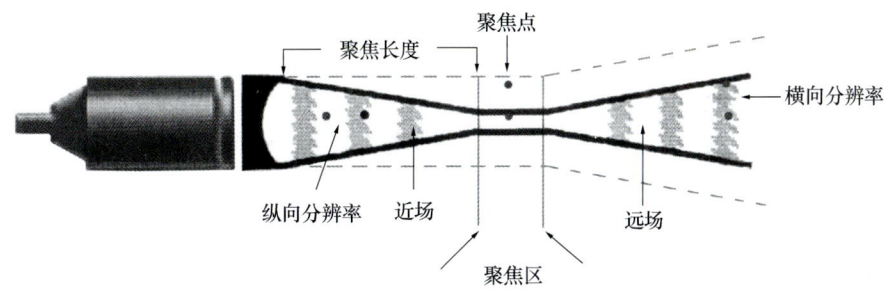

图 1-2　超声声束的特性

（1）纵向分辨率：指对与光束平行的物质的分辨能力。通过短脉冲（短的脉冲空间长度）和高超声频率得到高的纵向分辨率。例如，频率为 3MHz 传感器的纵向分辨率为 1.1mm，而频率为 5MHz 传感器的纵向分辨率为 0.6mm。

（2）横向分辨率：指对与光束垂直的物质的分辨能力。横向分辨率与超声束的直径有关。通过聚焦和增大超声脉冲频率，使光束变窄而提高横向分辨率。

由此可见，提高超声频率可同时提高纵向分辨率和横向分辨率，即高频率超声具有高空间分辨率因而可获得高清晰的诊断图像。

3. 组织穿透力：指超声所能显像的组织深度（距离）。脉冲频率越高，所能达到的组织距离越短。为了远距离组织的显像，需要减小脉冲频率，这与提高分辨率获得高质量图像产生了矛盾。临床上，根据所要显像的器官组织情况，需要在分辨率和组织穿透力之间进行平衡来选择所需用的超声频率。

超声能够显像到的组织距离（深度）与传感器发送并接收到超声脉冲信号的时间（time-of-flight）之间的关系用公式（range equation）表示：

测定组织的距离（mm）＝传播速度（mm/μs）×发送并接收脉冲的时间（μs）/2

超声在人体组织的传播速度（c）为1540m/s，通过c乘以发送并接收脉冲的时间，超声系统能准确计算出测定组织的距离。传感器每13μs发送并接收脉冲信号的时间意味着到达组织的距离为1cm。

四、超声系统的组成

1. 传感器（transducer）：主要组成及功能如下：

（1）压电晶体（piezoelectric crystal）：接受电流刺激产生脉冲超声，同时也接受超声波撞击产生电流。

（2）电极（electrode）：传导电能以激发压电晶体产生脉冲超声并接收传回的超声波撞击压电晶体产生的电流。

（3）衬垫物（backing）：快速抑制晶体的振动。

（4）隔音材料（insulation）：阻止干扰波导致的传感器晶体振动。

2. 脉波器（pulser）：控制产生的脉冲特性，包括PRF、脉冲振幅和脉冲重复周期。

3. 接收器（receiver）：接收传回的超声信号，按以下顺序进行处理：

（1）放大（amplification）：整体增益，50～100dB。

（2）补偿（compensation）：时间增益补偿，对行程导致的信号衰减进行补偿。

（3）压缩（compression）：缩小信号活动范围，使其与系统中的电子成分活动范围相适应。

（4）解调（demodulation）：把电流变成单向，并进行滤波使电流变平滑。

（5）拒收（rejection）：消除低信号。

4. 显示器（display）：显示得到的超声图像。

5. 储存介质（storage media）

6. 最高同步装置（master synchronizer）：统一整合协调系统中的各部件。

五、超声图像的显像方式

1. A型超声（A-Mode，即amplitude mode）：已不再使用。

2. B型超声（B-Mode，即brightness mode）：已不再使用。

3. M型超声（M-Mode，即motion mode）：M型图像只能显示组织的纵向运动而不能显示横向运动。优点是具有高质量的动态和纵向分辨率，能很好地显示组织的动态活动，是超声心动图中观察快速活动组织动态情况的最好方式（图1-3）。

4. 二维（2D）超声心动图：通过多种不同灰度变化，显示器官组织的平面图像，能展示组织的形态并同时显示组织的纵向和横向运动，在临床常规和广泛被应用。为了获得高质量的图像和准确的运动状态，需要注意以下几个方面：

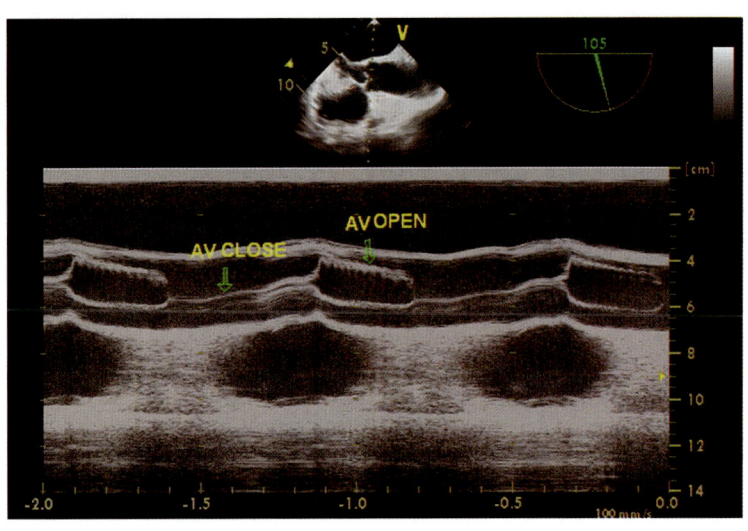

图1-3 M型图像。显示主动脉瓣叶（AV）的活动。

（1）脉冲重复频率（PRF）：高PRF提高对组织的分辨率，得到清晰的超声图像，但使能够达到显像组织的距离缩短，不能显示远距离的组织。

（2）帧频（frame rate）：对组织断面进行多次扫描的频率，即每秒钟对组织进行扫描的次数。通常，帧频达到和超过30/s就能准确动态显示一些相对细微的运动，如主动脉瓣中间部位的运动和心脏运动。被显像组织的断面大小和深度（距离）增大将使帧频减小。

（3）动态分辨率（temporal resolution）：指在给定的时间内能准确显示出运动组织的能力。

（4）图像质量与动态运动：提高帧频将改善对组织的运动分辨率，但由于高帧频时，每帧的扫描线数量减少，使图像的空间分辨率减小，影响成像清晰度（图像质量差），并导致对远距离或大断面组织的显像困难。而要对远距离或大断面组织进行运动显像，就需减小帧频，这将使图像的动态分辨率降低。为了解决这一矛盾，临床上，通常只选定需要观察的局部组织，对其进行聚焦放大（zoom）显像，而同时得到高质量和高动态分辨率的图像。

5. 频谱多普勒：分脉冲多普勒（PW）和连续多普勒（CW），主要用于血流速度和血流速度-时间积分（VTI）的测定。通过超声发送频率与接收频率之间的变化测定血流的多普勒方程式：

$$v = \Delta f / \cos\theta \times c / 2f_t$$

v指血流速度；Δf指发送频率与接收频率之间的差；θ是超声光束与血流方向之间的角度；c是声波在血液中的传播速度，为常数；f_t为发送频率，也是常数。因此，多普勒测定血流速度受到超声光束与血流方向之间的角度的影响，θ为零（超声光束与血流方向平行）时，Δf能准确反映最大血流速度，而θ越大，低估血流速度的错误就越大，θ为90℃（超声光束与血流方向垂直）时，无法测定血流速度。

（1）脉冲多普勒（PW）

采用单压电晶体顺序完成发送与接收超声信号。完成发送并接收超声信号的时间只与取样点的距离（d）有关：完成时间=$2d/c$，c为常数。

超声机只接收预先设定时间内的信息，只有选定为采样点位置的信号才能得到接收。血流速度过高时，因超出PW的尼奎斯特极限（Nyquist limit）（PRF/2＝Nyquist limit）出现伪像（图1-4），因此，PW主要用于低血流速度的测定。

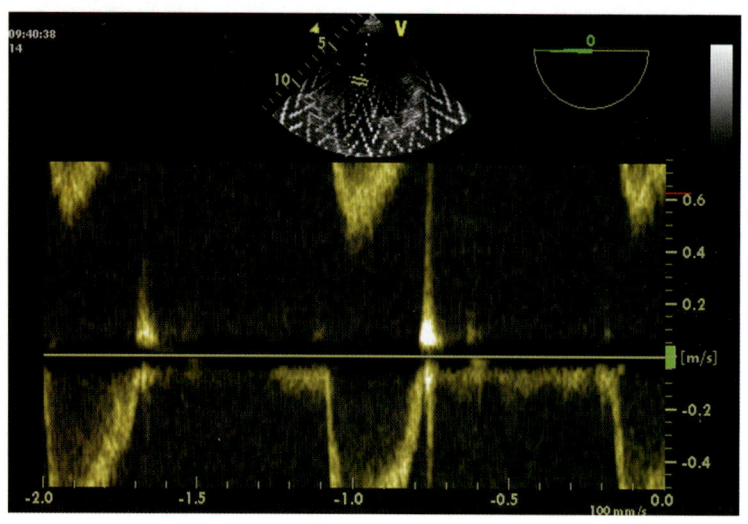

图1-4 血流速度超过脉冲多普勒（PW）的尼奎斯特极限产生的伪像（信号混淆）。PW的尼奎斯特极限为40cm/s，PW的取样点在左室流出道（LVOT），由于LVOT血流速度大于40cm/s，频谱图显示在基线的上方出现了不应该有的PW血流图。

（2）连续多普勒（CW）

采用双压电晶体，一个连续发送超声信号，另一个持续接收超声信号，没有尼奎斯特极限。CW测定沿途所有血流的流速而非某一特定取样部位的血流速度。主要用于高血流速度的测定。

6. 彩色多普勒：在2D图像的基础上，通过彩色信号显示观察平面沿途的所有血流的方向和半定量血流的平均速度。是一种特殊脉冲超声技术，因尼奎斯特极限而容易产生伪像（图1-5）。不同血流方向和不同血流速度通过不同的颜色和深度被表现出来。超声机提供几种不同的色谱系供选择，主要分两种：

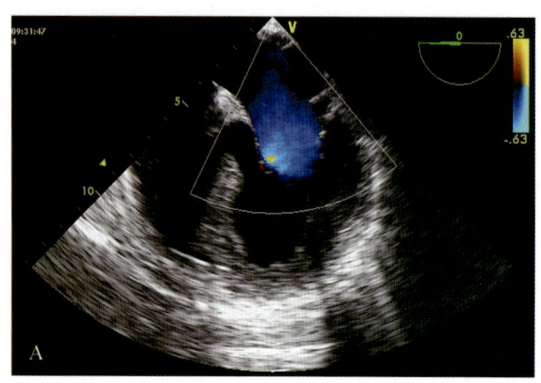 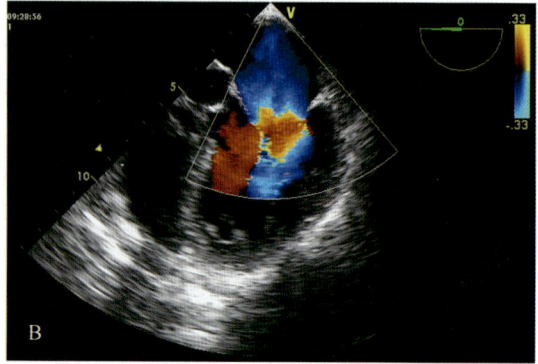

图1-5 二尖瓣前向血流的彩色多普勒图像。A. 通过正常二尖瓣口的前向血流彩色图像为蓝色（血流方向背离探头）。B. 血流速度超过彩色多普勒尼奎斯特极限（33cm/s）产生的伪像（显像混淆）。随心房内血流向二尖瓣口靠近，血流速度逐渐加快，彩色血流表现为从深蓝变浅蓝（正常显像）；当血流速度达到33cm/s时，受到尼奎斯特极限影响，彩色信号转变为黄色；当血流速度在二尖瓣口达到最大时，彩色血流显示为红色。随着到达左室后的血流速度的逐渐减小，血流速度在尼奎斯特极限以下时，彩色血流显像恢复正常，即由浅蓝转变为深蓝。

（1）红蓝色谱系：朝向探头的血流为红色，背离探头的血流为蓝色。

（2）多色谱系：除红蓝色谱外，增加的基本色调有绿色和黄色。高速度朝向探头的血流为黄色，高速度背离探头的血流为带绿的浅蓝色（图 1-5 右上角的色彩表示），涡流为绿色。多色谱系能反映血流方式（平流或涡流）、血流方向和半定量平均血流流速（图 1-5 右上角的尼奎斯特极限）。

7. 组织多普勒（TDI）：原理与脉冲多普勒相似，展示心肌组织的运动速度和方向，观察心肌的收缩和舒张功能。来自心肌组织的超声信号特点为低速度、高振幅（与血流信号特点相反）。

TDI 表达的组织运动速度和方向可以通过脉冲频谱多普勒、彩色速度编码的 M 型或二维彩色图表示。

第二节　超声系统的调节

一、二维超声心动图（2D）

指用不同灰度（gray-scale）表现的组织平面图像。

（一）调节 2D 显像的参数

每一台超声机的操作面板上都有不同的超声方法选择键、调整参数键和其他常用功能键。当选择 2D 超声后，为了得到高分辨率，可对以下参数进行调节：

1. 增益（gain）

增益是指放大从组织传回的超声信号（增大信号振幅），使图像更明亮。

高振幅信号图像更靠近白色，低振幅信号图像更靠近黑色。恰当的增益是能够清晰看到组织界面而液体和血液显纯黑色。增益过高会降低图像的分辨率，使组织图像过度发白。增益过低时，图像完全显黑色或只有高回声组织（如钙化、渗透和人工机械瓣膜）显像（图 1-6）。显像不同的组织有时需要进行微调节获得恰当增益。

2. 时间或深度增益补偿（time or depth gain compensation）

深部组织传回的超声信号强度和振幅在途中会衰减，导致远场显像减弱或丢失。为了使近场和远场组织的信号强度及振幅一致，需对远场组织信号进行放大（图 1-7），称为时间增益补偿（TGC）或深度增益补偿（DGC）。

3. 深度（depth）

调节整体图像的显像深度。当减小深度以增加帧率，将使组织的动态分辨率更高，但会失去远场组织的显像。此时，若为了获取完整图像，需调整增加深度（图 1-8）。

4. 压缩（compression）

压缩是指对接收到的振幅高低不同的信号进行压缩，使其改变进入到机器能够显像的灰度（gray-scale）范围。调整压缩将改变超声信号的动态范围（dynamic range），后者是指显现在图像中的灰度阴影数量。增加压缩，使图像灰度更浓；减小压缩，将提高图像的黑白对比度（黑白更分明）（图 1-9）。压缩明显减小时，图像结构显示虽得到改善，但会失去低振幅组织的显像。

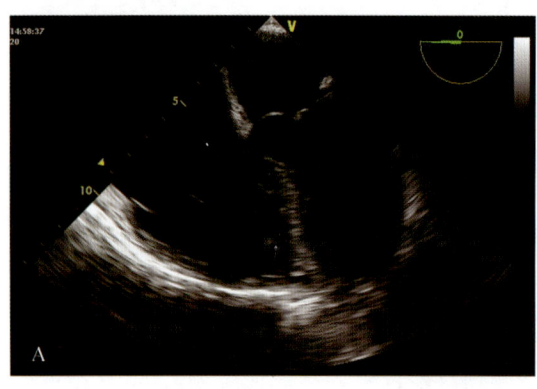
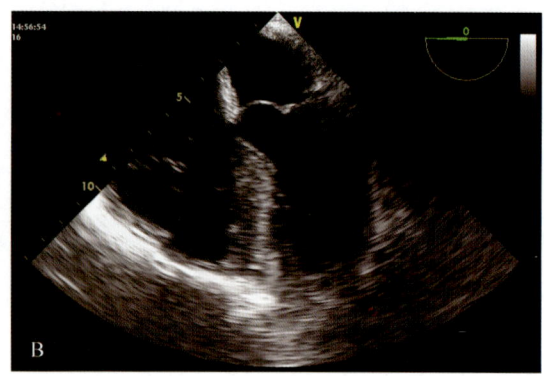
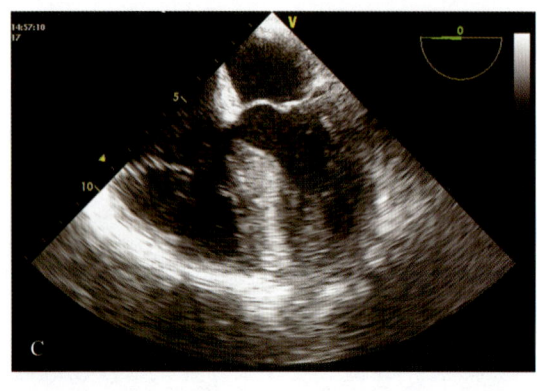

图 1-6　2D 超声心动图，增益改变的图像变化。A. 增益过低，图像完全显黑色。B. 增益适当，清除显示组织界面。C. 增益偏高，图像的分辨率降低，表现为图像过度发白。

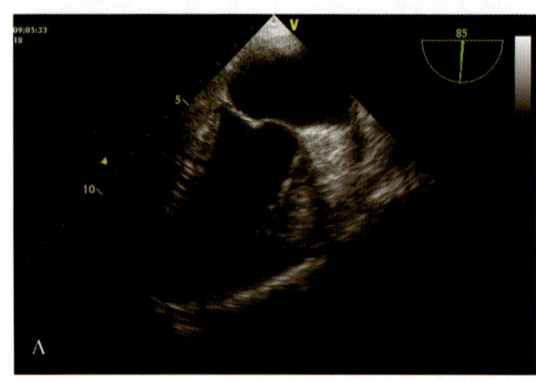
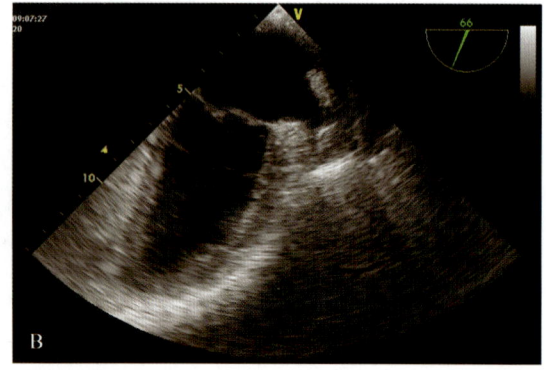

图 1-7　2D 超声心动图的时间增益补偿。A. 远场组织显像减弱。B. 通过时间增益补偿使近场和远场组织的显像强度及振幅一致。

5. 输出功率（output power）

输出功率（power）以瓦特（W）或毫瓦特（mW）表示。调整输出功率的作用与改变增益相同，但通过改变增益来达到获得清晰图像的目的优于改变功率。超声机一般通过分贝间接来表示输出功率的大小。

6. 频率（frequency）

高频率得到高分辨率图像，但减弱了超声的组织穿透力，失去远场组织的显像。频率是由所选用的超声探头来决定。TEE 探头的频率高于胸部超声探头，一般为 5～7MHz。

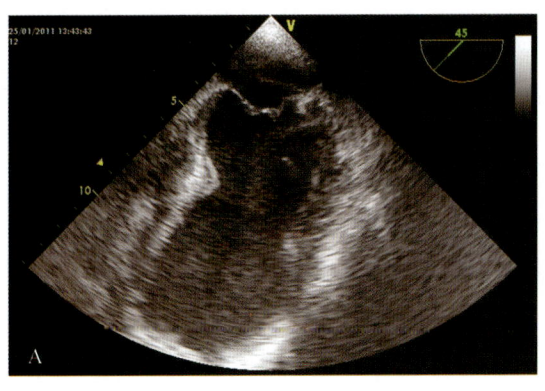
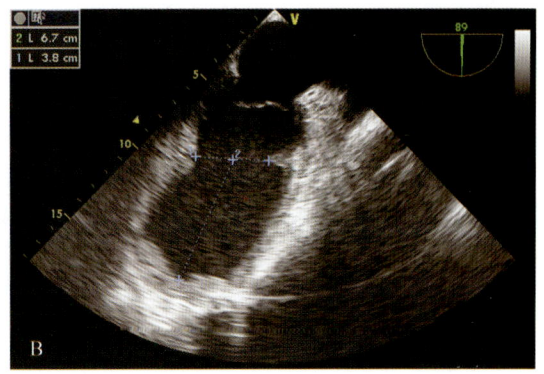

图 1-8　2D 超声心动图，深度改变的图像变化。A. 减浅深度，组织动态分辨率提高，但失去远场组织图像。B. 通过增加深度，获取完整组织图像。

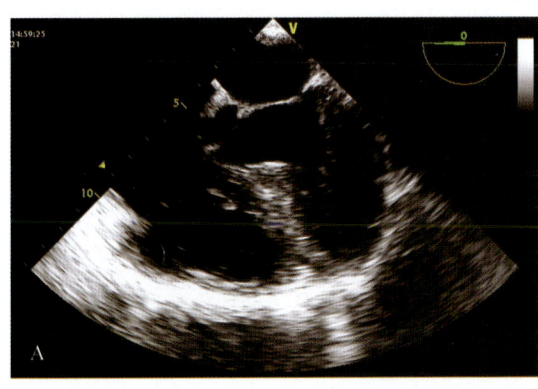
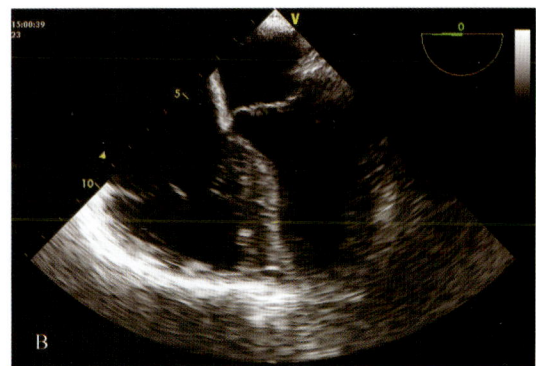

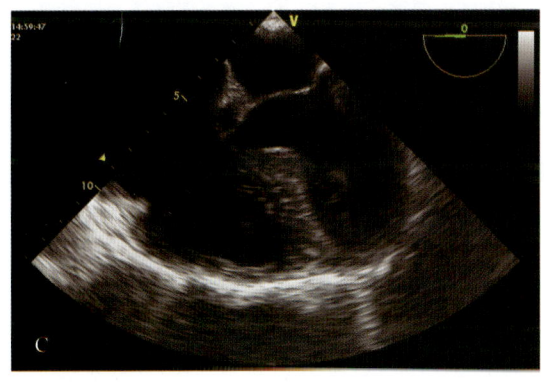

图 1-9　2D 超声心动图，调整压缩的图像变化。A. 调低压缩，图像的黑白对比度提高（黑白更分明）。B. 调节压缩适当。C. 调高压缩，图像灰度更浓。

7. 聚焦区（focal zone）

观察不同的组织所处的深度不同，根据需要观察组织的位置深浅，通过调整"focal zone"键，改变聚焦点和聚焦区，使被观察的组织部分产生高质量图像。

8. 显像扇面大小（sector size）

调节显像扇面大小将改变观察组织的范围。一般显像为全扇面（full sector），为了增加局部目标组织的分辨率和避免非目标组织的干扰，改变扇面的宽度，缩小观察范围（图 1-10）。

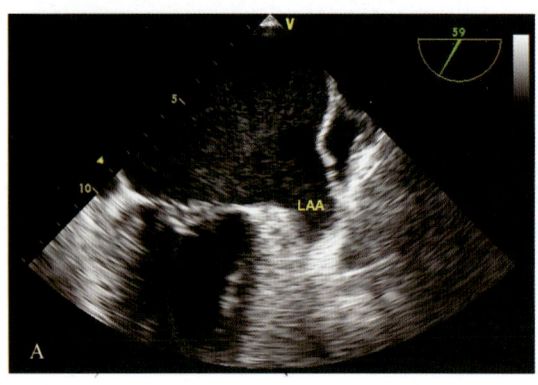 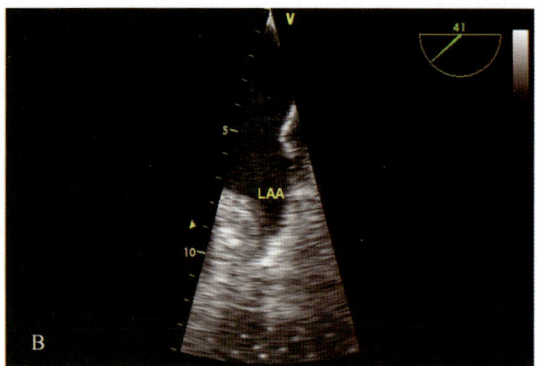

图 1-10　2D 超声心动图，改变扇面宽度。A. 全扇面图。B. 减小扇面，只观察左心耳（LAA）。

9. 图像放大（zoom）

选择"zoom"键后，最初锁定的目标组织图像被放大，放大观察的局部组织图像（图 1-11）。

（二）伪像

二维图像的伪像归类于三种情况：①外来的超声信号导致出现不存在的结构图像；②组织显像缺失；③图像显示的结构大小和形态与实际组织不符合。

1. 回响（reverberation）：发射声波回到传感器之前，在两个强回声反射体之间多次重复来回反射，产生从反射体向远场延伸的多个层面的线型图像（图 1-12）。

2. 镜像（mirror image）：传感器本身发生的强声学反射使组织结构显像的远场出现镜面图像（图 1-13）。这是由于声束经过靠近传感器的被显像组织时再次被反射回来，产生镜像伪像，它属于回响伪像中的一种形式。

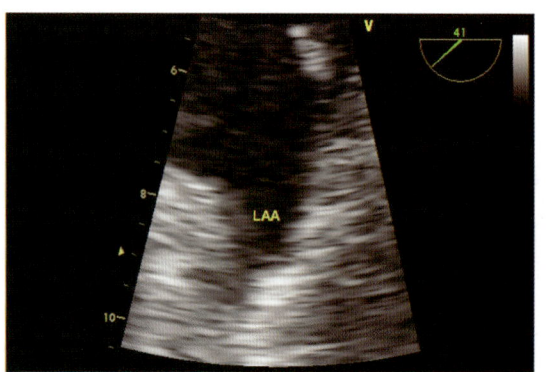

图 1-11　2D 超声心动图，锁定左心耳（LAA）组织图像，选择"zoom"键，放大观察左心耳组织。

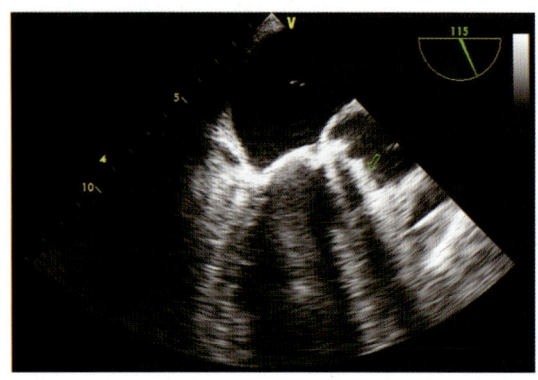 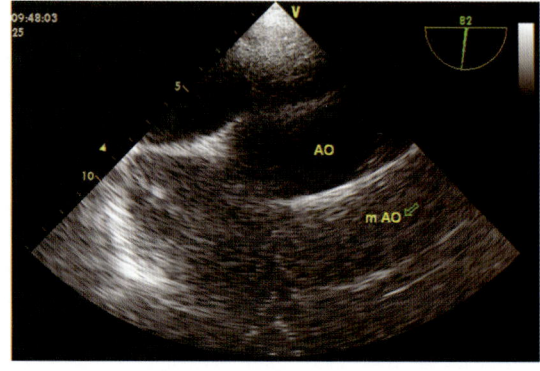

图 1-12　2D 超声心动图，主动脉瓣环的回响伪像（箭头所指）。

图 1-13　2D 超声心动图，升主动脉的镜像。AO，主动脉；mAO，镜像主动脉（箭头部位）。

3. 声影（acoustic shadowing）：当超声光束经过声学阻抗明显不同的两个组织界面时，由于强回声（高阻抗）组织产生的强超声信号限制了声波渗透到远端组织，使图像产生声学阴影（图 1-14）。高阻抗结构常见于钙化组织和人工瓣膜。

4. 图像质量欠佳：由于气体等干扰，使声束渗透到组织减弱，导致图像不清楚。建议在放置食管超声探头之前，先放置胃管，将胃内气体排除干净，利于经食管超声的二维图像清晰度。严格讲，图像质量欠佳不属于伪像。

5. 图像缺失：由于被显像的组织结构与声束完全平行，导致该部分组织图像缺失（图 1-15）。

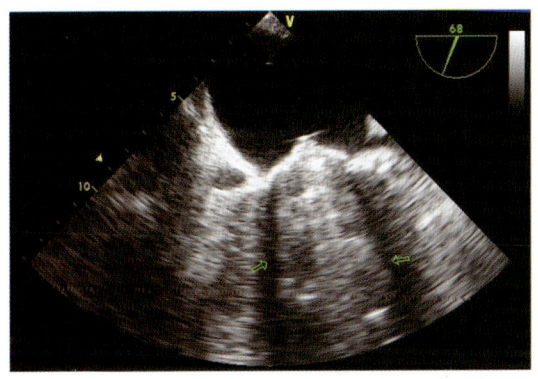 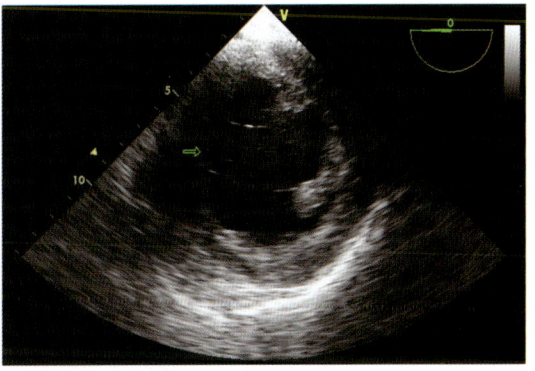

图 1-14　2D 超声心动图，二尖瓣机械瓣产生的声影（箭头所指）。二尖瓣下的组织结构因声影而不能被显像。

图 1-15　2D 超声心动图。室间隔图像缺失（箭头所指）。

6. 边叶（side lobe）**伪像**：边缘带声束经过的强反射结构如钙化瓣膜或瓣环、人工瓣膜和导管，被错误显像重叠到主声束带的图像显像区域。

7. 声宽（beam width）**伪像**：不同图像深度的横向分辨率（lateral resolution）发生改变，横向分辨率较差时，导致被显像的结构声学影像过宽或过长。声宽伪像出现的图像容易被错误诊断为肿物、赘生物或撕裂的破片。心内小气泡因声宽伪像导致图像显示宽度大于实际气泡宽度（图 1-16）。

8. 电干扰：电刀等干扰，使超声显像出现"雪花样"图像（图 1-17）。

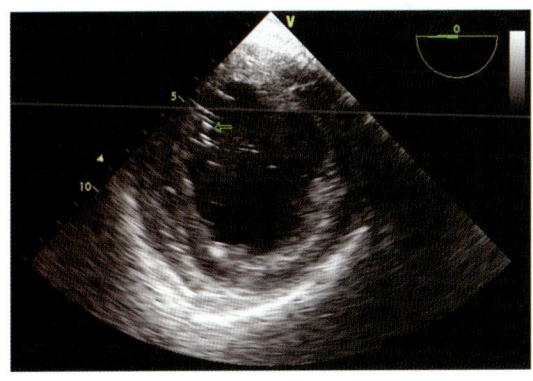 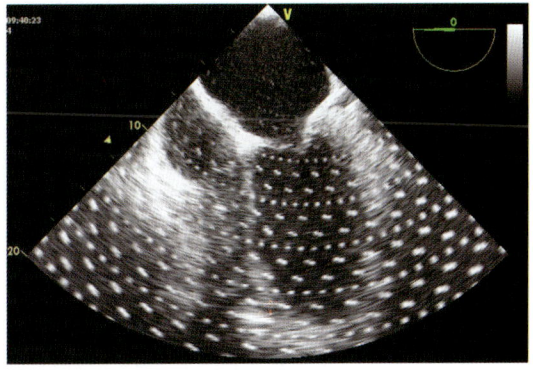

图 1-16　2D 超声心动图。心室内小气泡因声宽伪像导致被显像的气泡宽度增大（箭头所指区域，以箭头左上方的三条线状图像为代表）。

图 1-17　2D 超声心动图。电干扰产生的"雪花样"干扰图像。

二、多普勒超声

（一）调节多普勒超声的参数

1. 频谱多普勒

（1）PW 频谱调节：选择"PW"键后，调整取样的具体位置和方向，得到 PW 频谱图，注意尽量使超声光束与血流方向平行。当血流速度较高，超过尼奎斯特极限（PRF/2＝Nyquist limit）时，出现伪像，需进行以下调节：

①通过 2D 观察，选择传感器距离取样点最近的超声平面，减少到达目标的距离使 PRF 增大，保证较高血流速度的获取。取样容积一般较大（长度 5～10mm）以获取更多的信号，进而保证血流速度测定的准确性。

②调低发送频率（frequency）键，减少信号衰减，同时减少伪信号的产生。

③调整频谱基线（baseline）键，得到最大血流速度的显示范围，获取完整无伪像的频谱图（图 1-18）。

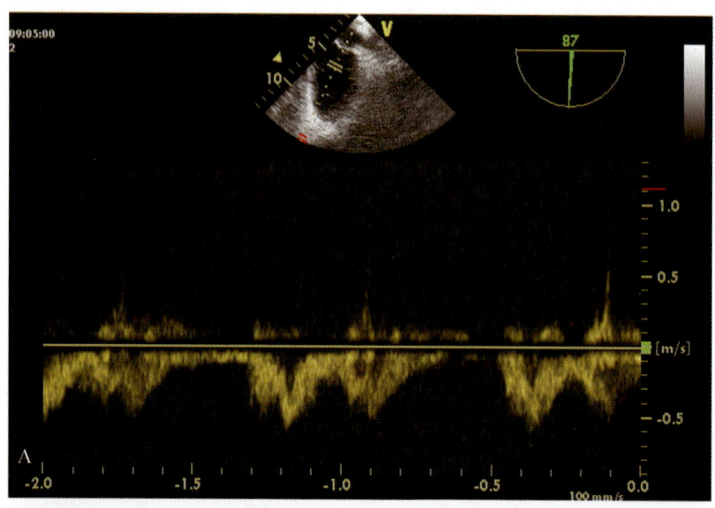
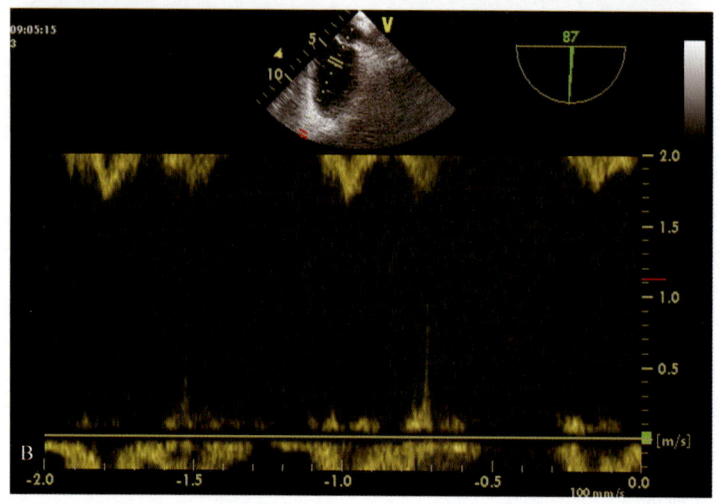

图 1-18　PW 频谱图，改变 PW 频谱基线的图像变化。A. 基线恰当的 PW 频谱图。B. 过于下调 PW 频谱基线，导致频谱图像不完整，并在上方出现伪像。

血流速度高于 PW 的测定范围（PW 频谱出现伪像）时，应选用 CW。

（2）CW 频谱的调节：选择"CW"键，将超声光束放在测定的位置，显示光束经过路径上的所有血流速度。应尽量使超声光束与血流方向平行，避免低估血流速度。通过调节"scale"键，得到测定血流速度的范围，当血流速度过高时，通过调高测定范围（scale）或改变基线（baseline）除去伪像，得到完整的 CW 频谱图（图 1-19）。

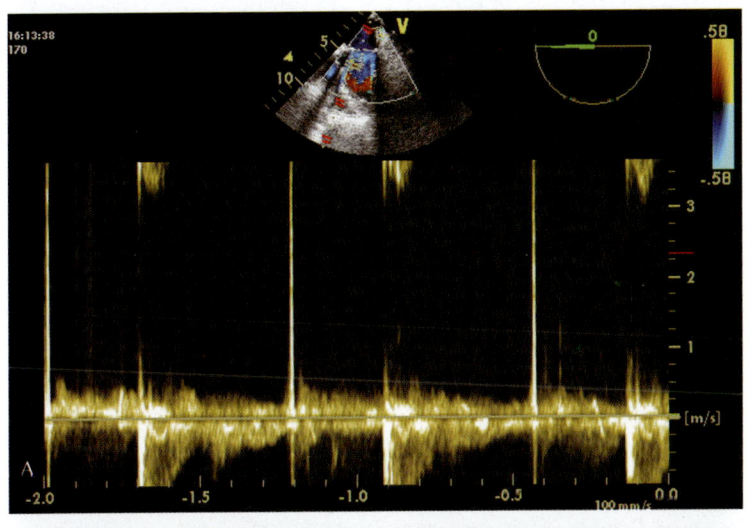

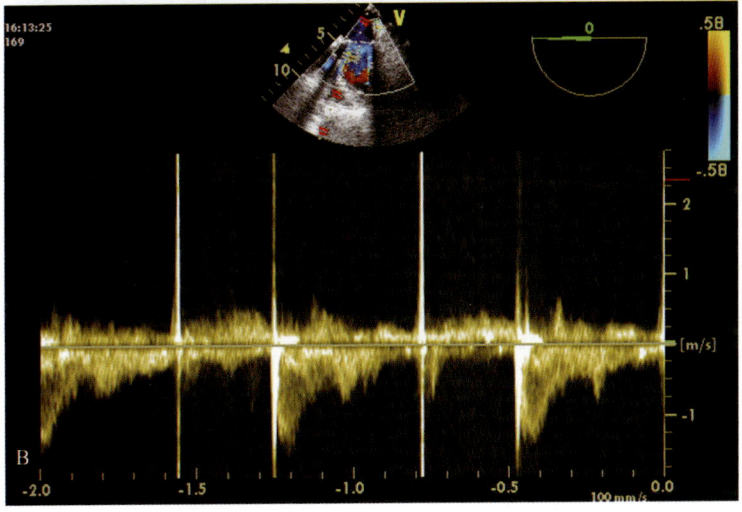

图 1-19　CW 频谱图，调整 CW 频谱基线的图像变化。A. 基线不恰当，导致频谱图像不完整，并在上方出现伪像。B. 上调基线后，得到完整的 CW 频谱图。

（3）频谱多普勒（包括 PW 和 CW）的其他调控：

①扫描速率（sweep speed）键：增大扫描速率，使多普勒频谱波形放大；减小扫描速率则使多普勒频谱波形浓缩，同一显示屏幕上包含的波形数量增加（图 1-20）。当多普勒频谱波形随心脏周期有变化（如心律失常）时，需增加观察波形数量，应减小扫描速率。为了判别呼吸对心脏压塞的多普勒频谱影响，需调小扫描速率。

②增益（gain）键：通常，多普勒频谱信号为灰白色，背景为黑色。提高增益使频谱图

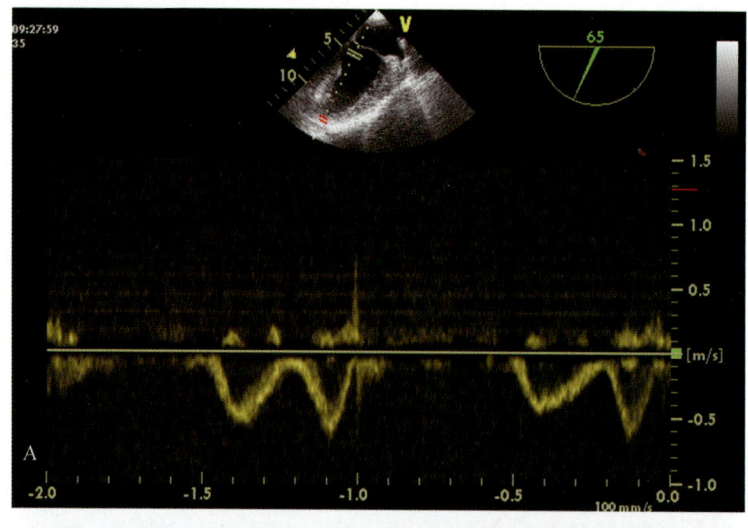

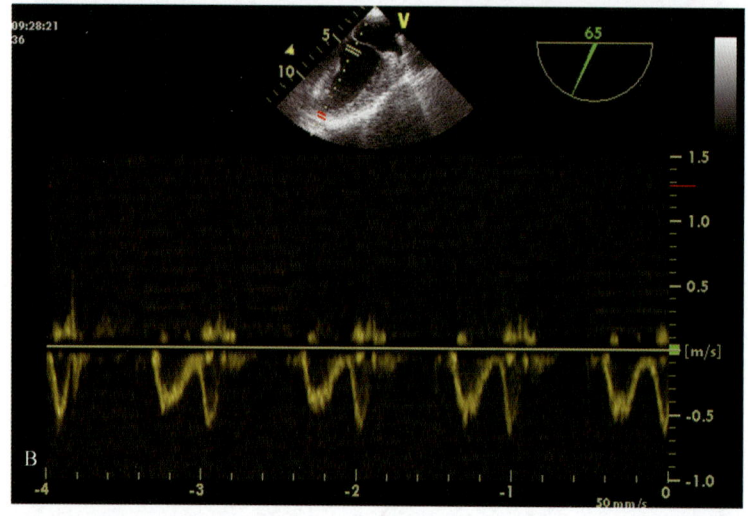

图 1-20　PW 频谱图，改变扫描速率的图像变化。A. 扫描速率较大时，多普勒频谱波形放大，同一显示屏幕上包含的波形数量较少。B. 减小扫描速率，使多普勒频谱波形浓缩，同一显示屏幕上包含的波形数量增加。

像信号更白，背景更黑，二者黑白对比度增大；减小增益则使频谱图像信号与背景的对比度减小（图 1-21）。

③压缩（compression）键：调高"compression"键，得到更柔和、信号与背景对比度较小的灰色多普勒频谱图；调低"compression"键，得到粗糙、信号与背景对比度加大的白色多普勒频谱图（图 1-22）。

④拒收（reject）键：选择"reject"键，清除靠近基线的低速度的血流信号，使多普勒频谱图的边界更清楚（图 1-23）。

2. 彩色多普勒

（1）色谱系（map）键：不同色谱系的基本颜色构成略有不同，选择"map"键后，可见超声机系统提供的几种色谱系，供操作者选择。不同色谱系的彩色血流多普勒图的颜色略有不同（图 1-24）。

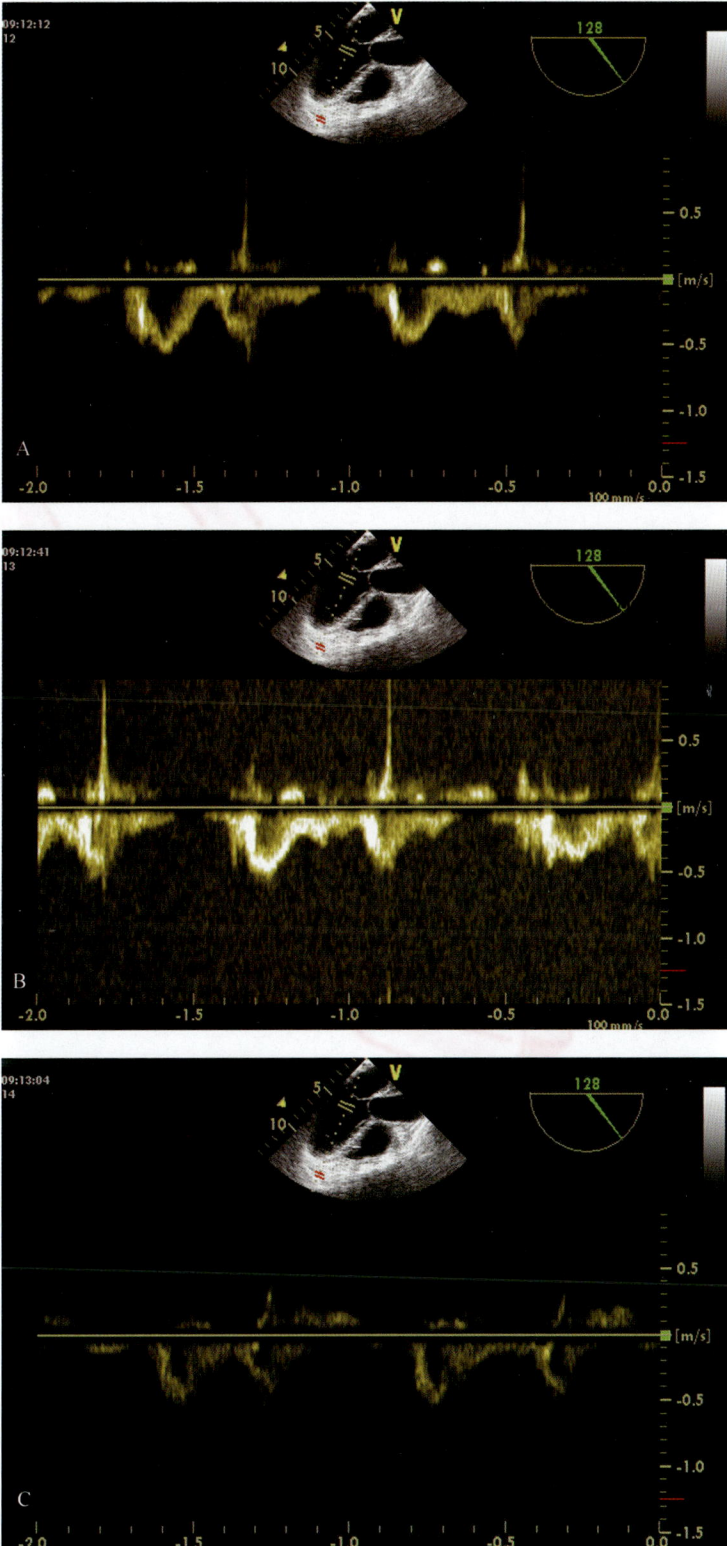

图 1-21 PW 频谱图，改变增益的图像变化。A. 增益恰当的图像。B. 调高增益，频谱图像对比度增大。C. 调低增益，频谱图像对比度减小。

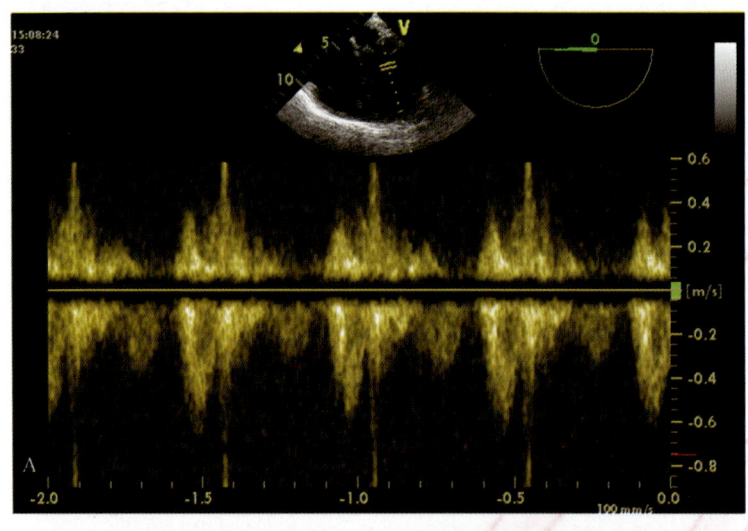

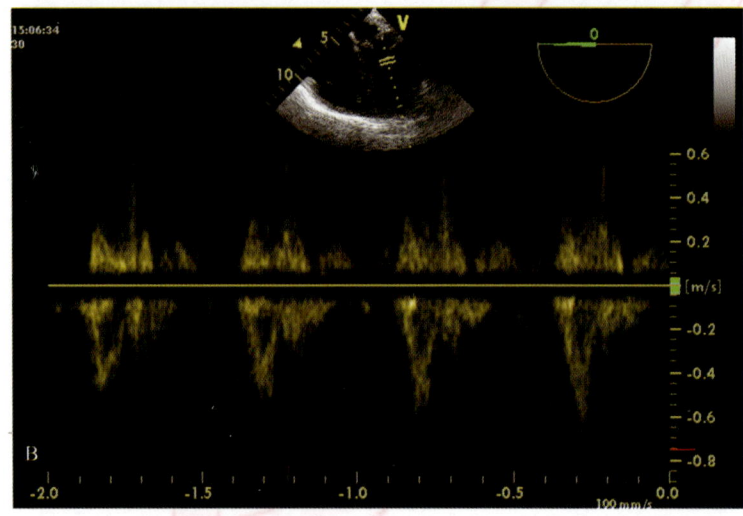

图 1-22 PW 频谱图,改变频谱压缩的图像变化。A. 调低压缩,图像对比度加大。B. 调高压缩,频谱图像柔和,对比度减小。由于增益偏大,图像上方出现血流的镜像 PW 频谱图。

(2) 范围(scale)键:选择"color"键,确定观察部位后,超声机根据观察部位的血流速度而自动选定的上、下范围(尼奎斯特极限,Nyquist limit),显示在图像屏幕的右上方(图 1-24),代表不会出现伪像的平均血流速度显示范围。如果调低"scale",PRF 降低,导致尼奎斯特极限减小(PRF/2=Nyquist limit),对低流速的血流更敏感,而超过尼奎斯特极限的血流出现伪像(图 1-25)。

(3) 改善彩色显像质量:

①彩色显像区离传感器越近,图像越清晰,通过 2D 超声确定显像位置靠近传感器的观察平面,改善显像图像。

②彩色显像区宽度越小(越窄),图像质量越高,通过"size"和"trackball"键改变超声显像区的大小,获取清晰的彩色显像。

③彩色显像区的长度(深度)一般不影响对局部血流的彩色显像。

(4) 增益(gain)键:增益应适当。增益过大会使彩色点的亮度增大。

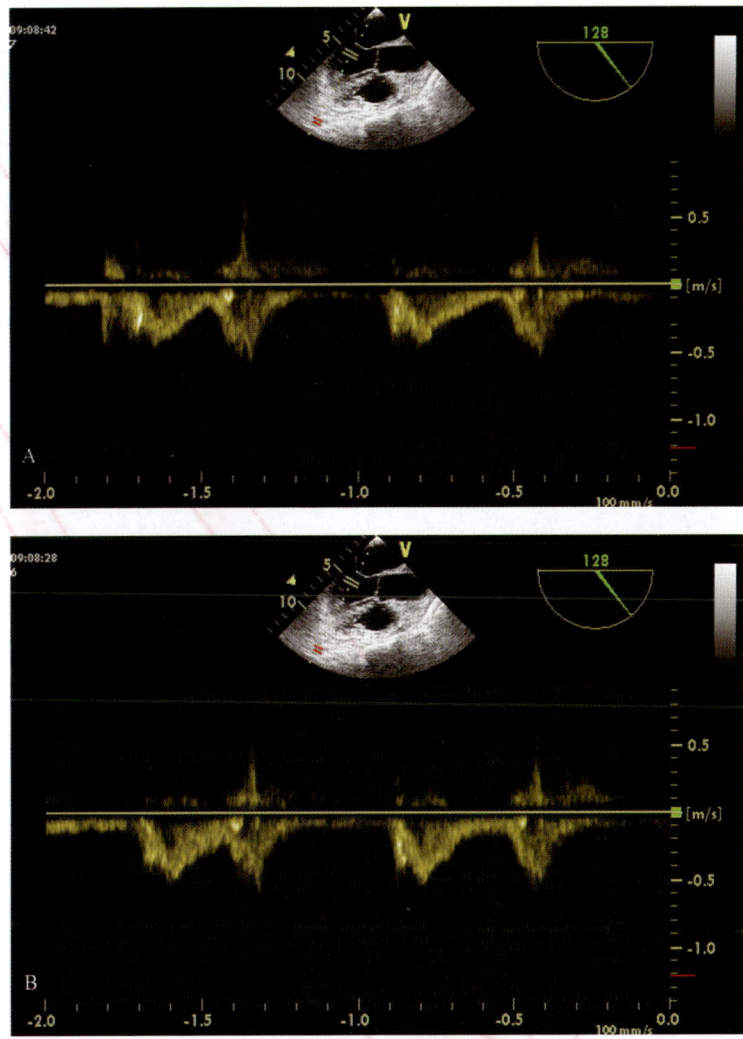

图 1-23　PW 频谱图。A. 未选择"reject"键的频谱图。B. 选择"reject"键后的频谱图，低回声信号被清除，高回声信号更突出。

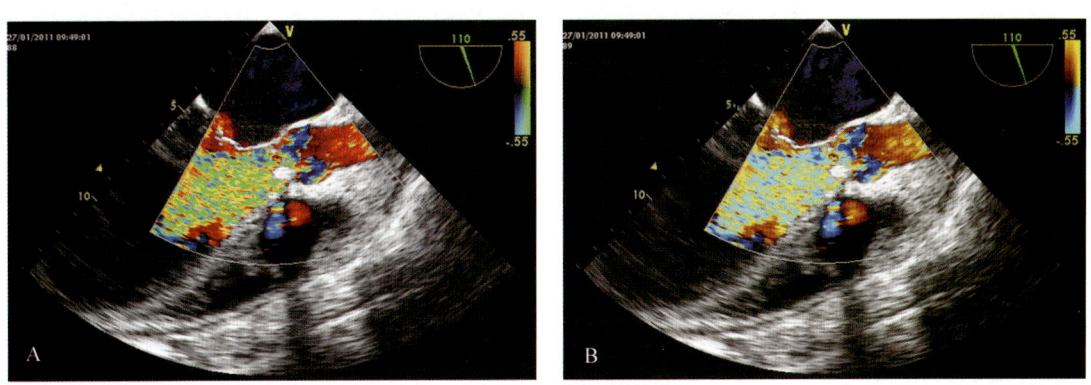

图 1-24　不同色谱系的颜色变化。图 A 和图 B 显示出选择不同色谱系时，彩色血流多普勒图的颜色略有不同。

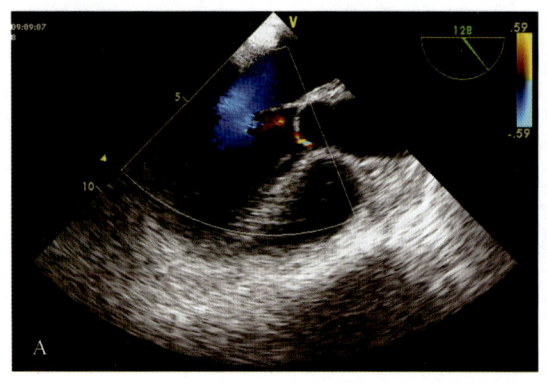
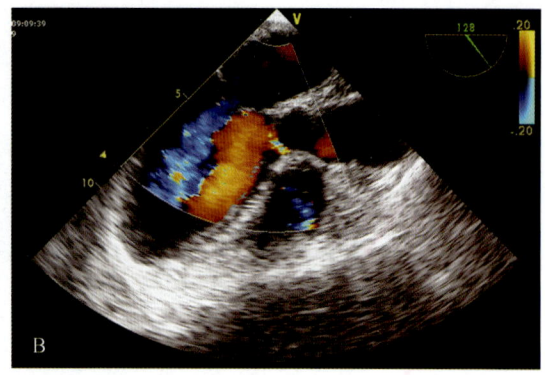

图 1-25 彩色多普勒的 scale（Nyquist limit）改变产生的图像改变。A. scale 恰当的彩色多普勒图，从左心房经二尖瓣流入左心室的前向血流经过了从加速到瓣口然后减速到左心室的过程，彩色多普勒表现为由深蓝到浅蓝（瓣口处）再到深蓝的彩色图像。B. 调低 scale，尼奎斯特极限减小，速度超出尼奎斯特极限的血流出现伪像，经二尖瓣的前向血流由左心房和二尖瓣口的深蓝变为左室的浅蓝和少量黄色；主动脉瓣反流的血流量被夸大，流向心尖方向的血流被错误显示为黄色。

（5）滤波（smoothing）键：调小"smoothing"键，使彩点与彩点的区别更明显，得到斑点明显的彩色血流图谱；调高"smoothing"键，使彩点更好地混合在一起，得到彩色充填均匀、柔和的彩色血流多普勒图。

（6）基线（baseline）键：一般基线位于血流速度的彩色显像范围中间点。改变基线，将改变血流速度的彩色显像范围的零点，突出相应色谱的显像，改变图像的颜色（图 1-26）。

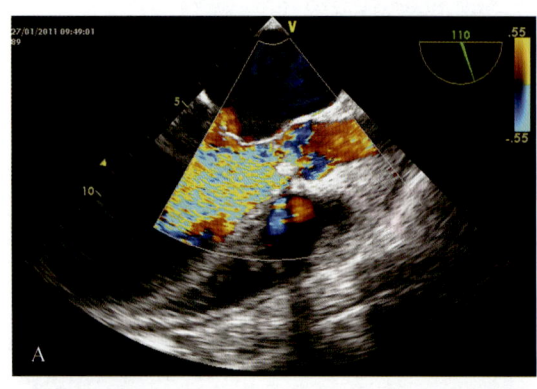
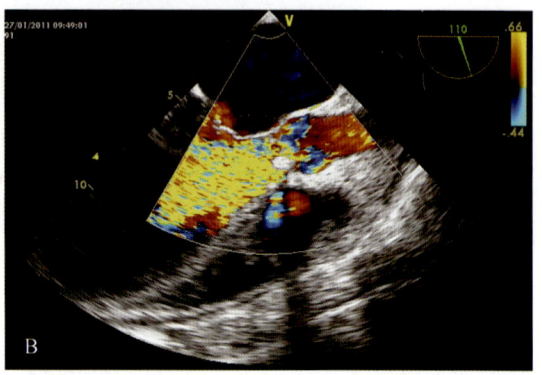
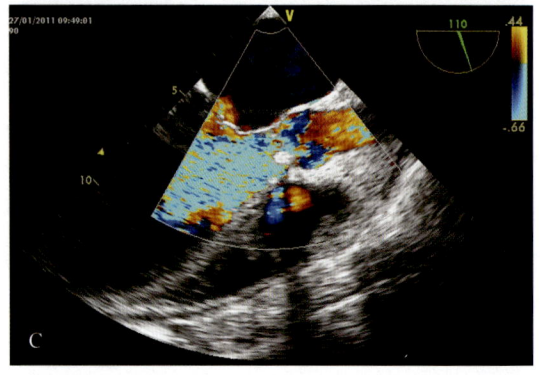

图 1-26 调整彩色多普勒的色谱基线出现的图像变化。A. 基线位于血流速度彩色显像范围的中间点，各色谱得到平衡显像。B. 下调基线，突出了黄色色谱的显像。C. 上调基线，突出了蓝色色谱的显像。

3. 组织多普勒超声的调节

常用脉冲频谱多普勒,在 ME four chamber 平面,取样部位一般在左心室侧壁的二尖瓣环,也可选择间隔壁的二尖瓣环,后者会受容量(前负荷)影响。其他特点有:

①取样点容积一般为 2.5~5.0mm。

②速度的测定范围(scale)低于 20cm/s,组织运动产生低速度信号,左室收缩或舒张速度一般为 10cm/s。

③扫描速率(sweep speed)通常设定在 100mm/s 或 200mm/s。

④超声多普勒光束尽量与心室壁的纵向运动平行。

(二)错误与伪像

1. 频谱多普勒的错误与伪像

①低估血流速度:当光束与血流方向不平行时,PW 和 CW 会低估血流速度。

②信号混淆(signal aliasing):PW 受尼奎斯特限制,当测定的频谱信号血流速度超过最大测定范围(尼奎斯特极限)时,在频谱图像基线的相反方向同时出现该信号的频谱图像(图 1-4)。

③距离模糊(range ambiguity):PW 测定需确定取样点,当来自远离取样点 2~3 倍距离的强信号与取样点的信号同时返回到传感器而被同时显像时,称距离模糊,导致非取样点的信号被误读为取样点的信号。在胃底长轴平面,取样点放在二尖瓣,获取 PW 频谱图,由于产生距离模糊伪像,同时获取到舒张期二尖瓣的前向血流和收缩期左心室流出道的前向血流(图 8-1)。

④声宽血流伪像(beam width flow artifact):随超声束远离传感器的距离增加,超声信号覆盖范围增宽,可能监测到 2D 图像以外的血流信号,称声宽血流伪像。即将 PW 取样点选择在 2D 图像中的某一无血流的组织部位,接收到 2D 图像取样点以外的血流 PW 频谱图。声宽血流伪像容易被误诊为缺损分流。

⑤镜像伪像(mirror-image artifact):频谱多普勒血流显像的同时,出现反映实际血流但显像强度较弱的反方向频谱多普勒图像(图 1-22B)。当增益过大时,容易产生血流镜像频谱图。

⑥电干扰:电刀等干扰,频谱多普勒完全显示为电信号(图 1-27)。

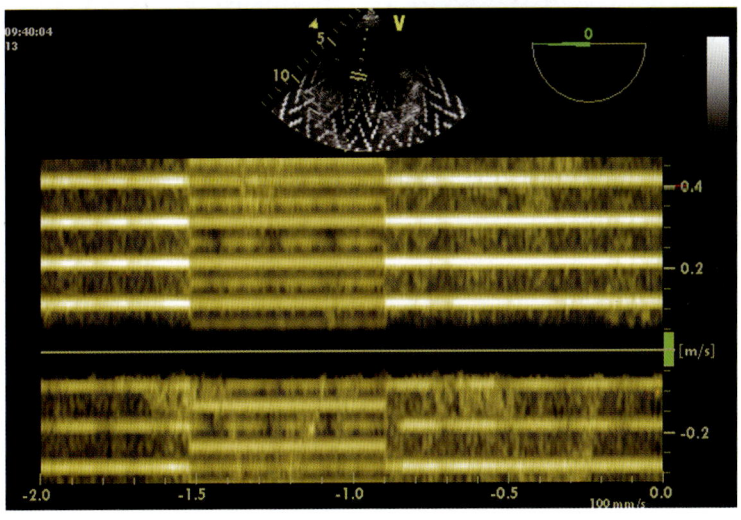

图 1-27 测频谱多普勒的电干扰图像。

2. 彩色多普勒伪像

①彩色显像混淆（aliasing）：彩色多普勒能反映血流的方向和血流速度。当最大血流速度超过彩色多普勒的尼奎斯特极限时，彩色信号失真，出现对血流方向和速度显像错误（彩色信号错误）的图像（图1-5）。

②声影（acoustic shadowing）：当遇到强回声组织（钙化组织或人工瓣膜）时，强烈的镜面反射，导致彩色多普勒同样出现与2D超声相同的声影，声影区的彩色血流图缺损（图1-28）。

③鬼影（ghosting）：由于物体移动，图像中，无血流区域的组织结构上出现彩色血流信号（图1-29）。

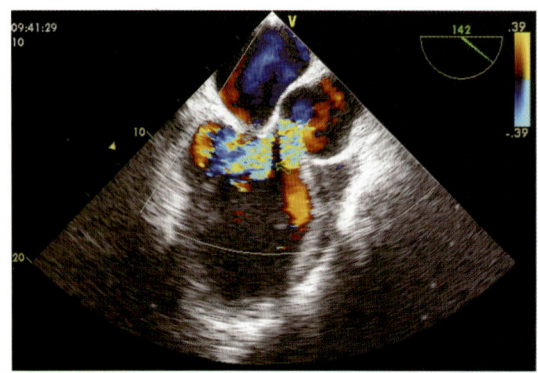

图1-28　彩色多普勒图像。钙化主动脉瓣引起的彩色多普勒显像中的声影（箭头所指）。在主动脉瓣下方纵向方向的彩色信号缺失。

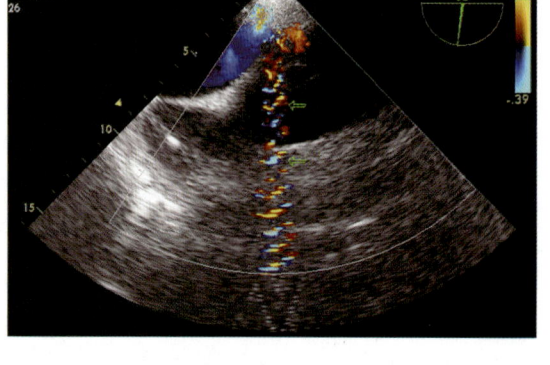

图1-29　彩色多普勒图像。由于物体运动，在无血流的区域出现彩色血流信号（箭头所指），产生鬼影伪像。

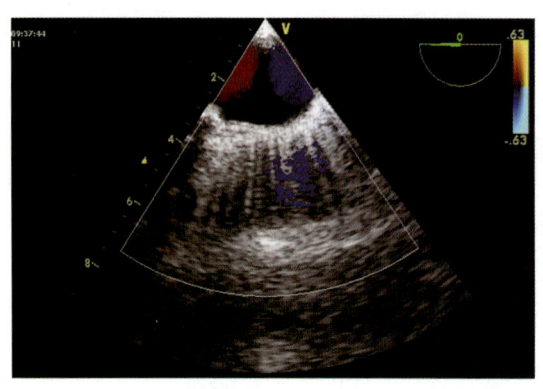

图1-30　主动脉弓的彩色多普勒图像，显示截断角度（intercept angle）伪像。中间部分因超声束与血流垂直而不显像（黑色），血流方向从左向右，左侧血流显像为红色，右侧血流显像为蓝色。

④超声束角度不平行（nonparallel beam angle）：当彩色多普勒的超声束与血流方向不平行时，彩色信号将低估血流速度并出现伪像。当超声束与血流方向垂直时，血流不显像（截取角度，intercept angle）；如果血流方向是从左向右，则在超声束垂直（不显像）的左边血流为红色，而右边血流为蓝色（图1-30）。

⑤背景噪音（background noise）：增益过大，彩色多普勒图像出现均衡的小斑点（图1-31A）。

⑥低估血流信号（underestimation of flow signal）：增益过小，显示的血流面积小于实际血流面积（图1-31B）。

⑦电干扰：电刀等干扰，图像出现"雪花样"，干扰彩色多普勒图像（图1-32）。

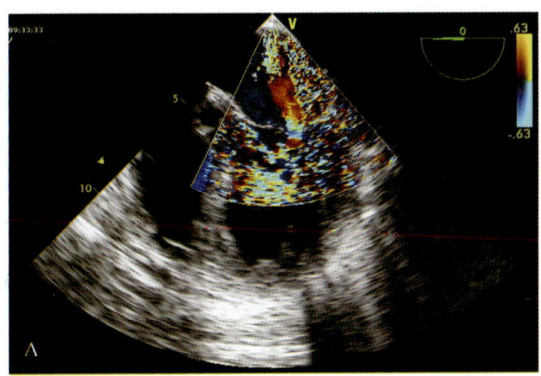
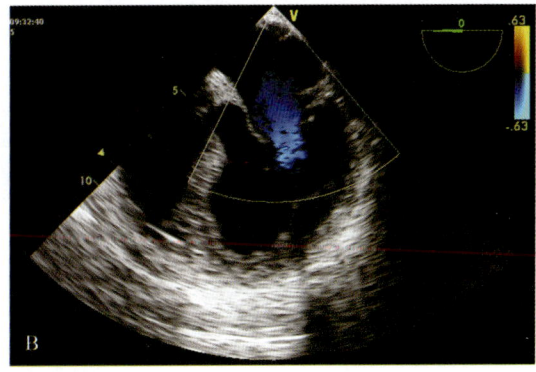

图 1-31　二尖瓣前向血流的彩色多普勒图像。A. 增益过大，产生的背景噪音。B. 增益过小，显示的血流面积小于实际血流面积，导致低估血流信号伪像。增益恰当显示的血流彩色多普勒图像见图1-5A。

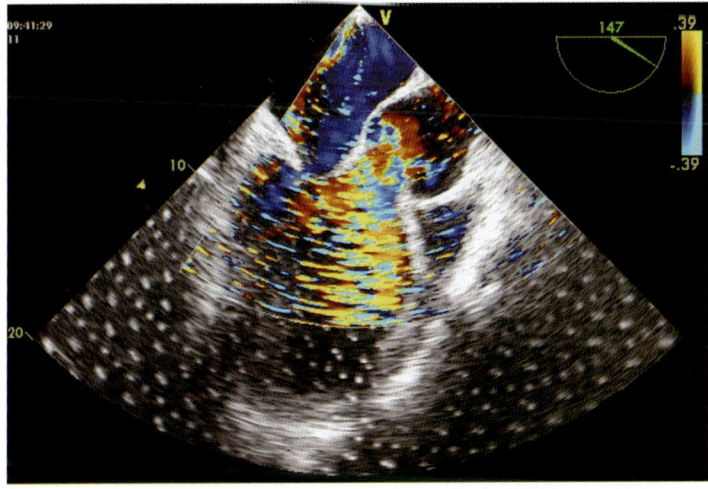

图 1-32　彩色多普勒的电干扰图像

第二章

经食管超声心动图二维图像的标准平面

姜 燕　赵晓琴

经食管超声心动图（transesophageal echocardiography，TEE）的二维图像展示的是对心血管三维结构进行切割产生的切面图像。为了医生之间的交流和对心血管超声图像的动态随访评估，1999年美国超声心动图协会（ASE）和心血管麻醉医师协会（SCA）联合发布了进行全面的经食管超声心动图检查的操作指南[1]，指南中制定了全面TEE检查的20个标准平面图（图2-1），并规定了描述探头操作的交流术语（图2-2）。

虽然美国麻醉医生协会和心血管麻醉医生协会于1996年颁布了麻醉医生术中使用TEE监测的操作指南[2]，明确了围术期TEE监测和检查的临床指征。但随着TEE在术中的广泛应用，对于麻醉医生尤其是心血管麻醉医生，TEE的应用并非完全受操作指南的限制，麻醉医生越来越广泛地将TEE作为术中评估、预测和诊断影响血流动力学因素的重要监测工具，因此，麻醉医生应当熟练掌握20个标准平面的获取。

第一节　20个标准平面的获取

一、操作探头

术中，对患者进行全麻和气管插管后，麻醉医生站在仰卧位的患者头部，将消毒后的TEE探头涂上医用润滑剂，探头换能器面朝前放入患者口中，一只手轻提患者下颌，另一只手在未遇到阻力的情况下将TEE探头盲插进入食管。如果盲插困难，可使用喉镜。需注意，探头应在解锁（unlock）状态下，前端微前倾呈弧状放入，以适应咽部与食管的曲度。TEE探头操作的术语见表2-1。

第二章 经食管超声心动图二维图像的标准平面

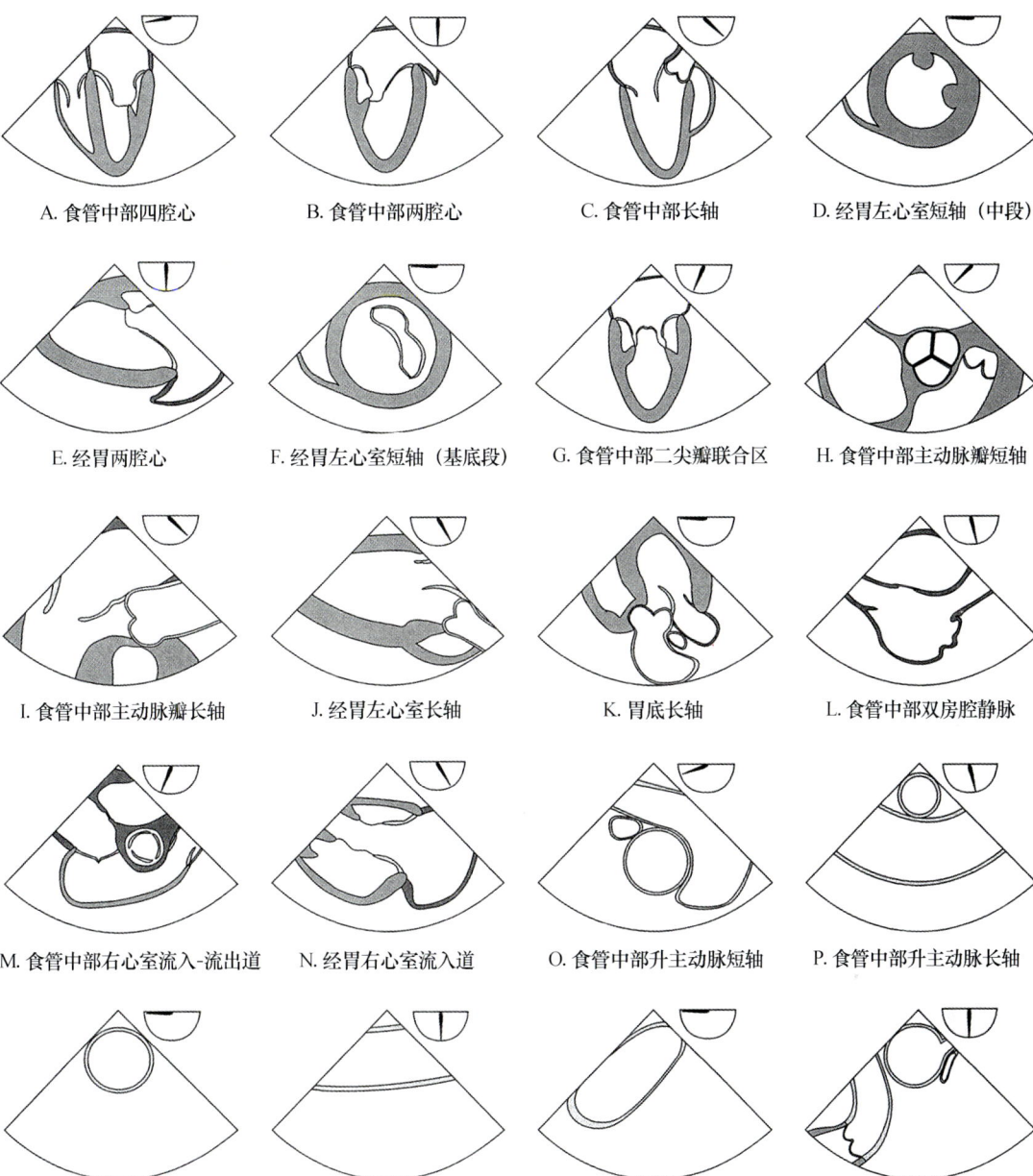

图 2-1 ASE/SCA 推荐的 20 个 TEE 图像的示意图[1]

表 2-1 描述探头操作的术语

上	向头的方向
下	向脚的方向
前	向胸骨的方向
从右到左	从患者的右侧到左侧
前进探头	推进探头，深入食管或胃
后撤探头	向头部方向撤出食管或胃
向右转	在食管内顺时针旋转探头
向左转	在食管内逆时针旋转探头

		续表
前屈	利用探头的大控制旋钮向前（胸骨）弯曲探头	
后屈	利用探头的大控制旋钮向后（脊柱）弯曲探头	
向右弯曲	利用探头的小控制旋钮向右摆动探头	
向左弯曲	利用探头的小控制旋钮向左摆动探头	
向前旋转	利用电子旋钮，从0°向180°的方向旋转多平面的扫描角度	
向后旋转	利用电子旋钮，从180°向0°的方向旋转多平面的扫描角度	

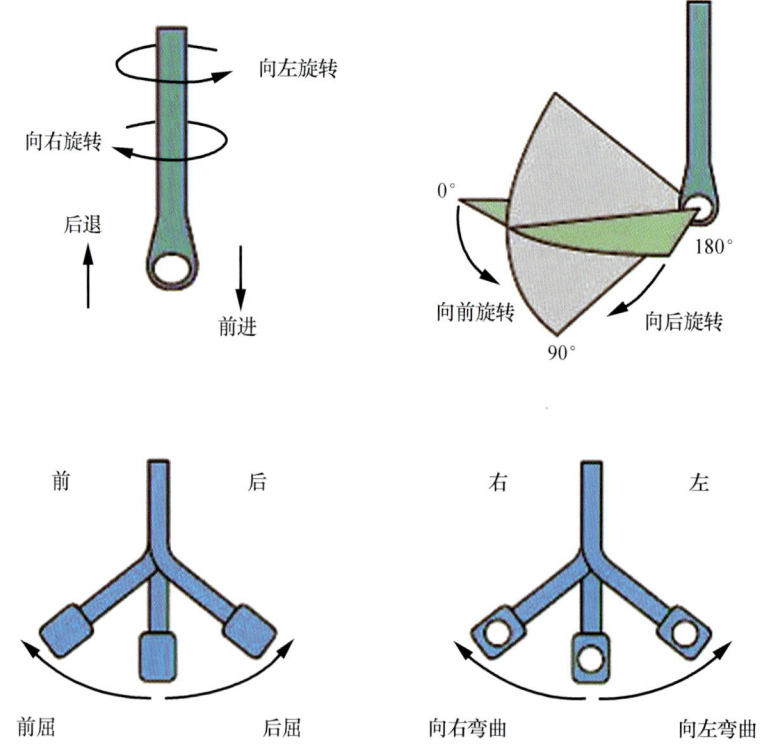

图 2-2　TEE 探头操作标准术语与示意图

二、获取图像平面

TEE 的 20 个平面图像需在 4 个深度水平采集，分别是食管上段（距门齿 20～30cm），食管中段（距门齿 30～40cm），经胃（距门齿 40～45cm）和胃底（距门齿 45～50cm）。表 2-2 概括了 ASE/SCA 推荐的 20 个标准切面的采集部位和结构显示[1]。

表 2-2　20 个标准切面的获取部位及结构显示

声窗	TEE 平面	多平面角度	显示结构
食管上段（UE） （距门齿 20～30cm）	食管上段主动脉弓长轴（UE aortic arch LAX）	0°	主动脉弓长轴（图 2-22）
	食管上段主动脉弓短轴（UE aortic arch SAX）	90°	主动脉弓短轴、PA、PV、左头臂静脉（图 2-23）

续表

声窗	TEE平面	多平面角度	显示结构
食管中段（ME）（距门齿30～40cm）	食管中段四腔心（ME four chamber）	0°～20°	LA、LV、MV、RA、RV、TV、IAS、IVS（图2-4）
	食管中段二尖瓣叶交界区（ME mitrial commissural）	60°～70°	MV、LA、LV（图2-6）
	食管中段两腔心（ME two chamber）	80°～100°	LA、LAA、LV、MV、CS（图2-7）
	食管中段长轴（ME LAX）	120°～160°	LA、LV、MV、AV、LVOT、升主动脉（图2-8）
	食管中段主动脉瓣短轴（ME AV SAX）	30°～60°	AV、LA、IAS、RA、RVOT、PV（图2-9）
	食管中段主动脉瓣长轴（ME AV LAX）	110°～160°	AV、LVOT、Ao、LA、LV、AML、RVOT（图2-11）
	食管中段右心室流入-流出道（ME RV inflow-outflow）	60°～90°	RA、TV、RV、RVOT、PV、PA、AV、LA（图2-12）
	食管中段升主动脉短轴（ME asc aortic SAX）	0°～60°	升主动脉短轴、SVC、MPA、RPA（图2-13）
	食管中段升主动脉长轴（ME asc aortic LAX）	100°～150°	升主动脉、RPA（图2-14）
	食管中段双房腔静脉（ME bicaval）	80°～110°	LA、IAS、RA、SVC、IVC（图2-15）
经胃（TG）和胃底（距门齿40～50cm）	经胃基底短轴（TG basal SAX）	0°～20°	LV基底短轴、MV（图2-16）
	经胃中段短轴（TG mid SAX）	0°～20°	LV、乳头肌、RV（图2-17）
	经胃两腔心（TG two chamber）	80°～100°	LV、MV、LA、LAA（图2-18）
	经胃长轴（TG LAX）	90°～120°	MV、LV、LVOT、AV、升主动脉（图2-19）
	经胃右心室流入道（TG RV inflow）	90°～120°	RA、RV、TV、三尖瓣腱索和乳头肌（图2-20）
	胃底长轴（deep TG LAX）	0°～20°	LV、MV、LVOT、AV、升主动脉（图2-21）
降主动脉	降主动脉短轴（Desc aortic SAX）	0°	降主动脉（图2-24）
	降主动脉长轴（Desc aortic LAX）	90°～110°	降主动脉（图2-25）

AML，二尖瓣前叶；Ao，主动脉；AV，主动脉瓣；CS，冠状窦；IAS，房间隔；IVC，下腔静脉；IVS，室间隔；LAA，左心耳；LAX，长轴；LA，左心房；LVOT，左室流出道；LV，左心室；MPA，主肺动脉；MV，二尖瓣；PA，肺动脉；PV，肺静脉瓣；RA，右心房；RPA，右肺动脉；RVOT，右心室流出道；RV，右心室；SAX，短轴；SVC，上腔静脉；TV，三尖瓣。

靠近探头的组织为近场组织，图像显示在上方；远离探头的组织为远场组织，图像显示在下方。0°时，患者左侧组织显示在图像的右边，而右侧组织显示在图像的左边（面对图像）。旋转探头至90°时，图像右侧为心脏的前部，而图像的左侧为心脏的下后部（面对图像）。

为了快速完成全部平面的显像，根据显像的容易程度，采集图像的顺序一般是首先进行食管中段各平面的检查，其次进行经胃各平面的显像，最后进行食管上段的各平面显像。

（一）食管中段平面的获取

1. 食管中段四腔心平面

探头插入约35cm，多平面角度为0°～20°，图像中央出现主动脉瓣（倾斜的）时，即获得五腔心平面图像（图 2-3）。此图像很容易获取，全面系统性检查可从此图像开始。五个腔指左心房（LA）、左心室（LV）、右心房（RA）、右心室（RV）和左心室流出道（LVOT）。略推进探头，主动脉瓣从图像中消失，显示 LA、LV、RA 和 RV 的四腔心平面（图 2-4），此切面同时显示二尖瓣（MV）、三尖瓣（TV）、房间隔（IAS）、室间隔（IVS）、左心室侧壁和右心室游离壁。观察左心图像时，后屈探头可以尽量显示心尖部，避免 LV 的缩减，IVS 位于图像左心室腔的左侧，左心室侧壁位于右侧，前外侧乳头肌从左心室侧壁发出；二尖瓣前叶较长，位于图像左侧。二尖瓣后叶较短，位于图像右侧。正常情况下，左心室各壁的运动幅度和室壁增厚幅度是协调一致的，心尖部运动幅度超过左心室其他部位时，表明左心室减缩（未显示出心尖部）。如果从探头到心尖部的长度超过 15cm，提示左心房或左心室扩大。

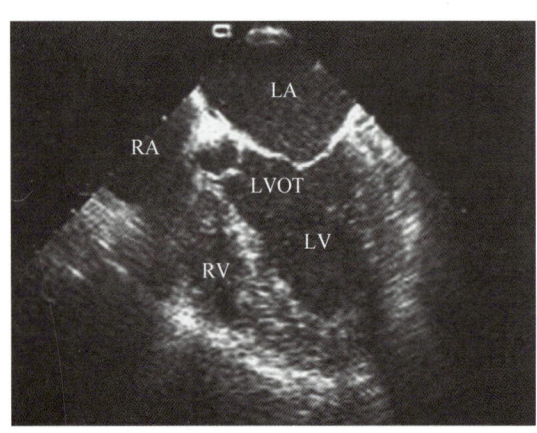

图 2-3　食管中段五腔心平面的 TEE 图像。LA，左心房；RA，右心房；LV，左心室；RV，右心室；LVOT，左心室流出道。

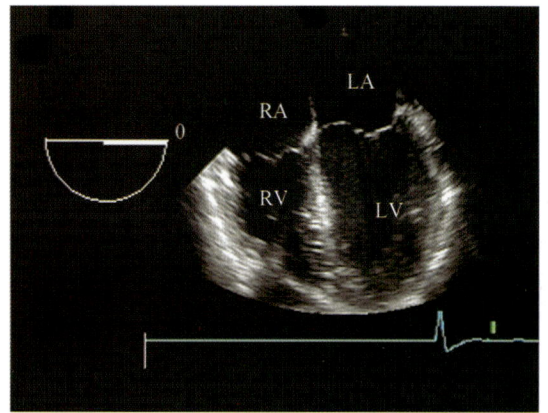

图 2-4　食管中段四腔心平面的 TEE 图像。LA，左心房；RA，右心房；LV，左心室；RV，右心室。

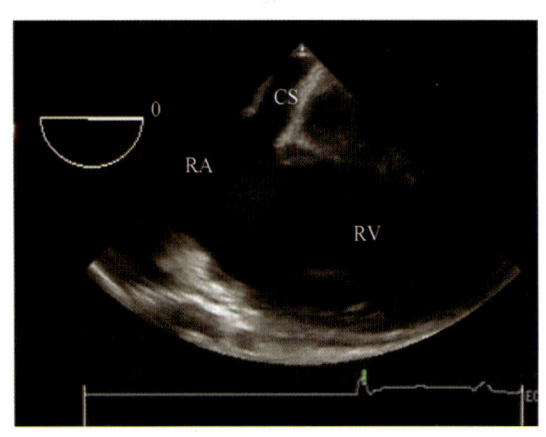

图 2-5　冠状静脉窦的 TEE 图像。CS，冠状窦；RA，右心房；RV，右心室。

将探头略右转（顺时针旋转），能更好地显示右心。右心室的正常形态为三角形，远场延长到室间隔的三分之二。右心室游离壁位于图像左侧。三尖瓣的隔瓣显示在右心室腔的右侧室间隔壁，后瓣或前瓣（依赖探头扫描位置靠后或是靠前）在左侧（右心室游离壁侧）。在 0°～20° 内调节多平面角度，可以显示三尖瓣环的最大径。推进或后屈探头可观察到冠状静脉窦（图 2-5）。

2. 食管中段二尖瓣叶交界区平面

在四腔心平面，将 MV 放在图像的中央，调节多平面角度至 60° 左右，直至出现二尖瓣叶交界区图像（图 2-6）。二尖瓣前叶的 A2 区位于左心室流入道的中央，左侧是二尖瓣后叶 P3 区，右侧是二尖瓣后叶 P1 区。在此切面还可观察到后内侧乳头肌（左侧）和前外侧乳头肌（右侧），以及二尖瓣的瓣下结构。

3. 食管中段两腔心平面

继续旋转探头角度到80°～100°，即可获得食管中段两腔心平面（图 2-7），特征是图像左侧出现冠状窦，右侧出现左心耳。此切面是评估 MV 和 LV 的重要切面。图像左侧可看到二尖瓣后叶和左室下壁，右侧是二尖瓣前叶（紧邻左心耳）和左室前壁。后内侧乳头肌与 LV 下壁相连。如果在旋转探头角度时发现 LV 变长，说明四腔心图像没有观察到心尖部。

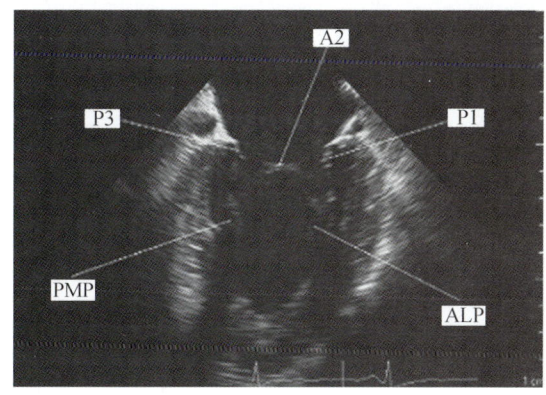

图 2-6 食管中段二尖瓣叶交界平面的 TEE 图像。A，二尖瓣前瓣；P，二尖瓣后瓣；ALP，前外侧乳头肌；PMP，后内侧乳头肌。

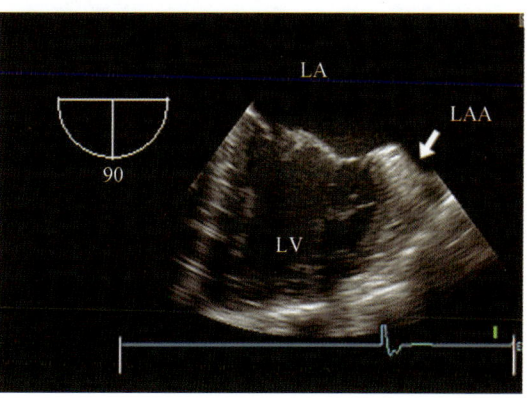

图 2-7 食管中段两腔心平面的 TEE 图像。LA，左心房；LAA，左心耳；LV，左心室。

4. 食管中段左室长轴平面

探头继续旋转至120°～160°，显示左室长轴平面（图 2-8），评价 MV、LV、LVOT 和 AV。图像左侧显示 LV 后壁，右侧为前间隔。此图像不显示心尖部。二尖瓣前叶在图像的右侧，形成 LVOT 的顶部。二尖瓣后叶位于图像的左侧。

5. 食管中段主动脉瓣短轴平面

在四腔心平面，略回撤探头，并将多平面角度调为30°～60°，直到主动脉瓣的三个瓣叶显示在图像中（图 2-9）。图像平面清楚显示左侧紧邻房间隔的无冠瓣（NCC）；位于前方的

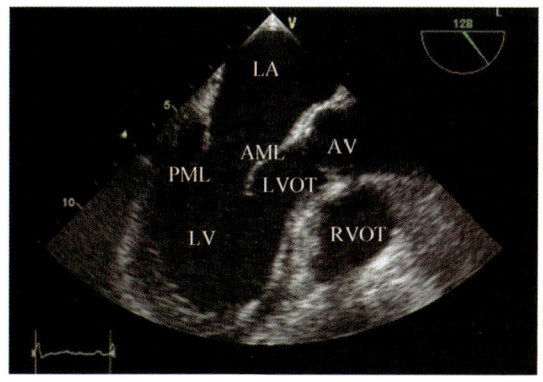

图 2-8 食管中段长轴平面的 TEE 图像。LA，左心房；LV，左心室；LVOT，左心室流出道；RVOT，右心室流出道；AV，主动脉瓣；PML，二尖瓣后叶；AML，二尖瓣前叶。

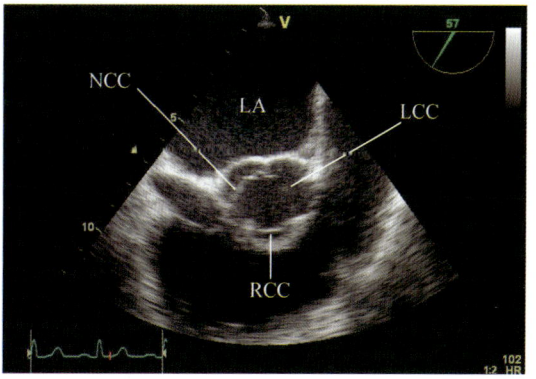

图 2-9 食管中段主动脉瓣短轴平面的 TEE 图像。RCC，右冠瓣；NCC，无冠瓣；LCC：左冠瓣。

右冠瓣（RCC）和位于图像右侧的左冠瓣（LCC）。轻微回撤探头，可显示左、右冠状动脉的开口（图2-10）。

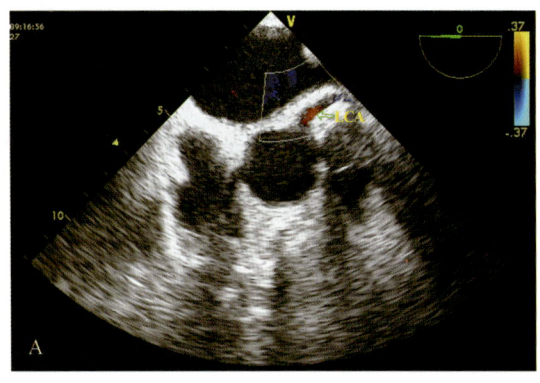
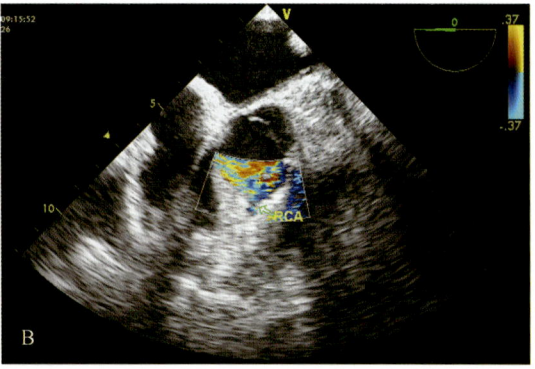

图2-10 食管中段冠状动脉开口图像。A. 左冠状动脉（箭头所指）的TEE图像。LCA，左冠状动脉。B. 右冠状动脉（箭头所指）的TEE图像。RCA，右冠状动脉。

6. 食管中段主动脉瓣长轴平面

在食管中段主动脉瓣短轴平面，继续向前旋转多平面角度至110°～160°之间，向左或右旋转探头，直到左心室流出道和主动脉瓣叶清晰地显示在图像中（图2-11）。RCC位于心脏的最前面，因此显示在图像的最下部，紧邻RCC的是右心室流出道（RVOT）。靠近二尖瓣前叶（AML）的通常是NCC，也可能是LCC。

心包横窦位于升主动脉后壁和左心房之间，心包斜窦在左心房后壁和食管之间。如果在心包斜窦或横窦看到液性暗区，提示心包积液。

7. 食管中段右心室流入-流出道平面

食管中段四腔心平面，探头略向右转更好显示右心，将多平面角度调到60°～90°，获得包括RV、TV、RV、右心室流出道（RVOT）、肺动脉瓣（PV）和主肺动脉（MPA）的右心室流入-流出道平面图像（图2-12）。图像中的右心室壁为右心室下游离壁。在这个平面中，

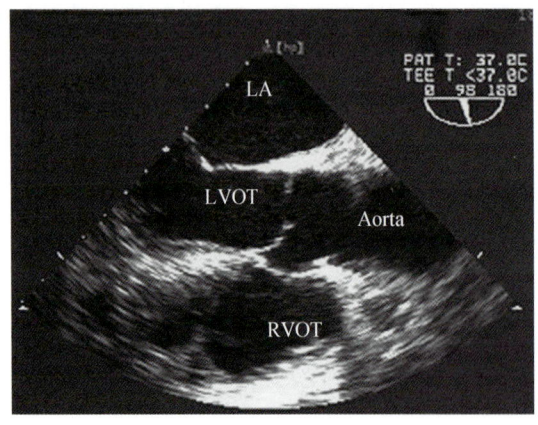
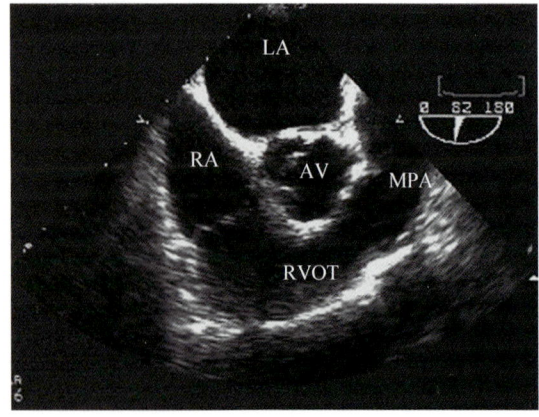

图2-11 食管中段主动脉瓣长轴平面的TEE图像。LA，左心房；LVOT，左心室流出道；RVOT，右心室流出道；Aorta，主动脉。

图2-12 食管中段右心室流入-流出道平面的TEE图像。LA，左心房；RA，右心房；AV，主动脉瓣；MPA，主肺动脉；RVOT，右心室流出道。

三尖瓣的血流方向与连续多普勒脉冲方向一致，常用于评价三尖瓣反流。图像中，三尖瓣后叶位于左侧，前叶位于右侧。

8. 食管中段升主动脉短轴平面

在五腔心平面，将多平面角度调到 0°～60°，逐渐回撤探头，直到升主动脉短轴出现在图像中央。该平面显示升主动脉近段、主肺动脉（MPA）、右肺动脉（RPA）和上腔静脉（SVC）（图 2-13）。

9. 食管中段升主动脉长轴平面

食管中段升主动脉短轴平面，将多平面角度调到 100°～150°，获得升主动脉长轴图像（图 2-14），用来检查升主动脉的前、后壁。紧邻探头的是右肺动脉短轴平面。

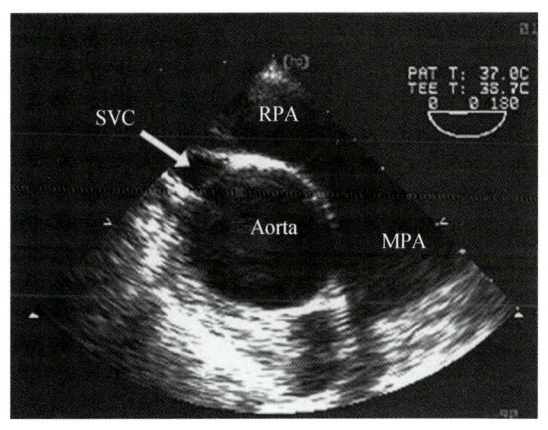

图 2-13　食管中段升主动脉短轴平面的 TEE 图像。RPA，右肺动脉；MPA，主肺动脉；SVC，上腔静脉；Aorta，主动脉。

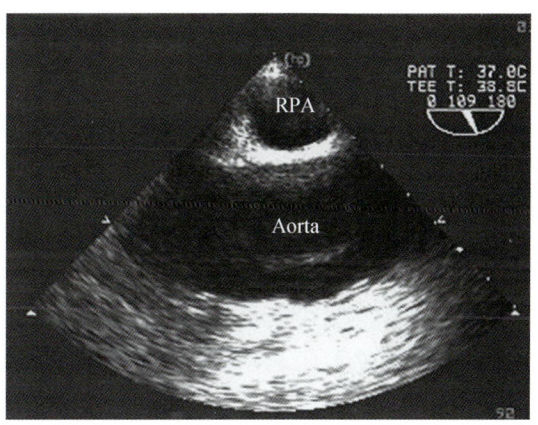

图 2-14　食管中段升主动脉长轴平面的 TEE 图像。RPA，右肺动脉；Aorta，主动脉。

10. 食管中段双房腔静脉平面

从食管中段升主动脉短轴平面，将多平面角度调到 80°～110°，向右转（顺时针）探头，获取双房腔静脉平面（图 2-15），可显示 LA、IAS、RA、上腔静脉（SVC）和下腔静脉（IVC）。在下腔静脉入口处可见到下腔静脉瓣。检查房间隔时，常使用这个平面。房间隔中部变薄的位置是卵圆窝，存在卵圆孔未闭时，二维超声显示有缺损，彩色多普勒显示分流血流束。

（二）经胃及胃底平面的获取

1. 经胃基底短轴平面

四腔心平面，将探头推进到胃水平，显示左室短轴，前屈探头，可看到"鱼嘴状"二尖瓣横切面（图 2-16），二尖瓣前、后叶的各个区域都显示在图像上。

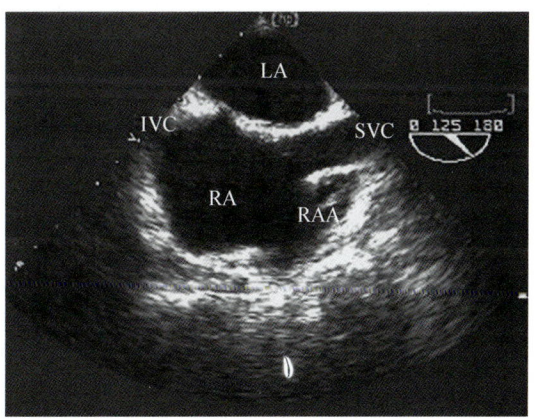

图 2-15　食管中段双房腔静脉平面的 TEE 图像。LA，左心房；RA，右心房；RAA，右心耳；SVC，上腔静脉；IVC，下腔静脉。

2. 经胃中段短轴平面

继续推进探头并保持前屈，使探头贴附在胃的膈面上，获得显示左心室乳头肌短轴的经胃中段短轴平面（图 2-17）。图像的时钟 1 点附近可观察到后内侧乳头肌，5 点附近可观察到前外侧乳头肌。该平面术中容易获得，是麻醉医生术中监测 LV 整体收缩功能、评估射血分数（EF）、观察 LV 节段室壁运动和前负荷（舒张末期面积）的重要 TEE 平面。将探头向右旋转（顺时针），可采集到右心室（RV）的短轴平面图像，此时 RV 为新月形，心室内有很多小梁结构。正常情况下，右心室壁的厚度是左心室壁厚度的一半。右心室游离壁可分为前壁和后壁以及相应的基底段和心尖部。由于右心室的不规则几何形态，通常情况下获得的图像不是右心室真正的短轴，所以很难了解右心室真实的大小和厚度。

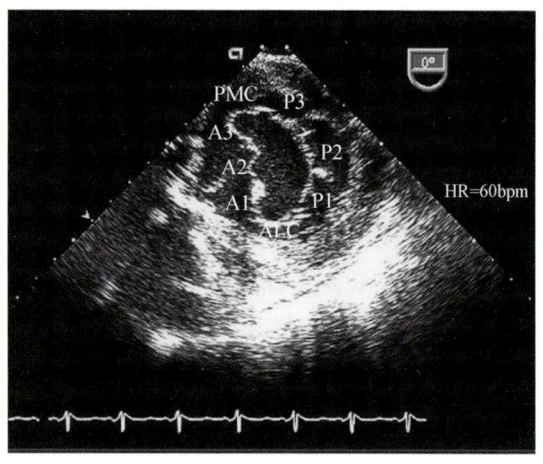

图 2-16　经胃基底短轴平面的 TEE 图像。ALC，前外侧交界；PMC，后内侧交界；A，二尖瓣前瓣；P，二尖瓣后瓣。

3. 经胃两腔心平面

在左室乳头肌短轴平面，将探头角度旋转到约 90°，获得经胃两腔心平面（图 2-18）。用于评估 LV 前壁（图像下方）和下壁（图像顶部）的基底段和中段的收缩运动功能以及二尖瓣的瓣下结构。

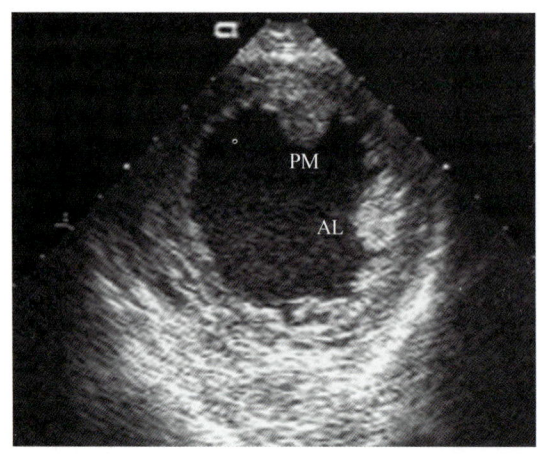

图 2-17　经胃中段短轴平面的 TEE 图像。PM，后内侧乳头肌；AL，前外侧乳头肌。

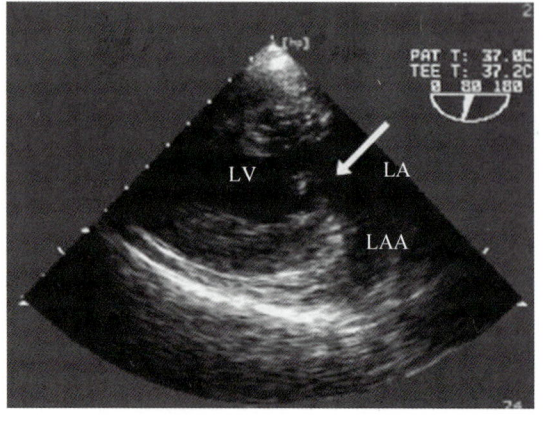

图 2-18　经胃两腔心平面的 TEE 图像。LA，左心房；LV，左心室；LAA，左心耳。

4. 经胃长轴平面

在左室乳头肌短轴平面，向前旋转探头的角度到 90°～120°，通常需要略向右转探头，获得经胃长轴平面图像（图 2-19）。适用于测定主动脉瓣和 LVOT 的血流速度和心输出量（CO）。

5. 经胃右心室流入道

经胃两腔心切面，将探头向右旋转（顺时针）；或在左心室乳头肌短轴平面将探头向右转并略回撤，显示三尖瓣短轴后，旋转多平面角度至 90°左右，获得经胃右心室流入道平面（图 2-20）。图像左侧显示的是 RV，右侧是 RA，常用于评价三尖瓣的瓣下结构。

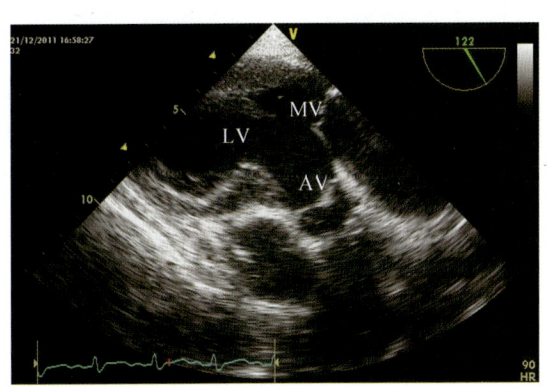

图 2-19　经胃长轴平面的 TEE 图像。LV，左心室；MV，二尖瓣；AV，主动脉瓣。

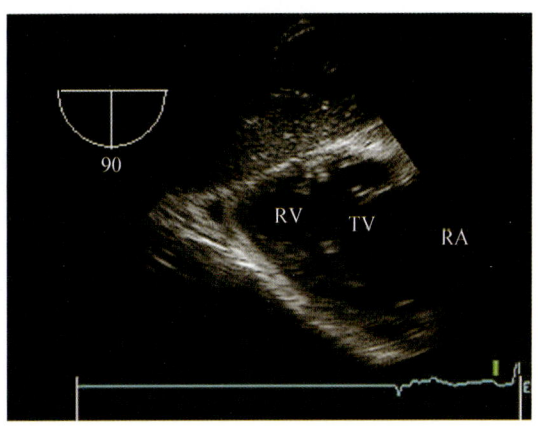

图 2-20　经胃右心室流入道平面的 TEE 图像。RV，右心室；TV，三尖瓣；RA，右心房。

6. 胃底长轴平面

在左心室乳头肌短轴平面，继续推进探头至接近胃底部，将探头前屈，获取胃底长轴平面（图 2-21）。与经胃长轴平面显示的结构基本相同，主要显示 LV、LVOT、AV、主动脉根部和部分升主动脉，适用于测定主动脉瓣和 LVOT 的血流速度和心输出量。

（三）食管上段平面的获取

1. 食管上段主动脉弓长轴平面

多平面角度为 0°时，回撤探头至距门齿约 20～25cm 的食管上段，主动脉弓长轴出现在图像中，此时需要向右转探头，保持主动脉弓显示在图像中央（图 2-22）。也可先显示降主动脉短轴，回撤探头至动脉图像由圆形变为管状时，即为主动脉弓长轴。图像的左侧显示的是近端主动脉弓，右侧是远端主动脉弓。

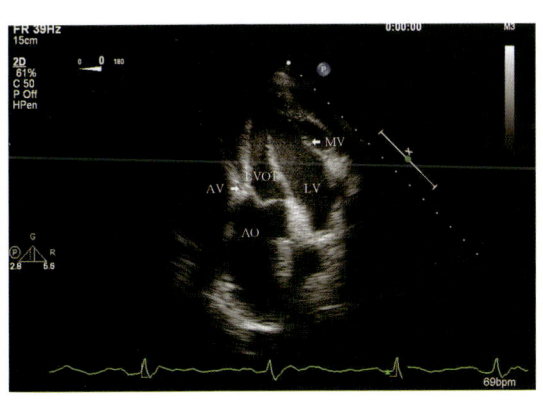

图 2-21　胃底长轴平面的 TEE 图像。LA，左心房；MV，二尖瓣；LVOT，左心室流出道；AO，主动脉；AV，主动脉瓣。

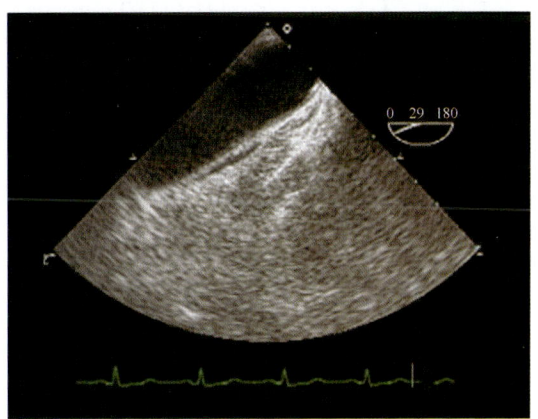

图 2-22　食管上段主动脉弓长轴平面的 TEE 图像

2. 食管上段主动脉弓短轴平面

在食管上段主动脉弓长轴平面，旋转探头角度至90°，直至管状的主动脉弓显像为圆形短轴平面（图2-23）。也可先显示降主动脉长轴平面，回撤探头，当管状图像变为圆形时，即为主动脉弓短轴。在主动脉弓短轴的右上方经常能看到发出的左锁骨下动脉的起始段。图像中，主动脉弓短轴的左侧显示了肺动脉长轴和肺动脉瓣。

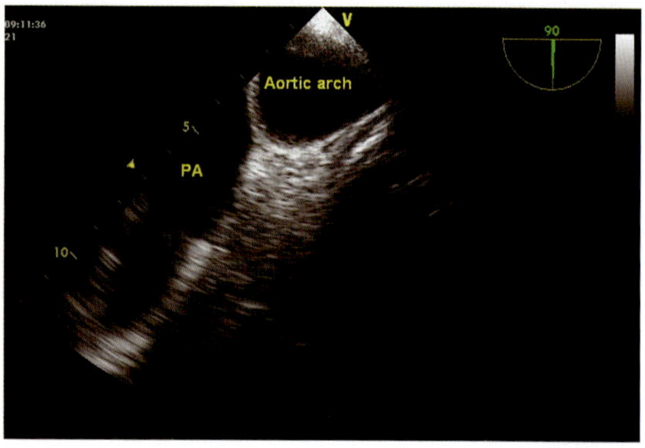

（四）降主动脉平面的获取

1. 降主动脉短轴平面

图 2-23 食管上段主动脉弓短轴平面的 TEE 图像。Aortic arch，主动脉弓；PA，肺动脉。

在食管中段四腔心切面，多平面角度为0°时，向左（逆时针）转探头，即可看到一圆形的降主动脉短轴平面（图2-24）。前进和回撤探头，尽可能检查整个胸降主动脉和部分腹主动脉的直径以及粥样斑块和夹层等病变。减小图像深度，可使主动脉图像放大。

2. 降主动脉长轴平面

在降主动脉短轴平面，旋转多平面角度至90°，显示降主动脉长轴平面（图2-25）。

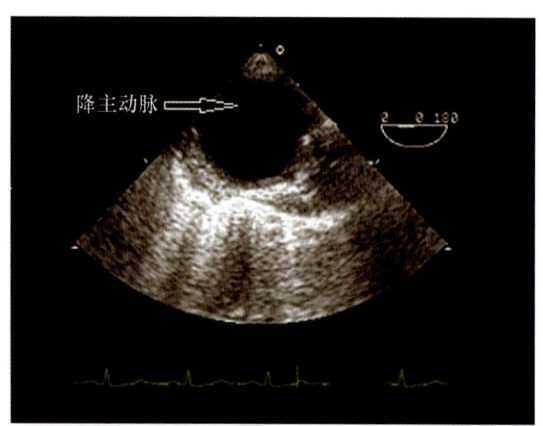

图 2-24 降主动脉短轴的 TEE 图像

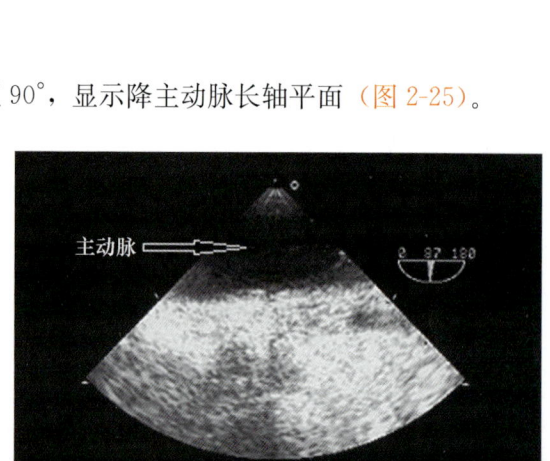

图 2-25 降主动脉长轴的 TEE 图像

第二节 心脏不同结构和部位的超声观察平面

观察心脏的某一部位和结构，往往包括多个超声平面。对心脏结构进行评估的超声项目包括二维超声（2D）、彩色多普勒、脉冲频谱多普勒（PW）和连续频谱多普勒（CW）（表2-3）。

第二章 经食管超声心动图二维图像的标准平面

表 2-3 观察心脏不同部位的 TEE 平面选择和评估项目

部 位	平 面	评估项目
瓣膜		
二尖瓣	食管中段四腔心（图 2-4）、食管中段二尖瓣叶交界（图 2-6）、食管中段两腔心（图 2-7）、食管中段长轴（图 2-8）、食管中段主动脉瓣长轴（图 2-11）、经胃基底短轴（图 2-16）、经胃两腔心（图 2-18）、经胃长轴（图 2-19）	**2D**：瓣膜和瓣环形态，瓣环大小，瓣膜狭窄，瓣膜关闭不全（反流） **彩色多普勒**：瓣膜反流 **PW 和 CW**：二尖瓣前向血流速度，反流血流速度
主动脉瓣	食管中段主动脉瓣短轴（图 2-9）、食管中段主动脉瓣长轴（图 2-11）、经胃长轴（图 2-19）、胃底长轴（图 2-21）	**2D**：瓣膜和瓣环形态，瓣环大小，左心室流出道直径，窦管交界大小，主动脉根部直径，主动脉瓣、瓣下或瓣上狭窄，主动脉瓣关闭不全（反流） **彩色多普勒**：瓣膜反流 **PW 和 CW**：左心室流出道前向血流速度，跨主动脉瓣、瓣上或瓣下狭窄的前向血流速度，主动脉瓣反向血流速度
三尖瓣	食管中段四腔心（图 2-4）、食管中段右室流入-流出道（图 2-12）、经胃右心室流入道（图 2-20）	**2D**：瓣膜和瓣环形态，瓣环大小，瓣膜狭窄，瓣膜关闭不全（反流） **彩色多普勒**：瓣膜反流 **PW 和 CW**：三尖瓣前向血流速度，三尖瓣反流血流速度
肺动脉瓣	食管上段主动脉弓短轴（图 2-23）、食管中段右室流入-流出道（图 2-12）、食管中段升主动脉短轴（图 2-13）、胃底长轴向右（顺时针）旋转探头观察肺动脉及肺动脉瓣	**2D**：瓣膜形态和瓣环大小，肺动脉直径，肺动脉栓塞，肺动脉瓣狭窄与关闭不全，漂浮导管（PCA 管）的位置 **彩色多普勒**：瓣膜反流 **PW 和 CW**：肺动脉瓣前向血流速度，肺动脉瓣反流血流速度
左心室	食管中段四腔心（图 2-4）、食管中段两腔心（图 2-7）、食管中段长轴（图 2-8）、经胃两腔心（图 2-18）、经胃长轴（图 2-19）、经胃基底短轴（图 2-16）、经胃中段短轴（图 2-17）、经胃心尖短轴	**2D**：左心室收缩力（EF、FAC、FS），节段室壁运动，左心室大小，室壁厚度，左心室腔内附壁血栓或其他异物，左心室气栓与排气
右心室	食管中段四腔心（图 2-4）、食管中段右心室流入-流出道（图 2-12）、经胃右心室流入道（图 2-20）、经胃基底短轴（图 2-16）	**2D**：右心室收缩力，室壁运动，右心室腔大小，右心室壁厚度，右心室内血栓等异物，右心室气栓与排气
左心房、左心耳、肺静脉、房间隔、右心房、右心耳、冠状静脉窦、上腔静脉和下腔静脉	食管中段四腔心（图 2-4、图 2-5）、食管中段两腔心（图 2-7）、经胃两腔心（图 2-18）、经胃右心室流入道、食管中段双房腔静脉（图 2-15）	**2D**：心房大小，心房内血栓和其他异物，心房气栓与排气，冠状静脉窦大小，指导冠状静脉窦逆行灌注管的放置和位置监测，上、下腔静脉大小和腔静脉管的放置与位置 **彩色多普勒**：房间隔缺损与卵圆孔未闭 **CW**：肺静脉血流速度
胸主动脉	食管上段主动脉弓长轴（图 2-22）、食管上段主动脉弓短轴（图 2-23）、食管中段主动脉瓣短轴（图 2-9）、食管中段主	**2D**：主动脉扩张（直径测定），动脉粥样硬化斑块，动脉壁钙化，动脉夹层，左、右冠状动脉开口和近端冠状动脉血管

部 位	平 面	评估项目
	动脉瓣长轴（图 2-11）、食管中段升主动脉短轴（图 2-13）、食管中段升主动脉长轴（图 2-14）、降主动脉短轴（图 2-24）、降主动脉长轴（图 2-25）	**彩色多普勒**：夹层动脉瘤破口与血流，左、右冠状动脉近端的血流

EF，射血分数；FAC，面积改变分数；FS，缩短分数。

参考文献

[1] Shanewise JS, Cheung AT, Aronson S, et al. ASE/SCA guideline for performing a comprehensive intraoperative multiplane transesophageal echocardiography examination: recommendations of the American Society of Echocardiography Council for intraoperative Echocardiography and the Society of Cardiovascular Anesthesiologist Task Force for Certification in Perioperative Transesopheal Echocardiography. Anesth Analg, 1999, 89: 870.

[2] Practice guideline for perioperative transesophageal echocardiography. A report by the American Society of Anesthesiologist and the Society of Cardiovascular Anesthesiologist Task Force on Transesophageal Echocardiography. Anesthesiology, 1996, 84: 986.

第三章

经食管超声心动图在术中的监测作用

赵晓琴

术中经食管超声心动图（TEE）除了具有诊断功能外，还是麻醉管理中的重要监测工具，弥补包括肺动脉导管（PAC，即 Swan Ganz 导管）等其他监测方法的不足[1]，帮助麻醉医师判断血流动力学不稳定的原因、预防并发症以及指导容量的补充和血管活性药的选择。随着麻醉医生对 TEE 的掌握，术中 Swan Ganz 导管的使用量明显减小[2]。TEE 在术中的诊断、监测功能归类在表 3-1 中。

表 3-1　TEE 的监测功能

评估血流动力学
　　前负荷
　　心室收缩功能
　　心室舒张功能
　　血流动力学的定量评估
　　瓣膜功能异常
　　其他：SAM 征，肿瘤堵塞瓣口
诊断心肌缺血与预测心肌存活
　　室壁节段运动异常
　　多巴酚丁胺预测试验
诊断各种栓子
　　心腔内气栓
　　动脉粥样硬化斑块

本章只讨论评估前负荷、心室收缩功能、心室舒张功能和血流动力学的定量评估方法。其他详见本书的相关章节。

第一节　评估前负荷

一、评估左心室前负荷的 TEE 平面

1. 经胃中段（乳头肌）短轴（TG mid SAX）平面：观察前负荷的最常用的 TEE 平面。
2. 食管中段四腔心（ME four chamber）和食管中段两腔心（ME two chamber）平面。

二、TEE 评估前负荷的方法

1. 肉眼观察心腔：通过肉眼动态观察上述平面的左心室充盈状态，快速评估前负荷，半定量为前负荷不足、前负荷适当和前负荷过多三种状态。

2. 左心室舒张末面积（LVEDA）：选择"trace"功能，测定经胃中段短轴平面舒张末期的左心室腔大小，超声软件系统自动得到左心室舒张末面积。LVEDA 受心脏大小的影响，心内膜边界也可能不清楚，因此，LVEDA 判断前负荷存在局限性，临床很少采用，可用于动态比较 LVEDA 的变化。

3. 评估左心室舒张末压（LVEDP）：通过主动脉瓣反流血流评估 LVEDP。

$$LVEDP（mmHg）=舒张期动脉压-4（舒张末 V_{AR}）^2$$

V_{AR} 指主动脉瓣反流速度。LVEDP 同时受到心室舒张功能的影响。

4. 评估左房压（LAP）：通过二尖瓣反流血流评估 LAP。

$$LAP（mmHg）=收缩期动脉压-4（峰值 V_{MR}）^2$$

V_{MR} 指二尖瓣反流血流速度。左房压同时受左心室功能的影响。左心室功能不全时，左房压增高。

第二节　评估左心室整体收缩功能

一、评估左心室收缩功能的 TEE 平面

1. 经胃中段（乳头肌）短轴（TG mid SAX）平面：快速肉眼评估左心室整体收缩功能的最常用平面。缺陷是不能观察左心室基底和靠心尖部位的收缩。

2. 食管中段四腔心（ME four chamber）平面：补充观察左心室基底和靠心尖部位的向心性收缩功能以及左心室长轴方向的运动（基底向心肌方向的收缩）。

3. 食管中段两腔心（ME two chamber）平面：补充观察左心室基底和靠心尖部位的向心性收缩功能以及左心室长轴方向的运动（基底向心肌方向的收缩）。

4. 食管中段长轴（ME LAX）平面：补充观察左心室基底和靠心尖部位的向心性收缩功能以及左心室长轴方向的运动（基底向心尖方向的收缩）。

5. 经胃长轴（TG LAX）或胃底长轴（deep TG LAX）平面：计算每搏量（SV）和心输出量（CO）。

二、TEE 评估左心室整体收缩功能

评估左心室整体收缩功能的 TEE 指标见表 3-2。

表 3-2 评估心室整体收缩功能的超声指标

指标	影响因素	正常值
心室射血期		
EF	前负荷、后负荷和异常局部室壁运动（M 型）；肉眼评估和容量法不受异常局部室壁运动影响	>50%
FS%	前负荷、后负荷和异常局部室壁运动	25%~45%
FAC%	前负荷、后负荷和异常局部室壁运动	50%~75%
SV	前负荷和后负荷	
CO	前负荷和后负荷	
等容收缩期		
dp/dt	略受前负荷影响	1610±290（mmHg/s）
组织多普勒		
S2	前负荷、后负荷和局部室壁运动	

EF，射血分数；FS，左心室缩短分数；FAC，左心室面积改变分数；SV，每搏量；CO，心输出量；dp/dt，收缩期左心室压力改变速度；S2，收缩期峰值血流速度。

具体测定方法如下：

1. 肉眼评估左心室射血分数（LVEF）：由于 TG mid SAX 平面左心室的面积改变率或称面积射血分数，即"（舒张期面积－收缩期面积）/舒张期面积"的计算值，与放射性同位素测定的射血分数（EF）值有很好的相关性[3]。因此，实时肉眼动态观察经胃中段短轴平面，结合观察食管中段四腔心、食管中段两腔心和食管中段长轴平面的左心室收缩期与舒张期的面积变化，能较准确地评估心室的 EF[4]。而通过不断实践具有经验的操作者能用此方法更准确地评估 EF，尤其存在局部室壁运动异常时，比 M 型超声测定计算的 EF 准确。肉眼评估 EF 具有快速、准确的优点，已广泛应用于术中。

2. 容量法测定、计算 LVEF

EF 是心室收缩期容量改变百分比，用公式表达为：

$$EF=[(EDV-ESV)/EDV]\times 100$$

EDV 为心室舒张末心腔容积，ESV 为心室收缩末心腔容积。

TEE 容量测定 LVEF 是选择食管中段四腔心平面，获取心内膜边界清楚的图像，标出左心室基底部的宽度和基底部到心尖的长度。超声机将左心室从基底部到心尖分为 20 个或以上的平面，获得每个平面的心腔直径（D），超声软件系统采用修正辛普森规则（Simpson's rule）[5]，自动计算出左心室容积。容量测定分别选择左心室舒张末期和收缩末期后，超声软件系统自动显示出 LVEF。存在局部室壁运动异常时，选用多个 TEE 平面测定左心室容积，排除局部室壁运动异常的影响。

3. M 型超声测定左心室收缩功能：在经胃中段短轴平面，用 M 型超声描记左心室前、

后壁运动，测定室壁厚度和收缩期与舒张期的心腔直径，超声机软件系统自动得出左心室缩短分数（fractional shortening，FS%）、EF 和每搏量（SV）(图 3-1)。

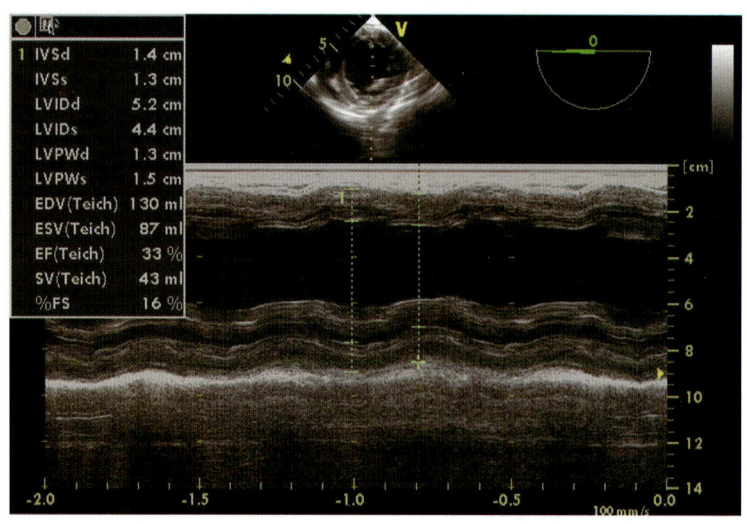

图 3-1 TG mid SAX 平面 M 型超声。描记左心室壁运动，测定室壁厚度和收缩期与舒张期的心腔直径，超声机软件系统自动得出射血分数（EF）、左心室缩短分数（fractional shortening，FS%）和每搏量（SV）。

FS% 是左心室收缩期心腔直径改变百分比，用公式表达为：

$$FS\% = [(LVED - LVES) / LVED] \times 100$$

LVED 为左心室舒张末心腔直径，LVES 为左心室收缩末心腔直径。FS% 的正常值为 25%~45%。

M 型超声测定 EF 简单、快速，但因单平面测定，存在局部室壁运动异常时，获取的 EF 不能准确反映左心室的整体功能。

4. 计算左心室面积改变分数（fractional area change，FAC）：在经胃中段短轴平面，分别得到舒张末期和收缩末期的 2D 图像，利用"trace"功能分别描记舒张末期和收缩末期的左心室腔大小，超声软件系统分别自动得到左心室舒张末和收缩末的面积，通过公式计算左心室面积改变分数（FAC%）：

$$FAC\% = [(LVEDA - LVESA) / LVEDA] \times 100$$

LVEDA 为左心室舒张末心腔面积，LVESA 为左心室收缩末心腔面积。FAC% 的正常值为 50%~75%。如果超声机具有自动边界监测系统，则可自动实时显示心室收缩期和舒张期的面积改变并计算出 FAC，得到的 FAC 与放射性核素测定的 EF 具有很好的相关性[6]。如果间隔壁和侧壁图像缺损，无完整的心内膜显像，不能获得 FAC。

5. 计算每搏量（SV）和心输出量（CO）：临床很少用超声测定 CO，常放置 PAC 管监测 CO 和计算 SV，但右心系统存在异物时，放置 PAC 管可能导致异物脱离引起栓塞。另外，机体各部位明显的温差影响 PAC 的热稀释法测定 CO 准确性[7]。此时，可使用超声测定计算 SV 和 CO。超声准确计算 SV 和 CO 的前提是没有瓣膜功能异常和心内分流，血流特点为平流。通常测定左心室流出道（LVOT）的直径和经 LVOT 的血流速度计算 SV。

在食管中段长轴平面测定 LVOT 直径（D）(图 3-2A)，D/2 得到 LVOT 的半径（r），计算 LVOT 面积：

$$LVOT\ 面积 = \pi r_{LVOT}^2$$

在经胃长轴或胃底长轴平面用脉冲多普勒（PW）测定经 LVOT 的前向血流，采样点最好在测定 LVOT 直径的平面。通过"trace"功能，描记血流频谱图，得到血流的速度-时间积分（VTI）（图 3-2B），计算 SV 公式如下：

$$SV = LVOT\ 面积 \times VTI_{LVOT}$$
$$= \pi r_{LVOT}^2 \times VTI_{LVOT}$$

根据心率（HR）计算心输出量：CO＝SV×HR。需注意，存在主动脉瓣狭窄（AS）和主动脉瓣反流（AR）时，测定 LVOT 的 VTI 计算会高估 SV。

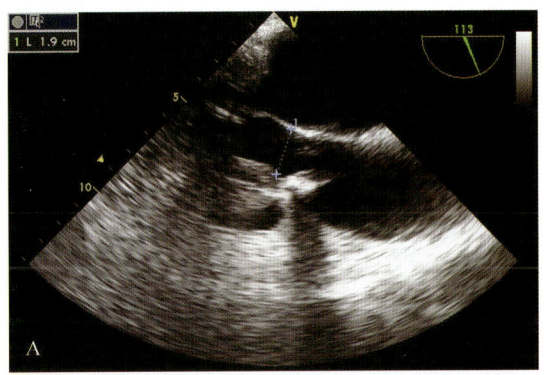

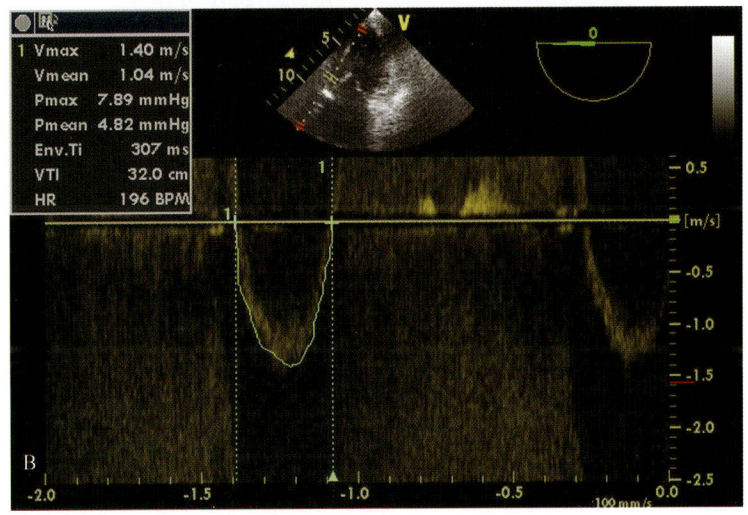

图 3-2 计算每搏量。 A. 在 ME LAX 平面测定 LVOT 直径（D）。B. deep TG LAX 平面用 PW 测定经 LVOT 的前向血流，通过"trace"功能描记血流频谱图，得到血流速度-时间积分（VTI）。SV＝3.14×$(1.9/2)^2$×32＝90.7ml。

6. 等容收缩期心室的压力改变率（dp/dt）： 心室的压力改变率即心室单位时间的压力改变程度。左室等容收缩期的 dp/dt，必须存在二尖瓣反流时才可获得。在食管中段四腔心平面，利用彩色多普勒显示二尖瓣的反流血流，用连续多普勒（CW）获得二尖瓣反流血流的频谱图，沿频谱图轮廓将取样点放在流速（V）为 1m/s 和 3m/s 的位置，测定从流速 1m/s 增加到流速 3m/s 的时间（dt）（图 3-3）。通过伯努利公式 $P = 4 \times V^2$，将血流速度转换为压力，流速为 1m/s 的压力为 4mmHg，流速为 3m/s 的压力为 36mmHg。dp/dt 的计算公式：

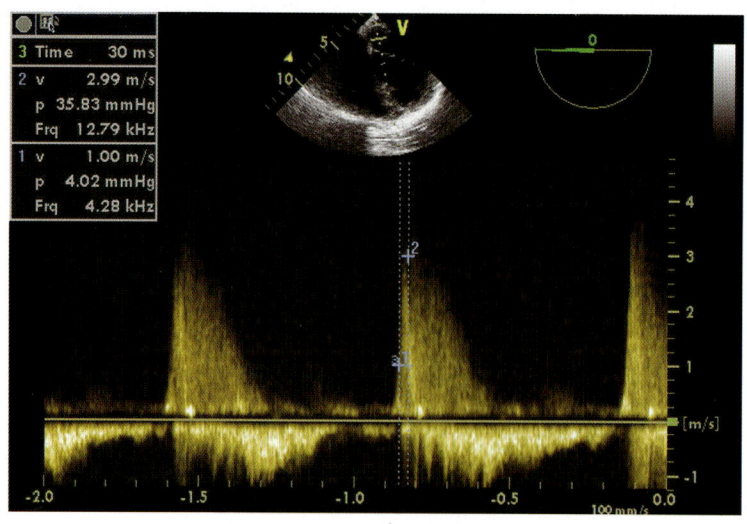

图 3-3　测定计算 dp/dt。ME four chamber 平面，二尖瓣反流血流的 CW 频谱，沿频谱图轮廓将取样点放在流速（V）为 1m/s 和 3m/s 的位置，测定流速 1m/s 增加到流速 3m/s 的时间（dt）（30ms）。计算 dp/dt＝32/30＝1066mmHg/s。

$$dp/dt = (36-4)/dt$$

正常心室收缩功能的 dp/dt＞1200mmHg/s 或 dt≤27msec；dp/dt≤1000mmHg/s 或 dt≥32msec 表明心室收缩功能受损。dp/dt 评估左室收缩功能的优点是不受心脏后负荷和节段室壁运动异常的影响，略受前负荷影响。

7. 组织多普勒

（1）组织运动速度：显示心肌组织在收缩期和舒张期的运动速度（图 3-4）。食管中段四腔心平面，取样点通常放在左室侧壁的二尖瓣环处，假如因心肌缺血导致左室侧壁运动减弱，可增加取样点在室间隔壁的二尖瓣环处。超声束应与心肌运动方向平行。心肌最大收缩速度（S2）＞5.4cm/s 预示 EF＞50％。对于 EF＜50％患者，通过公式 EF＝5.5×S2＋8 计算得到的 EF 值与容量法得到的 EF 有好的相关性[8]。

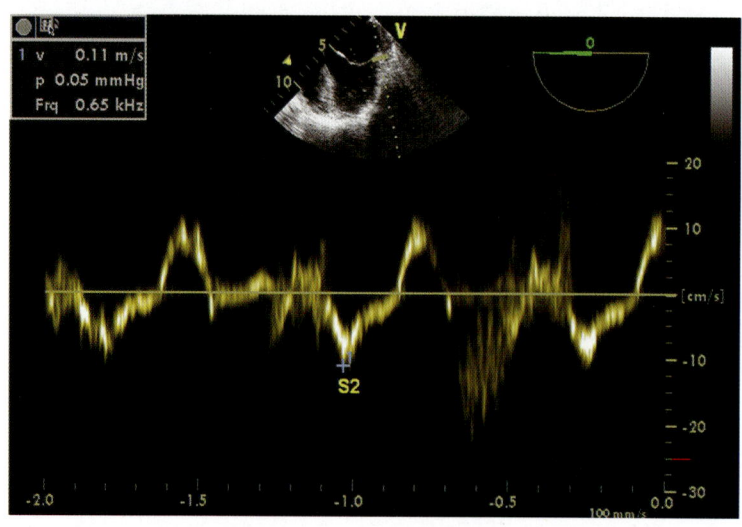

图 3-4　组织多普勒。S2，收缩期心肌组织的最大收缩速度。

（2）应变率（strain rate）：分别选择测定心肌组织不同两点（A 点和 B 点）的运动速度，并测定两点间的距离，计算心肌组织的应变率：

$$\text{strain rate} = (V_1 - V_2)/d$$

V_1 为 A 点心肌组织的运动速度，V_2 为 B 点心肌的运动速度，d 为 A、B 两点心肌组织间的距离。应变率只代表测定部位心肌组织的收缩能力。

第三节 评估右心室收缩功能

一、评估右心室收缩功能的平面

1. 食管中段四腔心（ME four chamber）平面：右心室显三角形，右心室长度为左心室长度的 2/3，右心室壁不参与心尖的构成。该平面可观察右心室游离壁的收缩，测定右心室心腔大小，CW 测定三尖瓣反流血流速度。

2. 食管中段右心室流入-流出道（ME RV inflow-outflow）平面：观察右心室流入道至流出道的室壁收缩功能，CW 测定三尖瓣反流血流速度。

3. 经胃基底短轴（TG basal SAX）平面：观察室间隔的运动。

4. 经胃右室流入道（TG RV inflow）平面：观察右室壁的运动。

二、TEE 评估右室收缩功能

1. 肉眼观察多个平面的右心室壁收缩功能。

2. 收缩期右心室 dp/dt：存在三尖瓣反流时，用 CW 获得三尖瓣反流血流频谱图，沿频谱图轮廓将取样点放在流速（V）为 1m/s 和 2m/s 的位置，测定从流速 1m/s 增加到流速 2m/s 的时间（dt）。通过伯努利公式 $P = 4 \times V^2$，将血流速度转换为压力，流速为 1m/s 的压力为 4mmHg，流速为 2m/s 的压力为 16mmHg。右心室 dp/dt 计算公式：

$$dp/dt = (16-4)/dt$$

正常右心室收缩功能的 dp/dt >1000mmHg/s。

3. 三尖瓣环朝向心尖的运动：在食管中段四腔心平面，利用 2D 图像，分别测定舒张期和收缩期三尖瓣环侧壁至心尖的距离，得到三尖瓣环收缩期的移动，表达右心室收缩功能。三尖瓣环收缩期正常移动距离为 20~25mm。

4. 右心室的 FCA：在食管中段四腔心平面，分别测定舒张期和收缩期右心室腔的面积，计算右心室 FCA，正常值 FCA>35%。由于右心室形态特殊，FCA 评估右心室收缩功能准确性不高，临床很少采用。

第四节 评估左心室舒张功能

左心室舒张期分为四个阶段：

1. 等容舒张期：心室开始舒张至二尖瓣开放前的时期。

2. 快速充盈期（舒张早期）：二尖瓣开放，左心房与左心室之间的明显压差使血流快速由左心房经二尖瓣进入左心室。正常舒张功能快速充盈期贡献左心室舒张末容量的80%～90%。

3. 缓慢充盈期（又称为舒张期）：左房压与左室压接近相等，使左心房经二尖瓣进入左心室的血流减慢、减少。

4. 心房收缩期（舒张晚期）：心房收缩，使心房血流经二尖瓣进入左心室。左心室舒张功能正常时，心房收缩对左心室舒张末容量的贡献<20%。左心室舒张功能受损时，左心房收缩对左心室舒张末容量的贡献增大，可贡献左心室舒张末容积的35%～40%甚至更高。

一、超声心动图评估左心室舒张功能

（一）TEE反映舒张功能的参数

TEE是术中明确左心室舒张功能的有效工具。判断左心室舒张功能的参数及获取平面与方法见表3-3。

表3-3 TEE测定左心室舒张功能的参数和获取平面与方法

参数	平面	方法
IVRT (ms)	经胃长轴或胃底长轴	CW
	食管中段四腔心	二尖瓣环侧壁的组织多普勒
二尖瓣前向血流	食管中段四腔心	
E/A		PW
DT (ms)		PW
Adur (ms)		PW
Vp		彩色M型
肺静脉血流	食管中段四腔心，食管中段双房腔静脉	
S/D		PW
PV$_{AR}$ (cm/s)		PW
PV$_{AR-dur}$ (ms)		PW
二尖瓣环	食管中段四腔心	
E′ (cm/s)		组织多普勒
E′/A′		组织多普勒

IVRT，等容舒张期；E/A，左心室舒张早期与舒张晚期的血流速度比值；DT，快速充盈期的减速时间；Adur，心房收缩时间；Vp，血流传播速度；S/D，心室收缩期与舒张期的肺静脉血流速度比值；PV$_{AR}$，心房收缩肺静脉的反向血流速度；PV$_{AR-dur}$，心房收缩期肺静脉的反向血流时间；E′，舒张早期二尖瓣环的峰值运动速度；E′/A′，左心室舒张早期与舒张晚期的二尖瓣环运动速度比值；PW，脉冲多普勒；CW，连续多普勒。

（二）TEE测定舒张功能的具体方法

1. 等容舒张期（IVRT）：采用连续多普勒获取完整的包括心脏收缩期和舒张期的血流图谱或组织多普勒获取心室的心肌组织运动图谱，测定从主动脉关闭至二尖瓣开放的时间，即等容舒张时间（图3-5）。

2. 二尖瓣前向血流的脉冲多普勒：用彩色多普勒观察二尖瓣前向血流的方向，采用

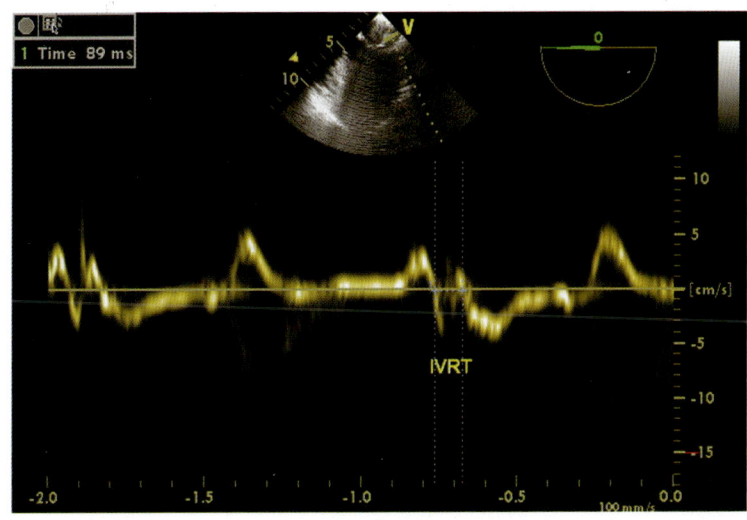

图 3-5　食管中段四腔心平面组织多普勒图，测定等容舒张时间（IVRT）。

PW，取样点选在二尖瓣叶的瓣尖，超声束与血流方向平行，获取二尖瓣前向血流的多普勒频谱图，得到快速充盈期的 E 波和心房收缩期的 A 波（图 3-6）。机械通气时，在呼气末获取二尖瓣前向血流的多普勒频谱图。测定 E 波和 A 波的血流速度，超声软件系统同时自动显示 E/A 的比值，测定快速充盈期的减速时间（DT）（图 3-6）和心房收缩期时间（Adur）。

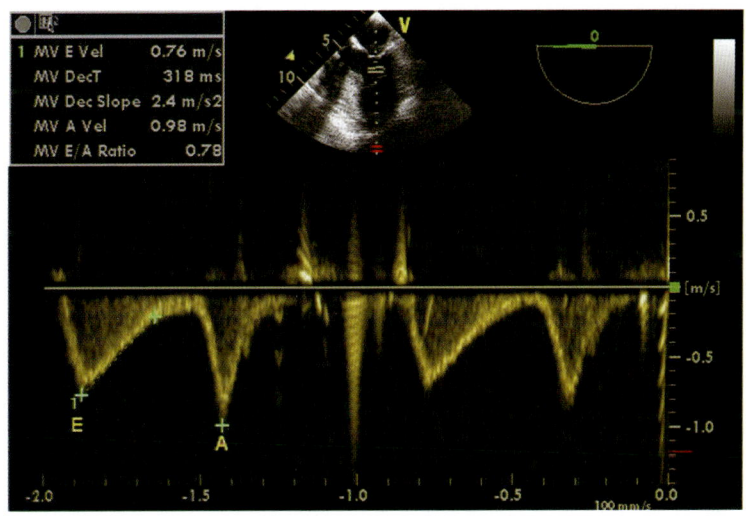

图 3-6　二尖瓣前向血流脉冲多普勒频谱图。测定快速充盈期的血流（E）速度、心房收缩期的血流（A）速度和快速充盈期的减速时间（MV DecT），系统自动显示 E/A 值。

3. 肺静脉血流的脉冲多普勒：在食管中段四腔心平面，将探头稍微外撤并左转，观察到左上肺静脉，或在食管中段两房腔静脉平面，观察到左上肺静脉，用彩色多普勒观察肺静脉血流，采用 PW 在离肺静脉口 1~2cm 处的肺静脉内获取肺静脉血流的频谱图（图 3-7），通常显示心室收缩期两个血流 S1 和 S2、舒张期血流（D）和心房收缩期反向血流（A）。测定收缩期血流（S）速度、舒张期血流（D）速度、反向血流（A）速度和心房收缩期反向血流时间（PV$_{AR\text{-}dur}$）。机械通气时，选择呼气末或暂停呼吸时测定肺静脉血流多普勒频谱图。

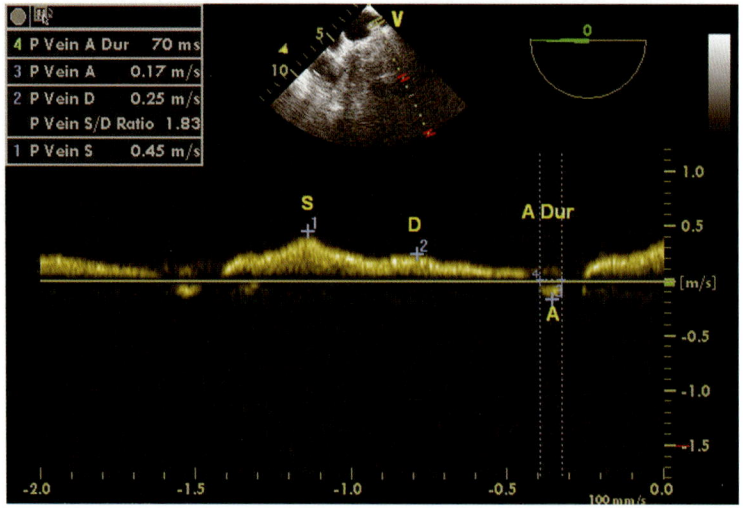

图3-7　在食管中段两房腔静脉平面获取肺静脉血流的脉冲多普勒频谱图。获得S和D值后，系统自动显示S/D值。S，收缩期血流；D，舒张期血流；A，心房收缩期反向血流；A Dur，心房收缩期时间（即PV$_{AR\text{-}dur}$）。

4. 二尖瓣前向血流的彩色M型多普勒：利用彩色多普勒测定二尖瓣前向血流，获取从二尖瓣环向心尖方向尽量远的整个二尖瓣前向彩色血流，同时采用M型超声（尽量与血流方向平行），取样通过血流中心，获取彩色M型多普勒图谱，测定从二尖瓣环到心室4cm处的舒张早期血流斜率，即为血流传播速度（Vp）（图3-8）。

5. 二尖瓣环的组织多普勒：采用组织多普勒（TDI），将取样点放在二尖瓣环侧壁，记录心肌运动的脉冲多普勒信号，显示心肌舒张期和收缩期的脉冲多普勒频谱图，测定舒张早期心

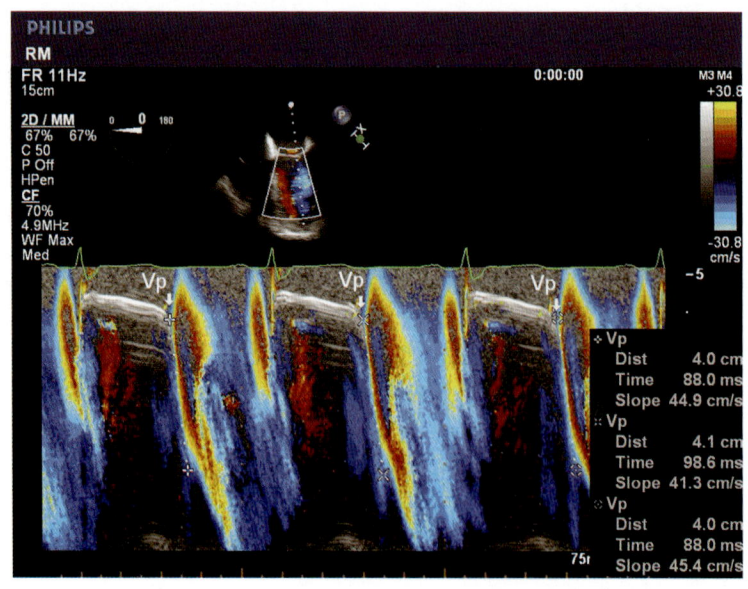

图3-8　二尖瓣前向血流的彩色M型图像。测定血流传播速度（Vp）。

肌运动速度（E′）、舒张晚期心肌运动速度（A′），计算 E′/A′比值（图 3-9）。取样点若放在二尖瓣环间隔壁，测定的心肌组织运动速度受心脏负荷的影响比二尖瓣环其他部位更明显。

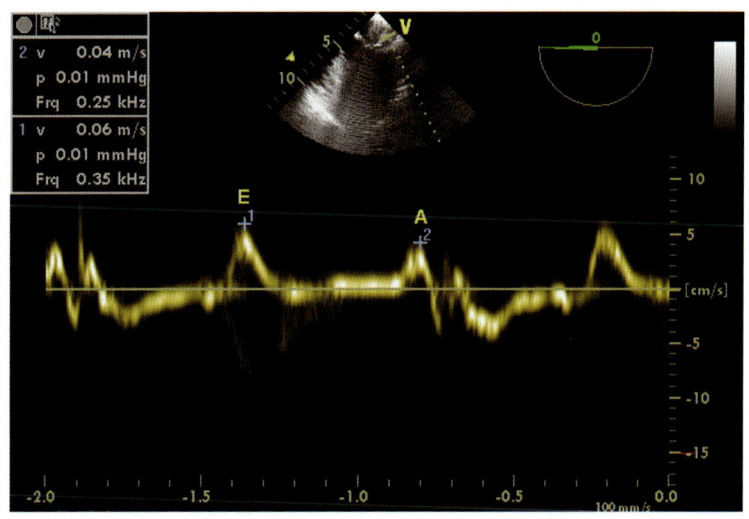

图 3-9 二尖瓣环侧壁的组织多普勒图。测定 E 和 A 的速度，系统自动显示 E/A 值。E，舒张早期的心肌运动速度（E′）；A，舒张晚期的心肌运动速度（A′）。

二、评估左心室舒张功能的超声指标正常值

评估左心室舒张功能的各项超声指标均受年龄的影响，各年龄段的正常值见表 3-4。

表 3-4 评估左心室舒张功能的超声指标正常值

指 标	≤20 岁	21～40 岁	41～60 岁	>60 岁
IVRT（cm）	50±9	67±8	74±7	87±7
二尖瓣血流脉冲多普勒				
E（cm/s）	88±14	75±13	71±13	71±11
E/A	1.88±0.45	1.53±0.40	1.28±0.25	0.96±0.18
DT（ms）	142±19	166±14	181±19	200±29
Adur（ms）	113±17	127±13	133±13	138～19
肺静脉血流脉冲多普勒				
S/D	0.82±0.18	0.98±0.32	1.21±0.20	1.39±0.47
PV$_{AR}$（cm/s）	16±10	21±18	23±3	25±9
PV$_{AR-dur}$（ms）	66±39	96±33	112±15	113±30

IVRT，等容舒张期；E，舒张早期峰值血流速度；E/A，左室舒张早期与舒张晚期的血流速度比值；DT，快速充盈期的减速时间；Adur，心房收缩期时间；S/D，心室收缩期与舒张期的肺静脉血流速度比值；PV$_{AR}$，心房收缩期肺静脉的反向血流速度；PV$_{AR-dur}$，心房收缩期肺静脉的反向血流时间。

资料源于：Oh JK，Appleton CP，Hatle LK，et al. The noninvasive assessment of left ventricular diastolic function with two-dimensional and Doppler echocardiography. J Am Soc Echocardiogr，1997，10：246.

年轻人 Vp 的正常值＞55cm/s，随年龄增长，Vp 减小，成年人正常值＞45%。舒张功能受损时 Vp＜45cm/s。

年轻人 E′的正常值为 12.5cm/s，随年龄增长，E′减小，老年人 E′为 8.5cm/s。

三、左心室舒张功能异常的分类与超声诊断指标

TEE 评估左心室舒张功能将其分为四种情况：舒张功能正常、舒张功能减弱、舒张功能假性正常和限制性舒张功能损害（图 3-10）。各种舒张功能状态的 TEE 诊断标准见表 3-5。

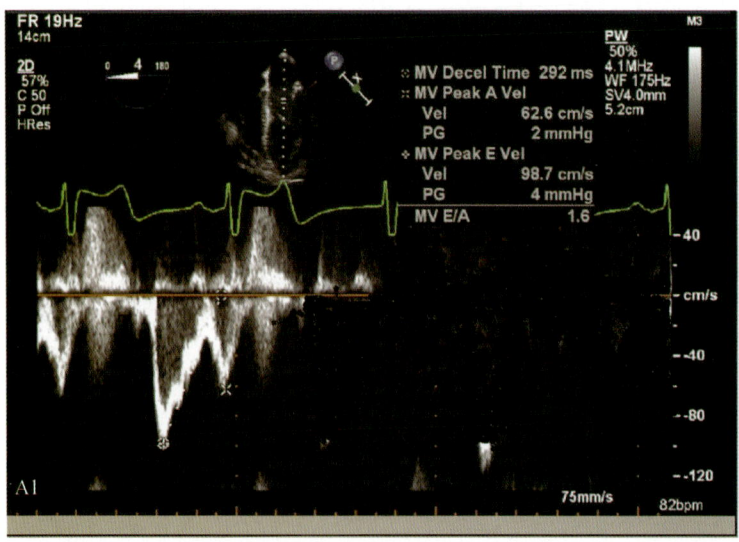

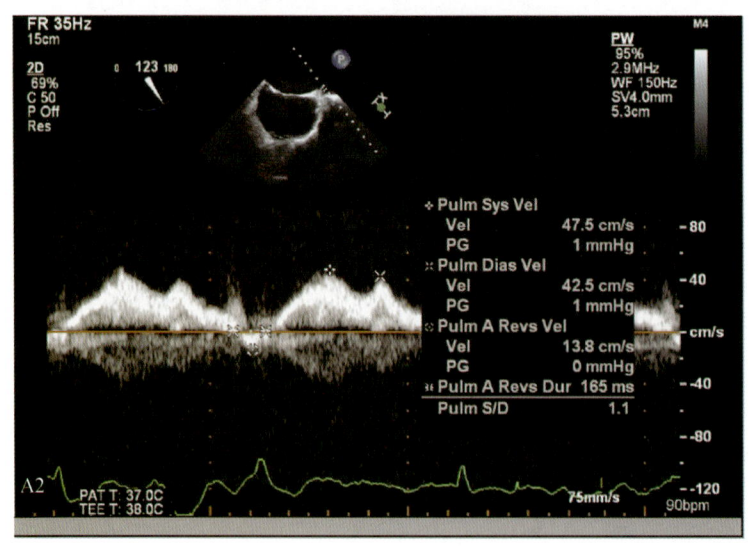

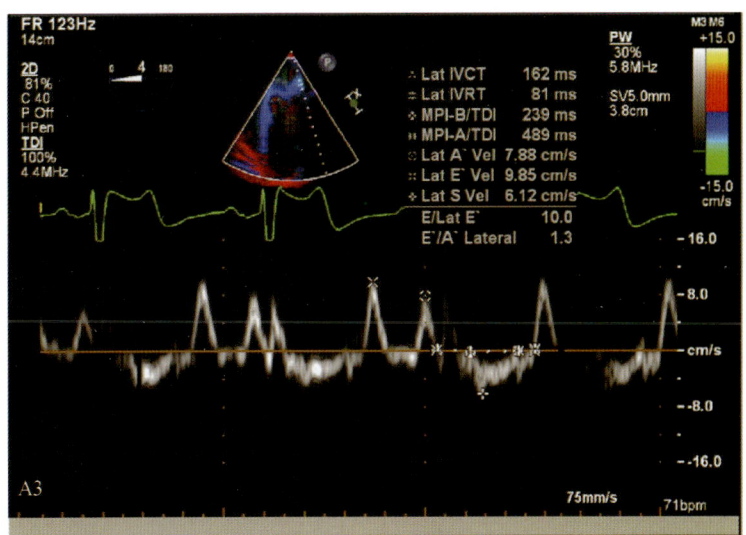

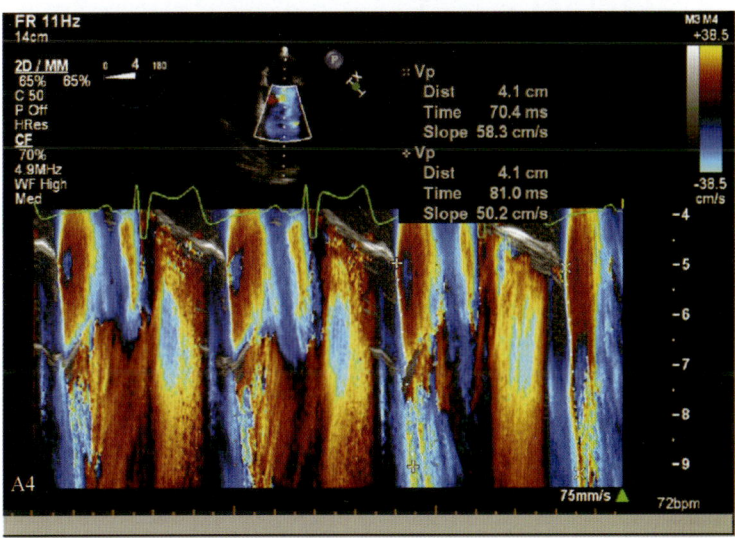

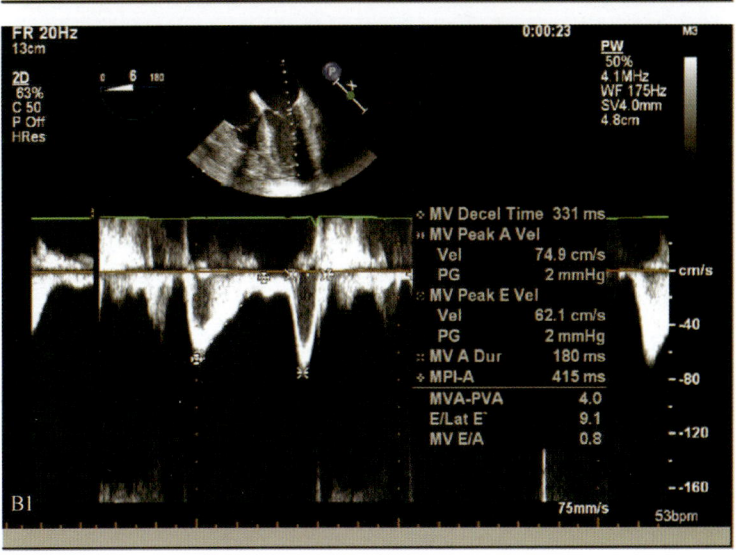

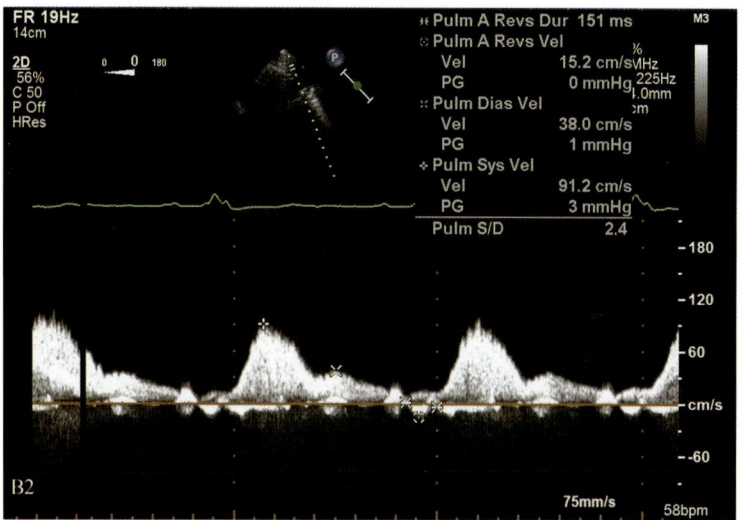

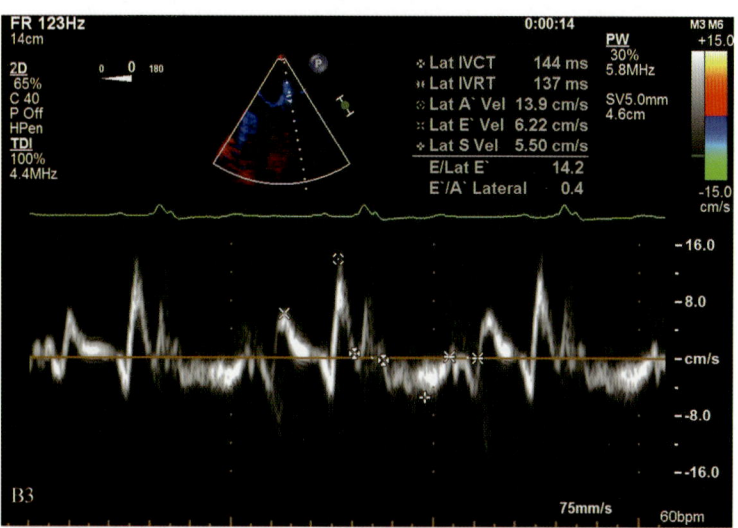

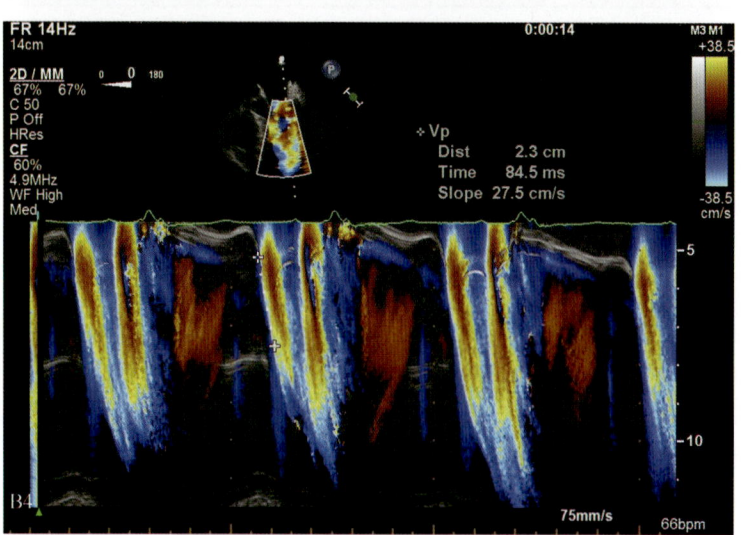

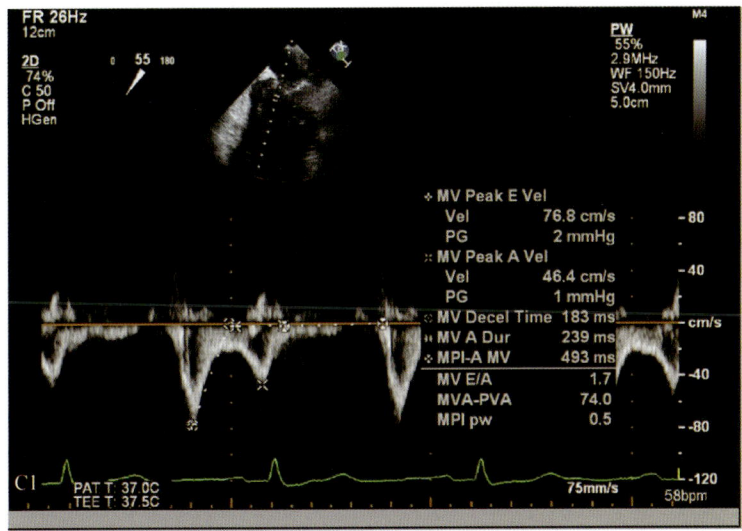

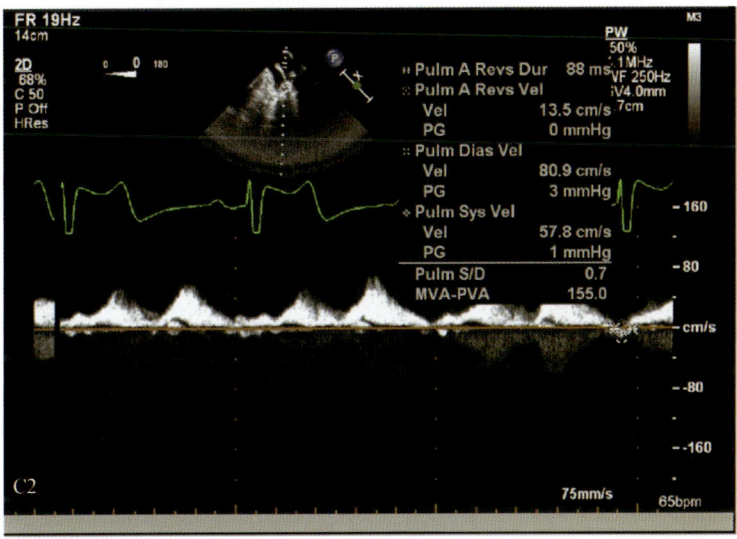

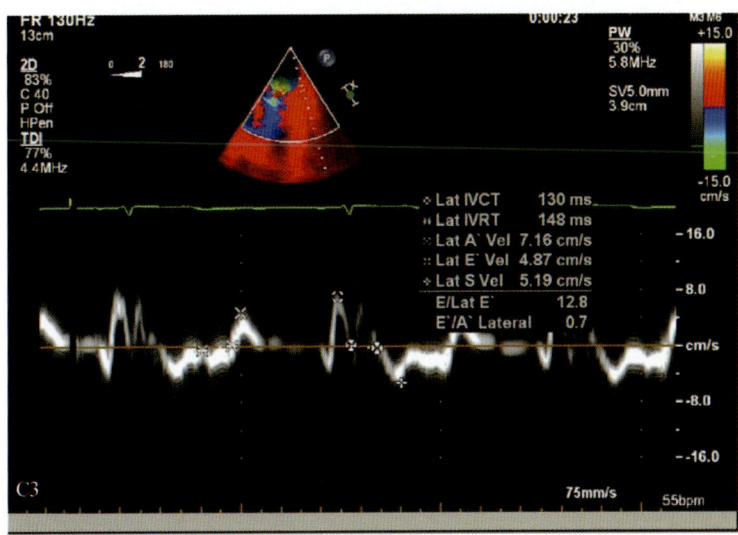

术中经食管超声心动图的应用

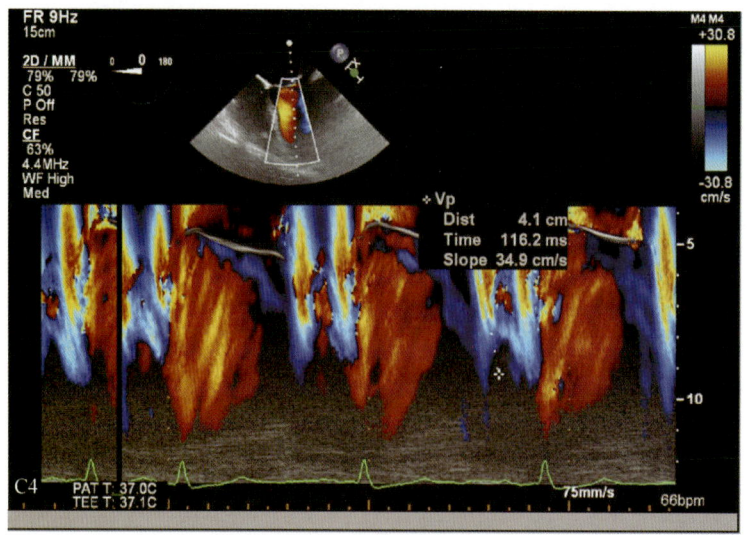

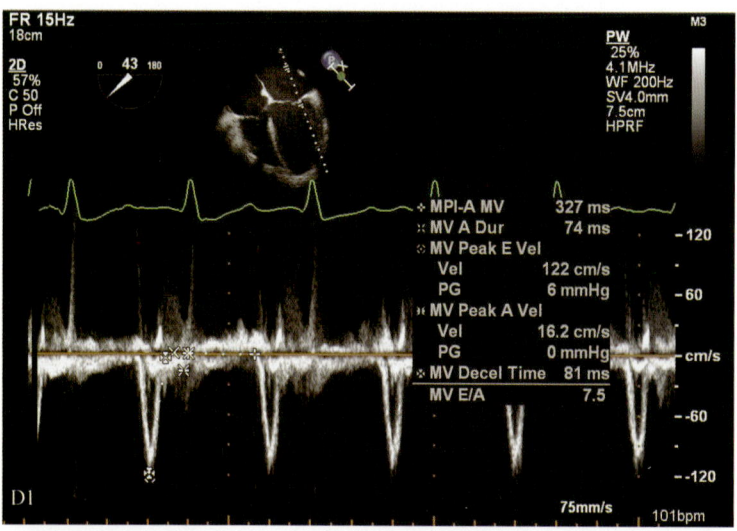

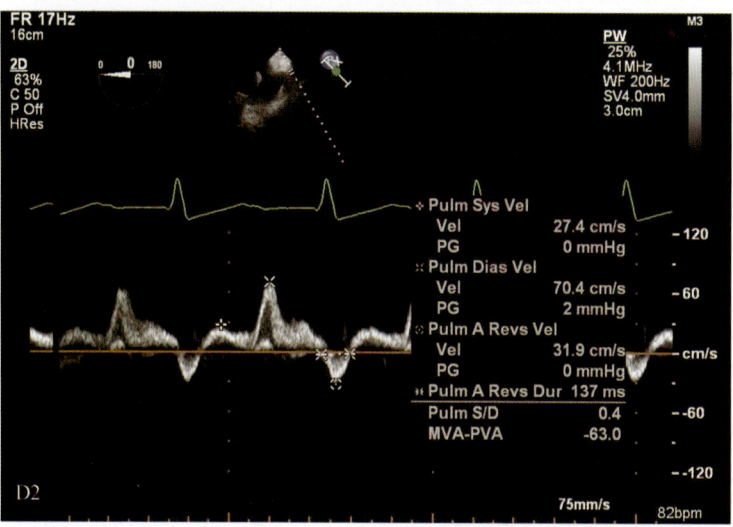

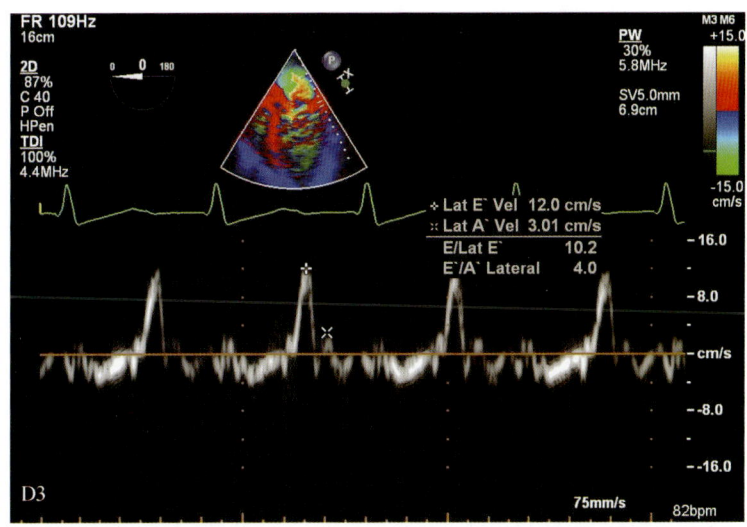

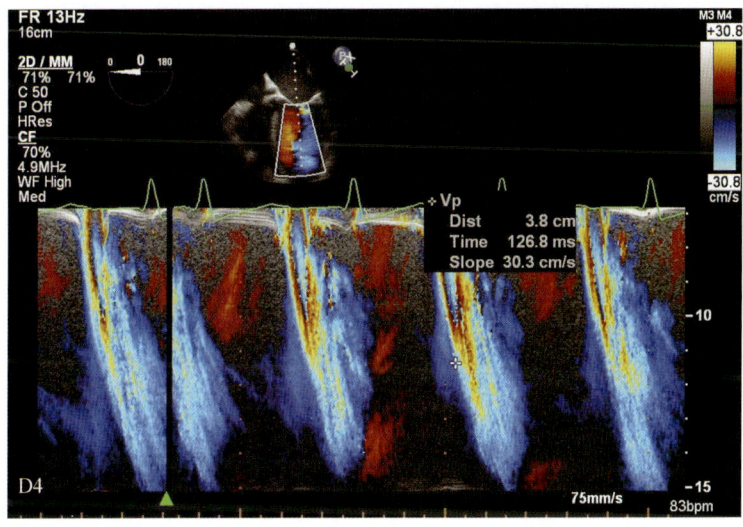

图 3-10 不同舒张功能的 TEE 图。A1. 正常舒张功能的二尖瓣前向血流图。A2. 正常舒张功能的肺静脉血流图。A3. 正常舒张功能的二尖瓣环组织多普勒图。A4. 正常舒张功能的二尖瓣前向血流彩色 M 型多普勒图。B1. 舒张功能减弱的二尖瓣前向血流图。B2. 舒张功能减弱的肺静脉血流图。B3. 舒张功能减弱的二尖瓣环组织多普勒图。B4. 舒张功能减弱的二尖瓣前向血流彩色 M 型多普勒图。C1. 舒张功能假性正常的二尖瓣前向血流图。C2. 舒张功能假性正常的肺静脉血流图。C3. 舒张功能假性正常的二尖瓣环组织多普勒图。C4. 舒张功能假性正常的二尖瓣前向血流彩色 M 型多普勒图。D1. 限制性舒张功能损害的二尖瓣前向血流图。D2. 限制性舒张功能损害的肺静脉血流图。D3. 限制性舒张功能损害的二尖瓣环组织多普勒图。D4. 限制性舒张功能损害的二尖瓣前向血流彩色 M 型多普勒图。

IVRT 缩短（＜60ms）说明二尖瓣提前开放，见于左房压增高时；IVTR 延长（＞100ms）见于左心室舒张功能受损。当舒张功能严重受损使 IVRT 过度延长时，明显缩短左心室充盈时间，导致 E 波与 A 波重叠（图 3-11）。

DT 缩短（＜150ms）见于左心室顺应性降低时，DT 延长（＞220ms）见于左心室舒张功能减弱。

表 3-5 各种舒张功能状态的 TEE 诊断

TEE 指标	正常舒张功能	舒张功能减弱	舒张功能假性正常	限制性舒张功能损害
IVRT (ms)	60~100	>100	>100	<60
MF-PW				
E/A	1~2	<1	>1	>2
DT (ms)	150~220	>220	<220	<150
PVF-PW				
S/D	<1	>1	<1	<1
	≥1 (>50 岁时)			
PV_{AR} (cm/s)	<35	<35	>35	>35
		>35*		
MF-彩色 M 型				
Vp (cm/s)	>45	<45	<45	<45
二尖瓣环组织				
E′ (cm/s)	>8	<8	<8	<8
E′/A′	>1	<1	<1	<1
E/E′	<10	<10	>10	>10
		>10*		

* 左室充盈压增高时。

MF-PW,二尖瓣前向血流脉冲多普勒频谱;IVRT,等容舒张期;E/A,左心室舒张早期与舒张晚期的血流速度比值;DT,快速充盈期的减速时间;PVF-PW,肺静脉血流脉冲多普勒频谱;S/D,心室收缩期与舒张期的肺静脉血流速度比值;PV_{AR},心房收缩期肺静脉的反向血流速度;MF-彩色 M 型,二尖瓣血流的彩色 M 型多普勒;Vp,血流传播速度;E′,舒张早期二尖瓣环的峰值运动速度;E′/A′,左心室舒张早期与舒张晚期的二尖瓣环运动速度比值;E/E′,舒张早期二尖瓣前向峰值血流速度与舒张早期二尖瓣环的峰值运动速度的比值。

二尖瓣前向血流脉冲多普勒频谱评估左心室舒张功能的参数受到心脏前负荷和后负荷、心率过快或心房颤动(简称"房颤")、瓣膜病变(二尖瓣狭窄、主动脉瓣反流)和心房收缩功能的影响。正常心脏功能,前负荷减少或后负荷增加时,E 波速度减小、DT 延长;前负荷增加时,E 波速度增大、IVRT 和 DT 缩短。心率增快使 IVRT 缩短,A 波速度增快,E/A 减小;心率过快使 E 波与 A 波重叠;房颤时 A 波消失。二尖瓣严重狭窄时,E 波与 A 波融合,DT 延长;严重主动脉反流时,DT 缩短,A 波速度减小,E/A 增大。左心房收缩功能受损时,A 波速度减小。

肺静脉血流频谱图受到年龄、呼吸、心率、心脏负荷和舒张功能多种因素的影响。

Vp 受年龄影响,但不受心率影响,前负荷对其影响小。Vp 可鉴别假性正常(Vp<45cm/s)与正常舒张功能(Vp>45cm/s),鉴别心包炎致心脏受压(Vp>100cm/s)与限制型心肌病(Vp<45cm/s)。

组织多普勒的 E′受年龄影响,但前负荷对其影响较小,可鉴别假性正常(E′<8cm/s)与正常舒张功能(E′>8cm/s),鉴别心包炎致心脏受压(E′>8cm/s)与限制型心肌病(E′<8cm/s)。

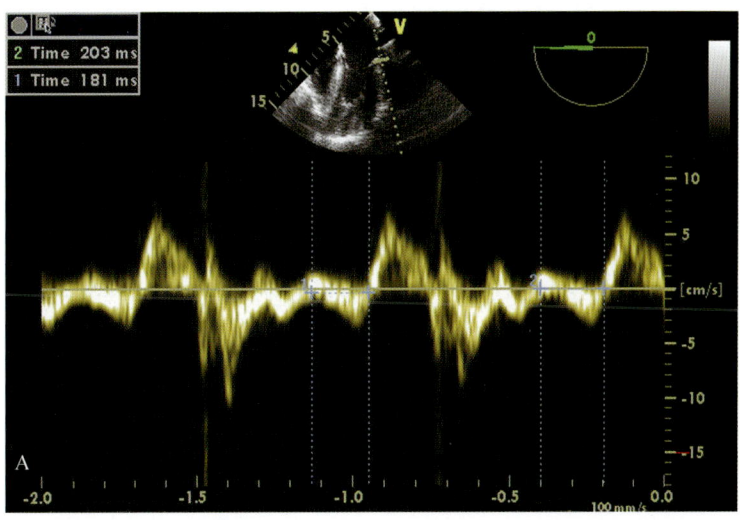

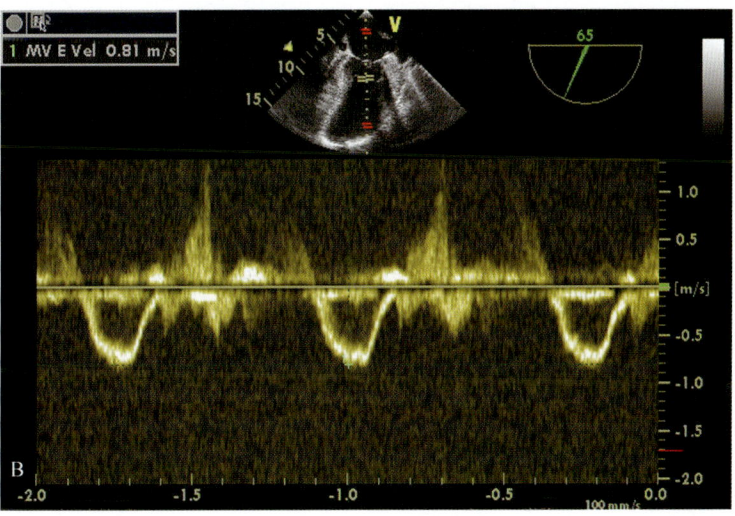

图3-11 IRVT过长，导致E波与A波融合。A. 组织多普勒测定IVRT。B. 二尖瓣前向血流的PW显示E波和A波融合。

四、超声指标与心内压力的关系

1. 左房压（LAP）与超声指标的关系

LAP（mmHg）＝动脉收缩压－4×（二尖瓣最大反流血流速度）^{2}

据报道[9]，E/A≥2 和 DT＜180ms，预示平均 LAP＞18mmHg。

2. 左心室舒张末压（LVEDP）与超声指标的关系

LVEDP（mmHg）＝动脉舒张压－（主动脉瓣舒张末的反流血流速度）^{2}

在心脏收缩功能受损的患者，测定比较心房收缩期时间（Adur）与心房收缩期肺静脉血流占用时间（PV_{AR-dur}），如果 PV_{AR-dur}＞Adur，通常预示 LVEDP＞20mmHg[10]。

3. 肺毛细血管楔压（PCWP）与超声指标的关系

根据二尖瓣前向血流的舒张早期流速（E）与M型彩色多普勒测定的血流传播速度

（Vp）计算 PCWP：

$$PCWP (mmHg) = 5.27 \times (E/Vp) + 4.6$$

E/Vp>1.4 表明 PCWP>15mmHg[11]。

根据二尖瓣前向血流的舒张早期流速（E）与组织多普勒测定的舒张早期心肌流速（E'）计算 PCWP：

$$PCWP (mmHg) = 1.55 + 1.47 (E/E')$$

E/E'>11 表明 PCWP>15mmHg[12]。

五、左心室舒张功能与术中麻醉管理

术中 TEE 能将左心室舒张功能损害细分为不同类型，将有助于麻醉医生对血流动力学的管理。IVRT 过长引起左心室舒张期血流充盈时间明显缩短（E 波与 A 波融合）导致的低血压，给予 β 受体阻滞剂减慢心率，血压得到回升。如果给予增快心率的正性肌力药将加重舒张功能的损害，导致血压进一步降低。舒张功能减弱型的患者，给予正性肌力药能同时改善左心室的收缩和舒张功能。假性正常型患者，给予容量负荷后，将转变为舒张功能减弱型，而给予硝酸甘油后，能从舒张功能减弱型转为假性正常。限制性舒张功能损害应注意容量负荷不能过度。

舒张功能不全患者，术中房颤、心动过速、心肌缺血和低血压将加重舒张功能损害，出现血流动力学紊乱、室性心律失常、心肌缺血和肺淤血，严重者出现急性肺水肿。术中对房颤应进行纠正，不能转为窦性者应控制心室率；预防和治疗心动过速低血压；避免心肌缺血。

第五节 评估右心室舒张功能

一、超声心动图评估右心室舒张功能

具体评估方法包括：

1. 三尖瓣前向血流的脉冲多普勒：在食管中段四腔心或食管中段右室流入-流出道平面，用彩色多普勒观察三尖瓣前向血流的方向。采用 PW，取样点选在三尖瓣叶的瓣尖，超声束与血流方向平行，获取三尖瓣前向血流的多普勒频谱图，得到与二尖瓣前向血流相似的快速充盈期的 E 波和心房收缩期的 A 波。测定 E 波和 A 波的血流速度，超声软件系统同时自动显示 E/A 的比值，测定快速充盈期的减速时间（DT）（图 3-12）。

年龄、心率、心脏负荷和呼吸均会影响三尖瓣前向血流频谱图。机械通气时，在呼气末获取三尖瓣前向血流的多普勒频谱图。

2. 肝静脉血流的脉冲多普勒：在食管中段两房腔静脉平面，探头右转将下腔静脉显示在视频中央，探头进一步略往深放显示肝静脉，用脉冲多普勒将取样点放置在肝静脉内，获得由四个波形组成的肝静脉血流脉冲多普勒图谱：S 波，右心室收缩期肝静脉回流血流波；V 波，心室收缩末期小的肝静脉逆行血流波，受右心房和右心室顺应性的影响；D 波，右心室舒张期肝静脉回流血流波；A 波，心房收缩期另一个小的肝静脉逆行血流波。心率过快

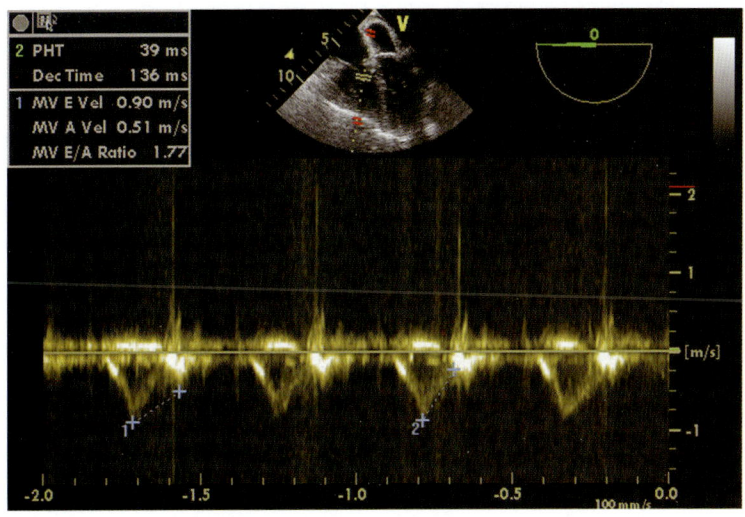

图3-12 三尖瓣前向血流的脉冲多普勒图。测定 E、A 和 DT。

时，V 波可消失（图3-13）。

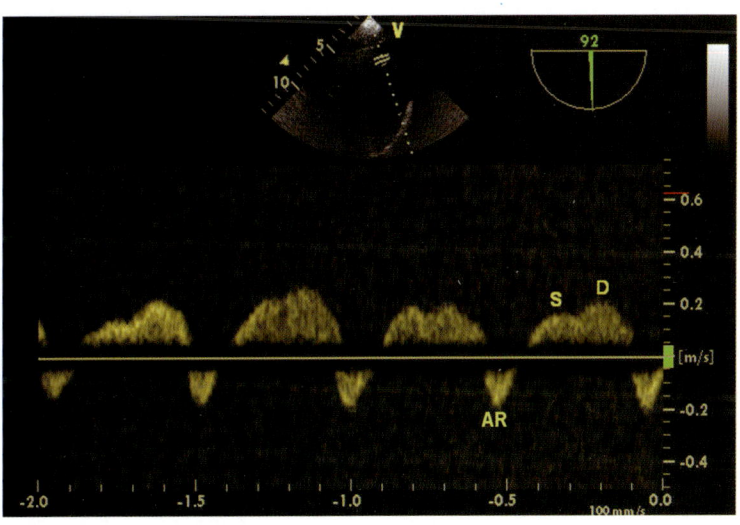

图3-13 三尖瓣反流时的肝静脉血流脉冲多普勒图。AR，心房收缩肝静脉内的逆向血流；S，心室收缩期肝静脉的回流血流；D，心室舒张期肝静脉的回流血流。因心率过快，在 S 波与 D 波之间未见 V 波，而三尖瓣反流导致 S 波小于 D 波。

二、评估右心室舒张功能的超声指标正常值

右心室舒张功能随年龄而变化（表3-6）。

表 3-6　评估右心室舒张功能的超声指标正常值

指　　标	<50 岁	>50 岁
三尖瓣前向血流脉冲多普勒		
E（cm/s）	51±7	41±8
E/A	2.0±0.5	1.3±0.4
DT（ms）	188±22	198±23
A（cm/s）	27±8	33±8
肝静脉血流脉冲多普勒		
S 波（收缩期血流）		
V（cm/s）	38±11	41±15
VTI（cm）	7.2±2.3	7.9±3.0
D 波（舒张期血流）		
V（cm/s）	23±8	24±10
VTI（cm）	3.6±1.6	4.0±2.0
A 波（心房收缩）		
V（cm/s）	15±6	17±5
VTI（cm）	1.6±0.6	1.6±0.6
V 波（心室收缩末期）		
V（cm/s）	16±7	15±7
VTI（cm）	1.7±1.0	1.4±0.8

DT，快速充盈期的减速时间；V，血流速度；VTI，血流速度-时间积分。

资料源于：Klein AL, Leung DY, Murray RD, et al. Effects of age and physiologic variables on right ventricular filling dynamics in normal subjects. Am J Cardiol, 1999, 84：440.

三、下腔静脉直径与右心房压力的关系

吸气时，腔静脉的血流快速回流入右心房，腔静脉直径缩小。TEE 监测下腔静脉直径和吸气时的直径变化，能够评估右心房压力（表 3-7）。

表 3-7　下腔静脉直径与右心房压力的关系

下腔静脉直径（cm）	吸气时下腔静脉直径缩小百分比（%）	右心房压力（mmHg）
<1.5	≥50	0～5
1.5～2.5	≥50	5～10
1.5～2.5	<50	10～15
>2.5	<50	15～20
扩大，伴肝静脉扩大	无变化	>20

第六节 心肌作功指数

心肌作功指数（myocardial performance index，MPI；又名 Tei index）是一项多普勒派生参数，是指等容收缩时间与等容舒张时间之和除以射血时间。因此，心肌作功指数同时反映心室的整体收缩功能和舒张功能。

TEE 测定 MPI 的多普勒方法有两种：①脉冲多普勒；②组织多普勒。

脉冲多普勒测定 MPI：在食管中段四腔心平面，用脉冲多普勒（PW）获取舒张期二尖瓣的前向血流，测定一个心动周期的舒张末到下一个心动周期舒张开始的时间（图 3-14A），这个时间是等容收时间、射血时间和等容舒张时间的总和（MPI-A）（图 3-14B）。在经胃长轴或胃底长轴平面，用 PW 获取收缩期左心室流出道（LVOT）或主动脉内的前向血流，测定射血时间（MPI-B）（图 3-14C，图 3-14D），MPI-A 减去 MPI-B 得到等容收缩时间与等容

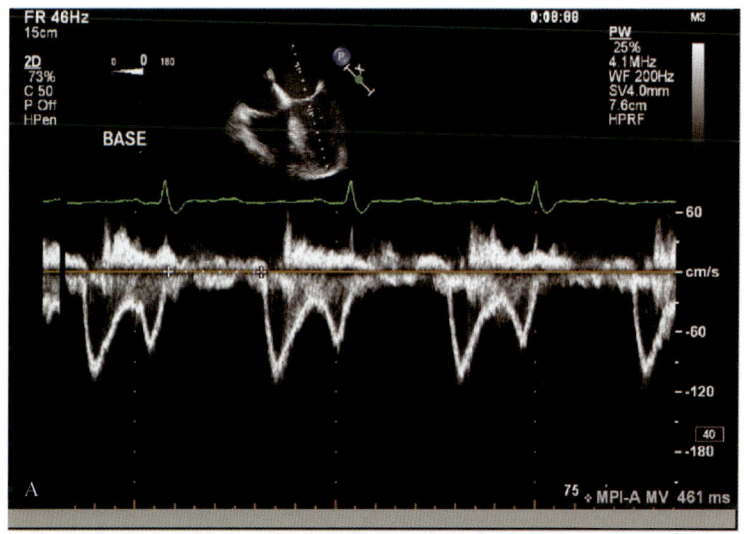

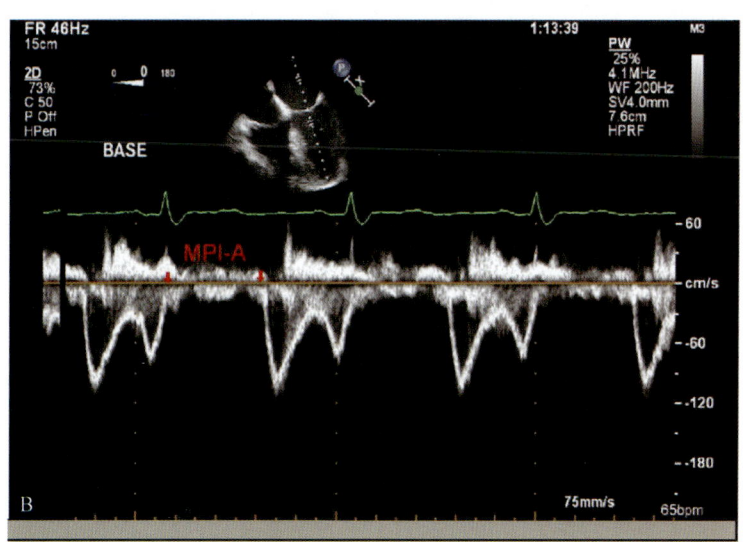

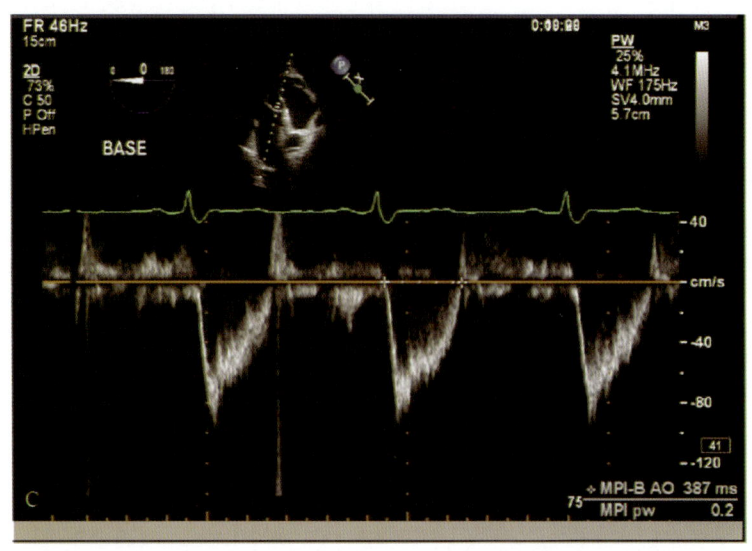

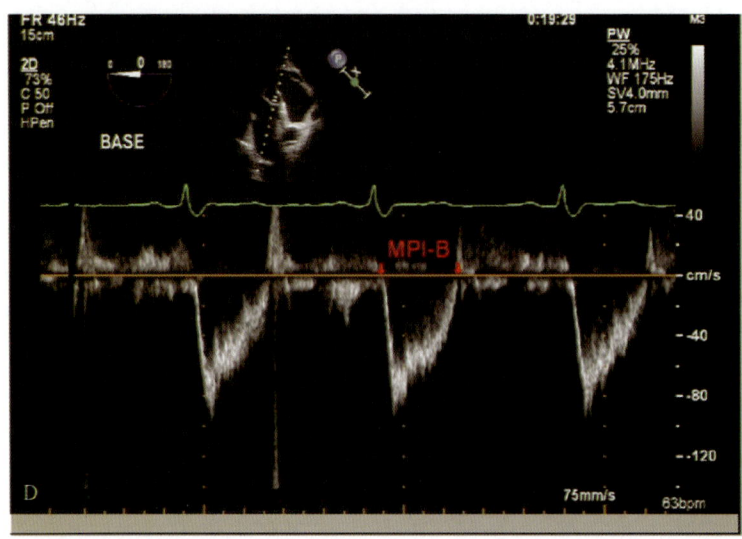

图 3-14 脉冲多普勒测定心肌作功指数（MPI）。A. 食管中段四腔心平面获取二尖瓣舒张期前向血流，测定 MPI-A。B. MPI-A 的测定范围标示图。C. 经胃长轴平面获取左心室流出道收缩期前向血流，测定 MPI-B，在获取 MPI-A 和 MPI-B 后，自动显示脉冲多普勒测定的 MPI 值（图像右下角，MPI pw 为 0.2）。D. MPI-B 的测定范围标示图。

舒张时间的和，再除以 MPI-B，得到 MPI 值。有的超声机配备了软件系统，当分别获得 MPI-A 和 MPI-B 后，自动显示出 MPI 值（图 3-14C）。

组织多普勒测定 MPI：通常在食管中段四腔心平面获取二尖瓣环侧壁的组织多普勒，同时显示出等容收缩期、射血期和等容舒张期（图 3-15A，图 3-15B）。测定 MPI-A 包含了等容收缩时间、射血时间和等容舒张时间（图 3-15C），组织多普勒在同一图像获得 MPI-A 和 MPI-B，超声机的软件系统自动显示 MPI 值（图 3-15D）。

术中采用 MPI 值与测定心室整体收缩功能指标（EF 和 FAC）有很好的相关性，与舒张功能及分级指标的相关性良好[13]。

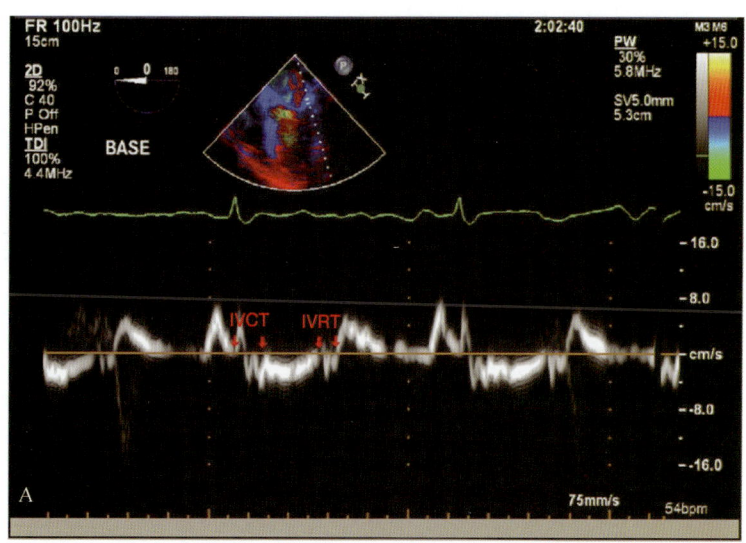

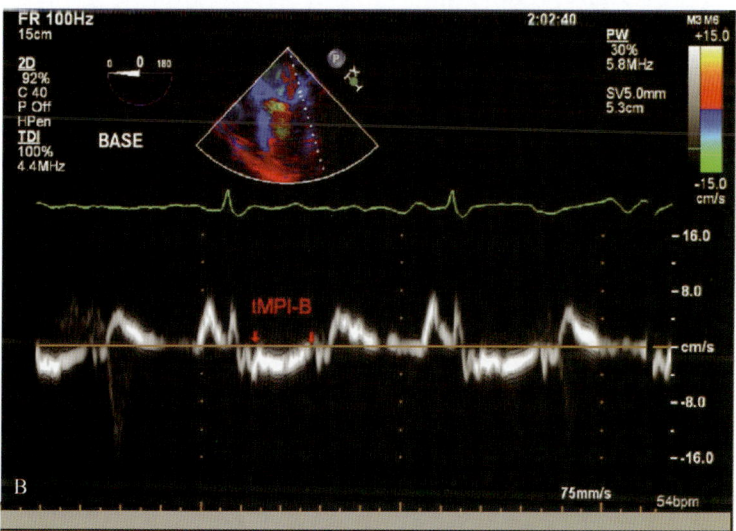

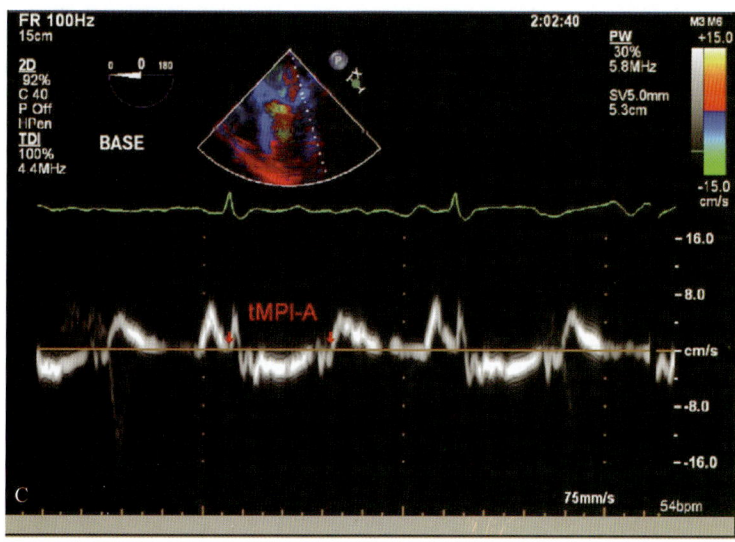

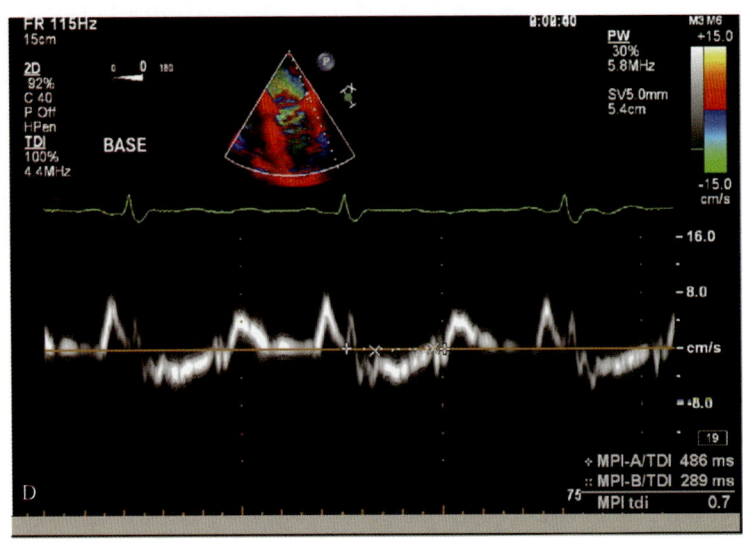

图 3-15 组织多普勒测定心肌作功指数（MPI）。A. 组织多普勒图像中的等容收缩时间（IVCT）和等容舒张时间（IVRT）示意图。B. 组织多普勒图像中的射血时间（MPI-B）示意图。C. 组织多普勒图像中 MPI-A 测定范围示意图。D. 同一图像中测定 MPI-A 和 MPI-B 后，同时自动显示组织多普勒测定的 MPI 值（图像右下角，MPI tdi 为 0.7）。

第七节　血流动力学的定量评估方法

一、每搏量（SV）和心输出量（CO）

食管超声可选择在心脏的不同部位测定 SV 和 CO，常用部位是左心室流出道（LVOT）；如果主动脉瓣正常，三个瓣叶短轴形态为等边三角形，则可选择在主动脉瓣测定 SV 和 CO。当主动脉瓣狭窄或关闭不全时，选择 LVOT 或主动脉瓣部位测定 SV 和 CO 不准确，可选择在主肺动脉和右心室流出道部位测定 SV 和 CO。

（一）在 LVOT 测定、计算 SV 和 CO

1. 食管中段长轴平面，测定 LVOT 直径（D）（图 3-2A），D/2 得到 LVOT 的半径，计算 LVOT 面积（CSA_{LVOT}）：

$$CSA_{LVOT} = \pi \ (D_{LVOT}/2)^2$$

2. 经胃长轴或胃底长轴平面，用 PW 测定经 LVOT 的前向血流，采样点最好在测定 LVOT 直径的平面。通过"trace"功能描记血流频谱图，得到血流速度-时间积分（VTI）（图 3-2B）。

3. 计算 SV 公式如下：

$$SV = CSA_{LVOT} \times VTI_{LVOT}$$
$$= \pi \ (D_{LVOT}/2)^2 \times VTI_{LVOT}$$

4. 根据心率（HR）计算心输出量：$CO = SV \times HR$。

（二）在主动脉瓣测定、计算 SV 和 CO

1. 食管中段主动脉短轴平面，测定主动脉瓣口面积：在心脏收缩中期，沿开放状态的三个主动脉瓣边描记（用超声测定的"trace"功能）主动脉瓣口面积（CSA_{AV}）（图3-16A）。

2. 经胃长轴或胃底长轴平面，用CW测定经主动脉瓣的前向血流，通过"trace"功能描记血流频谱图，得到跨主动脉瓣口的VTI（VTI_{AV}）（图3-16B）。

3. 计算SV和CO公式如下：

$$SV = CSA_{AV} \times VTI_{AV}$$
$$CO = SV \times HR$$

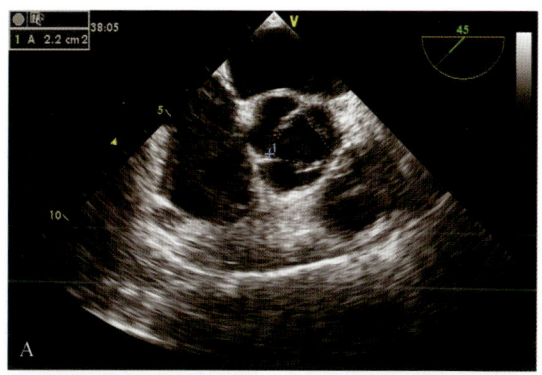

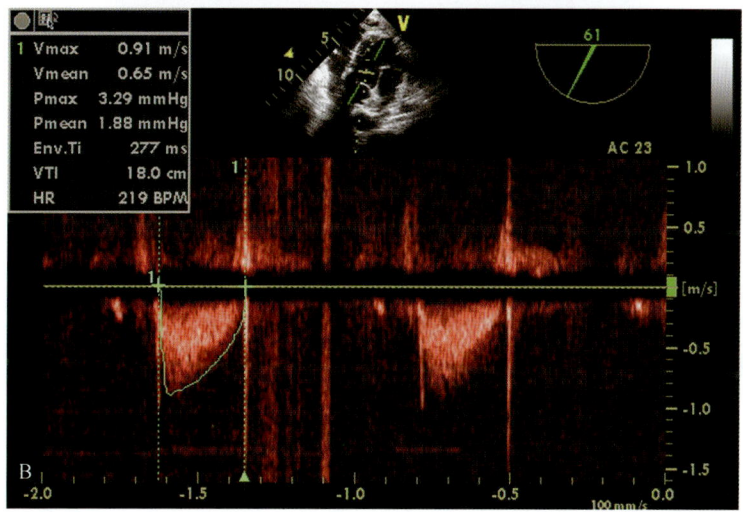

图3-16 在主动脉瓣测定、计算每搏量。A. 测定主动脉瓣口面积。B. 测定跨主动脉瓣血流速度-时间积分（VTI）。

（三）在主肺动脉测定、计算SV和CO

选择食管中段升主动脉短轴平面（图3-17A）或胃底长轴平面略调整探头深浅、方向和角度，显示主肺动脉（图3-17B）或食管上段主动脉弓短轴平面（图3-17C）。在主肺动脉测定主肺动脉直径（D_{PA}），在同一部位，用PW获取主肺动脉的血流，通过"trace"功能描记得到主肺动脉的VTI（VTI_{PA}），计算SV和CO。

$$SV = \pi (D_{PA}/2)^2 \times VTI_{PA}$$
$$CO = SV \times HR$$

（四）在右心室流出道测定、计算 SV 和 CO

选择胃底长轴平面略调整探头深浅、方向和角度，显示肺动脉和右心室流出道（RVOT）（图 3-17B）或食管上段主动脉弓短轴平面（图 3-17C）。测定右心室流出道直径（D_{RVOT}），在同一部位，用 PW 获取 RVOT 的血流，通过"trace"功能描记得到 RVOT 的 VTI（VTI_{RVOT}），计算 SV 和 CO。

$$SV = \pi (D_{RVOT}/2)^2 \times VTI_{RVOT}$$
$$CO = SV \times HR$$

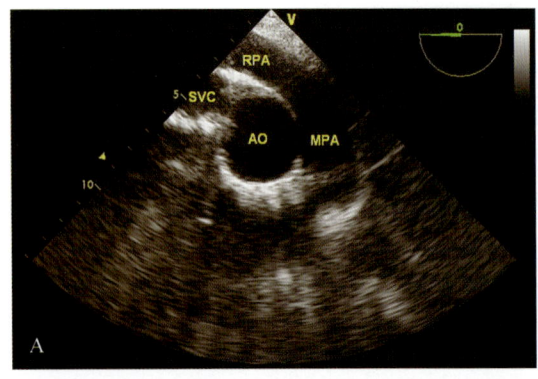
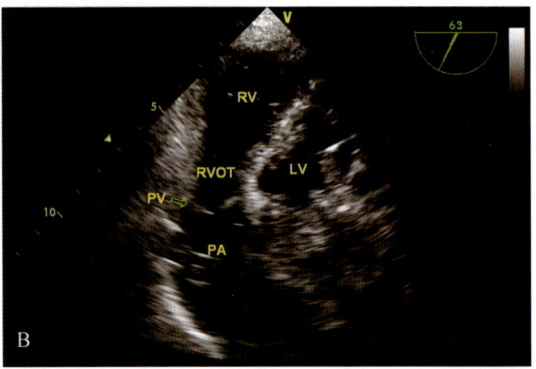
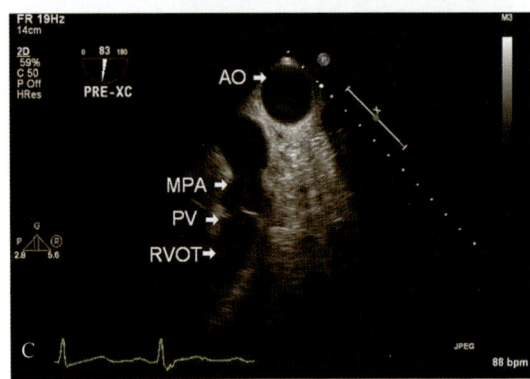

图 3-17 在主肺动脉或右心室流出道测定、计算每搏量。A. ME asc aortic SAX 平面显示主肺动脉。B. deep TG LAX 平面略调整探头深浅、方向和角度，显示主肺动脉和右心室流出道。C. UE aortic arch SAX 平面显示主肺动脉和右心室流出道。MPA，主肺动脉；RPA，右肺动脉；AO，升主动脉（图 A）或主动脉弓（图 C）；SVC，上腔静脉；RVOT，右心室流出道；RV，右心室；LV，左心室；PA，肺动脉；PV，肺动脉瓣。

二、压差与心内压力

（一）压差

血流经过狭窄部位时，流速增大。狭窄越重，产生的压差就越大，血流速度增加越明显。超声采用 CW 获取狭窄部位的血流，测定峰值血流速度（Vmax），用伯努利公式计算狭窄部位的峰值压差（ΔPmax），评估狭窄程度。如果狭窄口面积 > $0.25 cm^2$，可用简化伯努利公式计算：

$$\Delta P_{max} = 4V_{max}^2$$

当超声 CW 获取并测定峰值血流速度后，超声机的软件系统根据简化伯努利公式，自动计算并显示出压差值（图 3-18）。保证压差测定准确的前提是测定的血流方向应与超声多普勒的声束方向平行。评估狭窄程度也可采用平均压差，计算平均压差（ΔPmean）的回归方程式：

$$\Delta P_{mean} = 2.4 (V_{max})^2$$

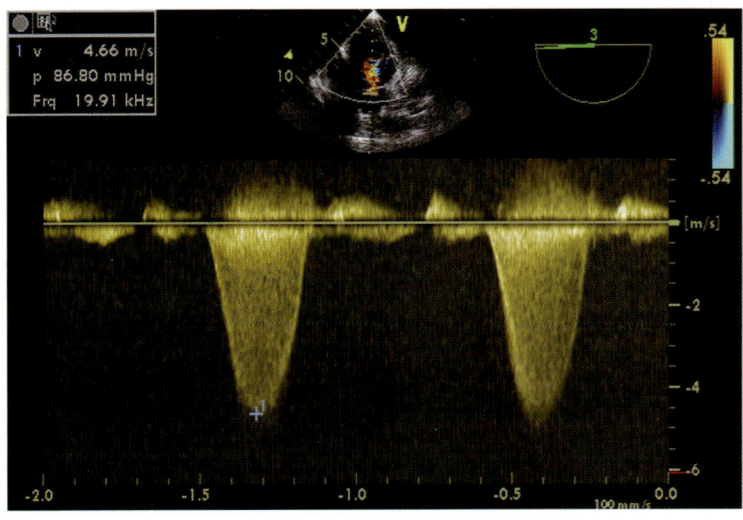

图 3-18 测定压差。主动脉瓣狭窄时，测定跨主动脉瓣的峰值血流速度 V 为 4.66m/s，超声系统自动显示最大跨瓣压差为 86.8mmHg。

测定压差的临床应用：①评估瓣膜狭窄程度；②评估梗阻型心肌病的 LVOT 的梗阻严重程度；③动脉缩窄的严重程度；④判断心内异常通道，如房、室间隔缺损等。

（二）心内压力

1. 左房压（LAP）

$$LAP\ (mmHg) = SBP - 4\ (V_{MR})^2$$

SBP 为动脉收缩压。V_{MR} 是超声测定的二尖瓣反流血流的最大反流速度。

2. 左心室舒张末压（LVEDP）

$$LVEDP\ (mmHg) = DBP - (V_{AIend})^2$$

DBP 为动脉舒张压。V_{AIend} 是指超声测定的舒张末期主动脉瓣反流血流的血流速度。

3. 肺动脉收缩压（PASP）

收缩期跨三尖瓣的反流压差加上右房压，即为 PASP：

$$PASP\ (mmHg) = 4\ (V_{TR})^2 + RAP$$
$$= 4\ (V_{TR})^2 + CVP\ (mmHg)$$

V_{TR} 为三尖瓣反流的最大反流速度。RAP 指估计的右房压，临床上常用中心静脉压（CVP）代替右房压。

4. 肺动脉平均压（PAMP）

舒张早期跨肺动脉瓣的反流压差加上右房压，得到 PAMP：

$$PAMP\ (mmHg) = 4\ (V_{PIearly})^2 + CVP\ (mmHg)$$

$V_{PIearly}$ 为舒张早期肺动脉反流血流的峰值血流速度。

5. 肺动脉舒张压（PADP）

舒张晚期跨肺动脉瓣的反流压差加上右房压，得到 PADP：

$$PADP\ (mmHg) = 4\ (V_{PIlate})^2 + CVP\ (mmHg)$$

V_{PIlate} 为舒张晚期肺动脉反流血流的峰值血流速度。

参考文献

[1] Sutton DC, Cahalan MK. Intraoperative assessment of left ventricular function with transesophageal echocardiography. Cardiol Clin, 1993, 11 (3): 389-398.

[2] Clements FM, Harpole DH, Quill T, et al. Estimation of left ventricular volume and ejection fraction by two-dimensional transesophageal echocardiography: comparison of short axis imaging and simultaneous radionuclide angiography. Br J Anaesth, 1990, 64 (3): 331-336.

[3] Korsten HH, Mischi M, Grouls RJ, et al. Quantification in echocardiography. Semin Cardiothorac Vasc Anesth, 2006, 10 (1): 57-62.

[4] Bergquist BD, Leung JM, Bellows WH. Transesophageal echocardiography in myocardial revascularization: I. Accuracy of intraoperative real-time interpretation. Anesth Analg, 1996, 82 (6): 1132-1138.

[5] American Society of Echocardiography Committee on Standards, Subcommittee on Quantitation of Two-Dimensional Echocardiogram. Recommendation for quantitation of the left ventricle by two-dimensional echocardiography. J Am Soc Echocardiogr, 1989, 2: 361-367.

[6] Liu N, Darmon PL, Saada M, et al. Comparison between radionuclide ejection fraction and fractional area changes derived from transesophageal echocardiography using automated border detection. Anesthesiology, 1996, 85 (3): 468-474.

[7] Xiaoqin Zhao, John S. Mashikian, Pete Panzica, et al. Comparison of themodilution bolus cardiac output and doppler cardiac output in the early period after CPB. Journal of cardiothoracic and vascular anesthesia, 2003, 17 (2): 193-198.

[8] Cabrera Schulmeyer MC, Farías J, De la Maza J. Intraoperative ejection fraction: estimation with Simpson's rule vs tissue Doppler imaging. Rev Esp Anestesiol Reanim, 2011, 58 (9): 543-547.

[9] Nishimura RA, Appleton CP, Redfield MM, et al. Noninvasive Doppler echocardiographic evaluation of Left ventricular filling pressure in patients with cardiomyopathies: a simultaneous Doppler echocardiographic anf cardiac catheterization study. J Am Coll Cardiol, 1996, 28: 1226.

[10] Ito T, Suwa M, kobashi A, et al. Ratio os pulmonary venous to mitral A velocity is a useful marker for predicting mean pulmonary capillary wedge pressure in patients with left ventricular systolic dysfunction. J Am Soc Echocardiogr, 1998, 11: 961.

[11] Garcia Mj, Ares MA, Asher C, et al. An index of early left ventricular filling that combined with pulsed Dopller peak E velocity may estimate capillary wedge pressure. J Am Coll Cardiol, 1997, 29: 448.

[12] Sohn DW, Chai IH, Lee DJ, et al. Assessment of mitral annulus velocity by Doppler

tissue imaging in the evaluation of left ventricular diastolic function. J Am Coll Cardiol, 1977, 30: 474.

[13] Murphy GS, Marymont JH, Szokol JW, et al. Correlation of the myocardial performance index with conventional echocardiographic indices of systolic and diastolic function: a study in cardiac surgical patients. Echocardiography, 2007, 24 (1): 26-33.

第四章

主动脉瓣反流与主动脉瓣狭窄

赵晓琴

对于主动脉瓣功能损害，经食管超声心动图（TEE）应进行多平面观察，对病因、功能损害性质和损害严重程度给予全面评估。常用评估主动脉瓣反流和狭窄的平面有4个：食管中段主动脉瓣短轴平面（ME AV SAX），食管中段主动脉瓣长轴平面（ME AV LAX），经胃长轴平面（TG LAX）和胃底长轴平面（deep TG LAX）。平面获取方法见第二章。

1. **ME AV SAX 平面**：显示主动脉瓣短轴（图 4-1A），二维（2D）超声了解主动脉瓣叶的数量，瓣叶有无增厚、粘连和钙化，瓣叶上有无赘生物，瓣膜置换术后的人工瓣膜（机械瓣或生物瓣）开放与关闭正常否。彩色多普勒了解主动脉瓣的反流量和瓣膜置换后有无瓣周漏。

2. **ME AV LAX 平面**：2D 显示左心室流出道、主动脉瓣和升主动脉根部的形态结构（图 4-1B），测定左心室流出道（LVOT）直径、主动脉瓣环直径、主动脉窦部大小和升主动脉直径，了解瓣膜置换术后的人工瓣膜（机械瓣或生物瓣）开放与关闭情况。彩色多普勒了解主动脉瓣的反流量和瓣膜置换后有无瓣周漏。M-型超声了解瓣膜开放和关闭情况，M-型结合彩色多普勒了解主动脉瓣的反流量（图 4-6）。

3. **TG LAX 平面**（图 4-1C）：显示左心室流出道、主动脉瓣和升主动脉。跨主动脉瓣血流方向与超声束接近平行，主要用于脉冲多普勒（PW）测定 LVOT 血流速度和连续多普勒（CW）测定跨主动脉瓣血流速度。在该平面，由于主动脉瓣位于远场，2D 观察形态结构和彩色多普勒观察瓣膜功能不如食管中段的两个平面效果好，但对于已行二尖瓣置换的患者，该平面可能成为能够较清楚评估流出道的唯一方法。

4. **deep TG LAX 平面**（图 4-1D）：观察内容和作用与 TG LAX 平面相同。二者可以互相替代，选择结构显示最清楚并且跨主动脉瓣血流方向与超声束最平行的平面进行多普勒定量测定。

对于主动脉瓣病变患者，术中需要 TEE 进行的评估见表 4-1。

第四章　主动脉瓣反流与主动脉瓣狭窄

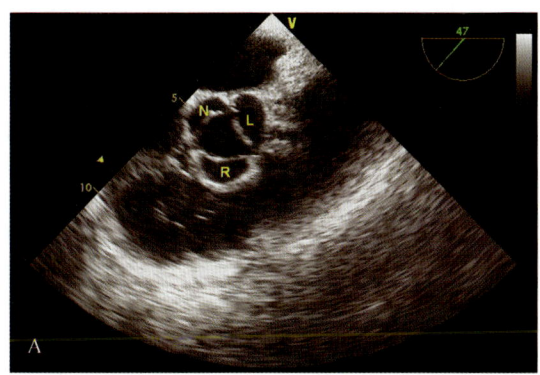
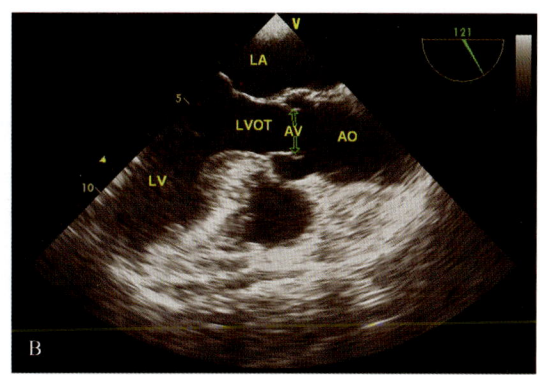
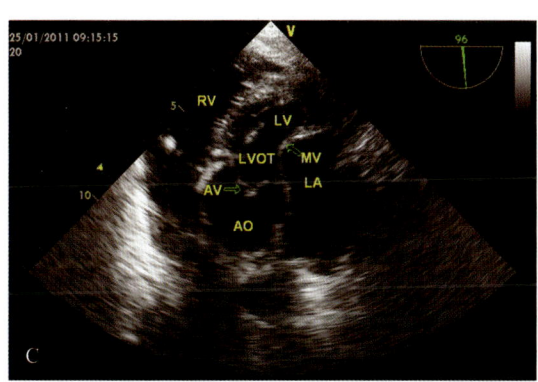
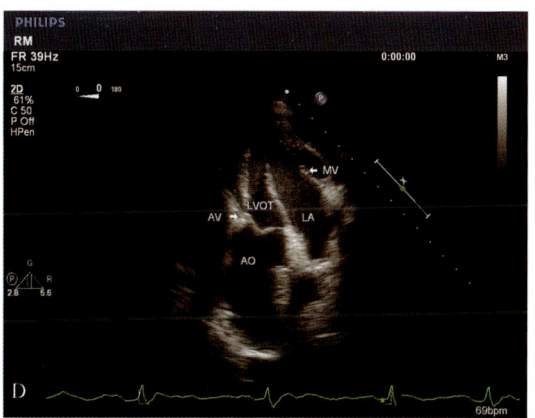

图 4-1　观察主动脉瓣的四个平面。A. ME AV SAX 平面。显示主动脉三个瓣叶（开放状态）。L，左冠瓣；R，右冠瓣；N，无冠瓣。B. ME AV LAX 平面。显示左心室流出道、主动脉瓣和升主动脉，图中主动脉瓣钙化。LVOT，左心室流出道；AV，主动脉瓣；AA，升主动脉；LA，左心房；LV，左心室。C. TG LAX 平面。显示左心室流出道、主动脉瓣和升主动脉。LVOT，左心室流出道；AV，主动脉瓣；AO，主动脉；LA，左心房；MV，二尖瓣；LV，左心室；RV，右心室。D. deep TG LAX 平面。显示舒张期左心室流出道、主动脉瓣和升主动脉。LVOT，左心室流出道；AV，主动脉瓣（关闭）；AO，主动脉；LA，左心房；MV，二尖瓣（开放）。

表 4-1　TEE 评估主动脉瓣病变

主动脉瓣病变
　　病因与病变程度
　　　　主动脉瓣膜损害原因与病变程度
　　　　主动脉瓣膜以外的原因与病变程度
　　功能损害程度
　　　　主动脉瓣反流程度
　　　　主动脉瓣狭窄程度
心脏其他瓣膜和结构病变
　　其他瓣膜解剖结构与功能
　　是否合并其他先天性或后天性心脏疾病
升主动脉
　　升主动脉扩张
　　升主动脉有无粥样硬化斑块及分级
　　主动脉夹层动脉瘤

心脏功能与状态
心脏收缩与舒张功能
心脏各房、室腔大小以及室壁厚度
血流动力学不稳定的原因
评估手术效果

第一节　主动脉瓣反流

一、主动脉瓣反流常见病因

引起主动脉瓣反流的常见原因包括主动脉瓣病变和主动脉根部病变。

（一）主动脉瓣膜病变

1. 风湿性改变（图 4-2A），单纯主动脉瓣反流少见，常与主动脉瓣狭窄和二尖瓣瓣膜损害并存。

2. 退行性病变，瓣膜有钙化（图 4-2B），并存程度不等的主动脉瓣狭窄。

3. 细菌性心内膜炎致主动脉瓣损害，赘生物形成（图 4-2C）。

4. 先天性主动脉病变：主动脉瓣二瓣化（图 4-2D）或单瓣化畸形。单纯主动脉瓣反流少见，常因瓣膜钙化伴有主动脉瓣狭窄。

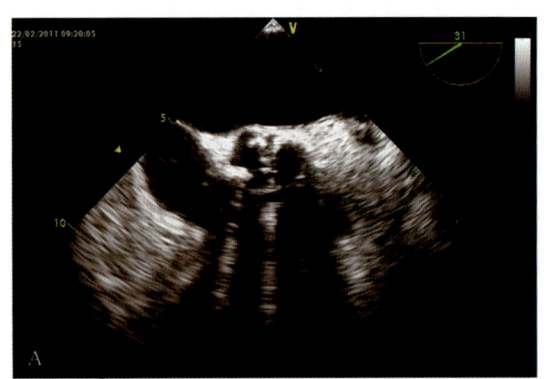 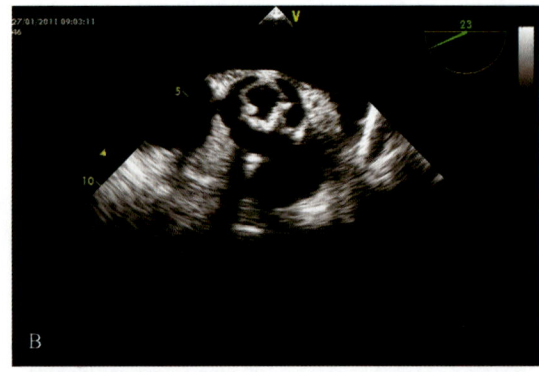
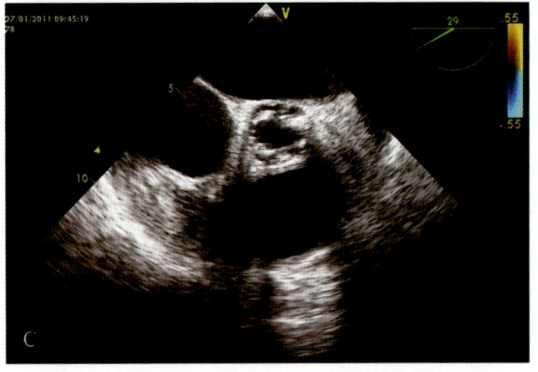 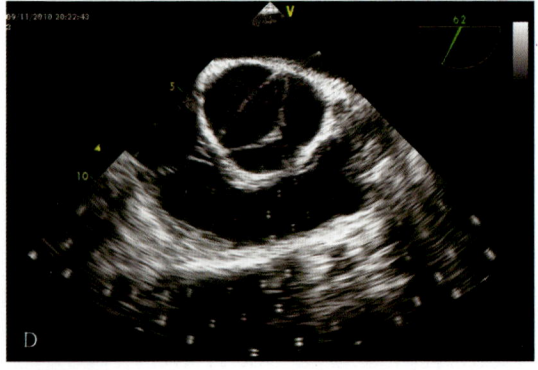

图 4-2　ME AV SAX 平面 2D 超声心动图。A. 主动脉瓣风湿性改变。B. 主动脉瓣退行性病变，瓣膜有钙化。C. 细菌性心内膜炎致主动脉瓣损害，瓣膜可见赘生物。D. 主动脉瓣二瓣化畸形。

(二) 主动脉根部病变

1. 主动脉根部扩张（图 4-3A）。
2. 升主动脉夹层动脉瘤（图 4-3B）

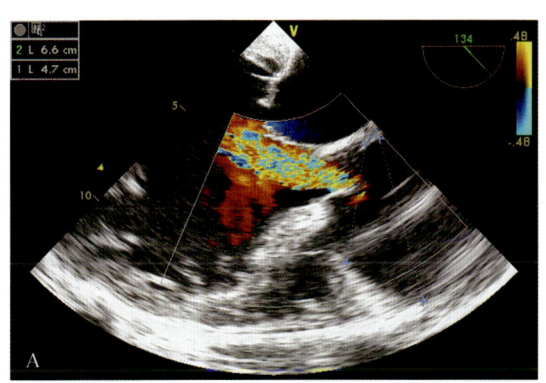
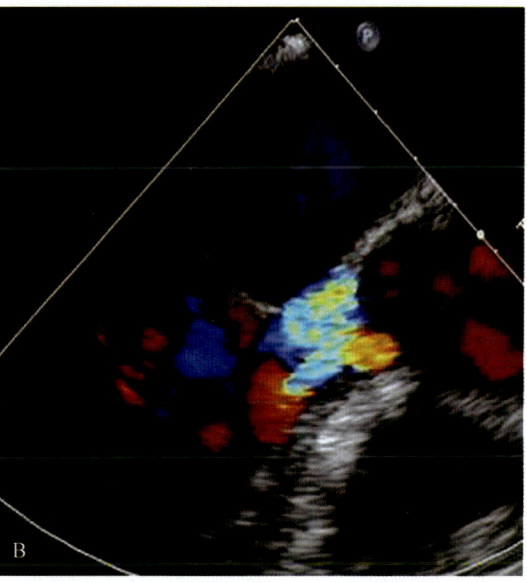

图 4-3 升主动脉病变引起的主动脉反流。A. 主动脉根部扩张导致主动脉瓣反流。根部起始部位宽 4.7cm，最宽处 6.6cm。B. 升主动脉夹层动脉瘤导致主动脉瓣反流。

二、评估主动脉瓣反流（AR）的严重程度

TEE 评估主动脉瓣反流严重程度的方法包括 2D 超声、彩色多普勒、M 型超声和频谱多普勒（连续多普勒和脉冲多普勒）。

1. 2D 超声

舒张期主动脉瓣不能完全关闭，导致主动脉瓣反流（AR）。ME AV SAX 平面显示舒张期各瓣膜间有一缝隙。获得清晰的 ME AV SAX 平面图后，用超声机的"trace"功能，在舒张末期测定缝隙的面积，判断 AR 严重程度。面积<0.2cm^2，表明轻度 AR；面积 0.2～0.4cm^2，表示中度 AR；面积>0.4cm^2，为重度 AR[1]。由于小的关闭不全缝隙以及各种瓣膜病因（如钙化、感染、赘生物等）的干扰，很难清楚显示和精确测定缝隙的面积。除非关闭不全缝隙大，临床一般不采用此方法判断 AR 严重程度。

2. 彩色多普勒

（1）主动脉瓣反流束宽度与左心室流出道宽度的比值（AR jet 宽度/LVOT 宽度）：在 ME AV LAX 平面，用彩色多普勒测定主动脉瓣的反流血流，评估紧靠主动脉瓣下 LVOT 内的舒张期彩色反流血流束宽度占相应位置的 LVOT 宽度的百分比（图 4-4），判断 AR 的严重程度[2]。该方法是临床最常用的评估方法，具有简单和快速的优点。AR jet 宽度/LVOT 宽度＜25％为微量 AR（表 4-2）。

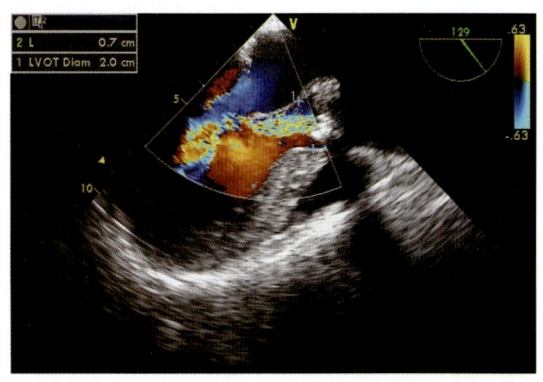

图 4-4 主动脉瓣反流的彩色多普勒频谱图，测定反流束宽度。ME AV LAX 平面，测定左室流出道（LVOT）宽 2.0cm，紧靠主动脉瓣下 LVOT 内的舒张期彩色反流血流（AR jet）宽度为 0.7cm，占左室流出道宽度的 35%，为轻度主动脉瓣反流。

（2）主动脉瓣反流面积与左心室流出道面积的比值（Jet CSA/LVOT CSA）：在 ME AV SAX 平面，利用彩色多普勒，获得跨主动脉瓣短轴面的反流血流，采用超声机的"trace"功能测定舒张期的最大反流血流束，得到反流束的面积（Jet CSA）（图 4-5A）。在 ME AV LAX 测量 LVOT 直径（图 4-5B），计算 LVOT 面积（LVOT CSA），将 Jet CSA 与 LVOT CSA 比较（Jet CSA / LVOT CSA）。如果获取的平面靠 LVOT，可在同一平面用"trace"功能获得 Jet CSA 和 LVOT CSA（图 4-5C），根据二者面积的比值（百分比），判断 AR 严重程度[2]。AR jet CSA / LVOT CSA < 5% 为微量 AR（表 4-2）。

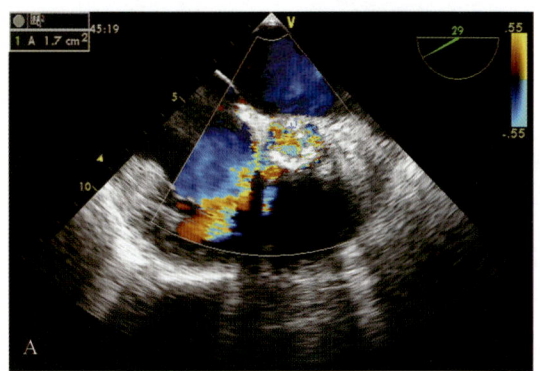

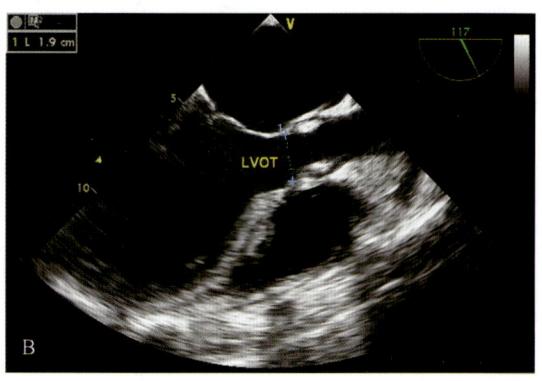

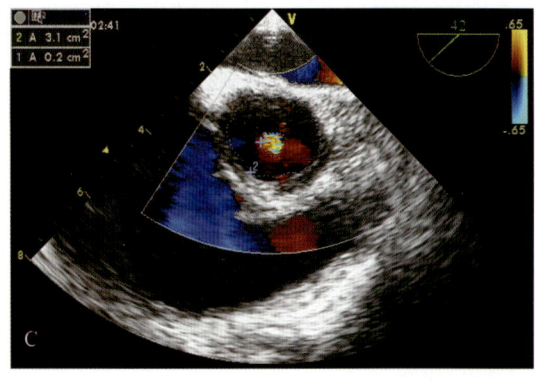

图 4-5 主动脉瓣反流的彩色多普勒频谱图，测定反流束面积。A. ME AV SAX 平面，通过超声机的"trace"功能，测定舒张期反流血流的面积（Jet CSA）为 1.7cm²。B. 在 ME AV LAX 测量左心室流出道（LVOT）直径为 1.9cm。计算 LVOT 面积（LVOT CSA），与图 A 的 jet CSA 比较，jet CSA/LVOT CSA 的百分比为 75%，表明大量主动脉瓣反流。C. ME AV SAX 平面，在同一平面通过"trace"测定舒张期反流血流的面积（Jet CSA，0.2cm²）和 LVOT 面积（3.1cm²），二者比值计算表明微量主动脉瓣反流。

（3）主动脉瓣反流束高度（长度）与左心室流出道宽度的比值（Jet height/LVOT diameter）：通过在 ME AV LAX 平面的彩色多普勒图像，显示主动脉瓣反流血流高度（反流血流到达的最远位置），判断 AR 严重程度。由于血流到达的深度主要受跨瓣压差（因心脏舒张功能和外周血管阻力不同而改变）影响，同时还受到心脏结构和血流方向等多因素影响，不能准确反映 AR 严重程度。目前主要用来粗略评估主动脉瓣的跨瓣压差。

3. M 型超声与 M 型彩色多普勒

AR jet 宽度/ LVOT 宽度：除用二维彩色多普勒图像测定 AR jet 宽度/ LVOT 宽度外，M 型彩色多普勒测定 AR jet 宽度/ LVOT 宽度也是一个很好的选择。在 ME AV LAX 平面，将 M 型超声测定位置放在主动脉瓣下的 LVOT，再选择彩色多普勒，得到彩色 M 型超声。利用超声机的"caliper"功能分别测定 AR jet 宽度和 LVOT 宽度，计算二者比值，及 AR jet 宽度/ LVOT 宽度比值（百分比），判断 AR 的严重程度（图 4-6）。AR 严重程度分级标准与在 ME AV LAX 平面利用二维彩色多普勒评估 AR jet 宽度/ LVOT 宽度比值相同（表 4-2）。

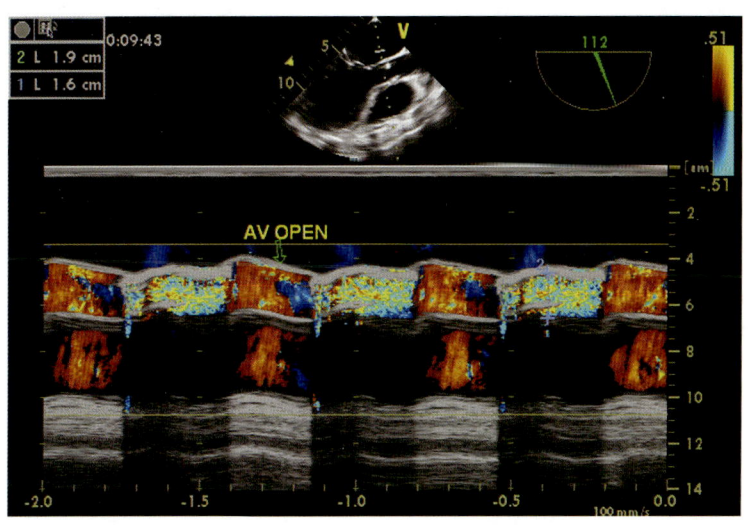

图 4-6 ME AV LAX 平面的彩色 M 型超声频谱图，测定主动脉瓣反流束（AR jet）宽度（1.6cm）和 LVOT 宽度（1.9cm）。AR jet 宽度占 LVOT 宽度的 84%，表明重度主动脉瓣反流。AV OPEN，主动脉瓣开放。

4. 连续多普勒测定压力降半时间（PHT）

舒张期跨主动脉瓣的 PHT 是指舒张期跨主动脉瓣血流压差降到一半时的时间，反映舒张期主动脉压与左心室压力的平衡过程。主动脉瓣反流越重，压力下降越快，主动脉压力与左心室压力达到平衡也更快，PHT 越短（表 4-2）。通常在 TG LAX 或 deep TG LAX 平面，用 CW 获得舒张期跨主动脉瓣反流血流，测定其 PHT（图 4-7）。左心室舒张末压增高或并存大量二尖瓣反流（MR）时，PHT 会高估 AR 的严重程度。

5. 脉冲多普勒测定主动脉内的舒张期反流血流

获得降主动脉长轴平面（获取短轴平面，旋转多平面探头角度到 90°），取样点放在主动脉内的中心，采用 PW 测定，获取主动脉内的血流频谱图。当主动脉瓣反流严重时，主动脉内的舒张期反流血流比收缩期的前向血流更明显[3]。如果测到全舒张期的反流血流，表示存在重度 AR。选取降主动脉的位置越远，判断 AR 严重程度的可靠性和敏感性越高[4]。

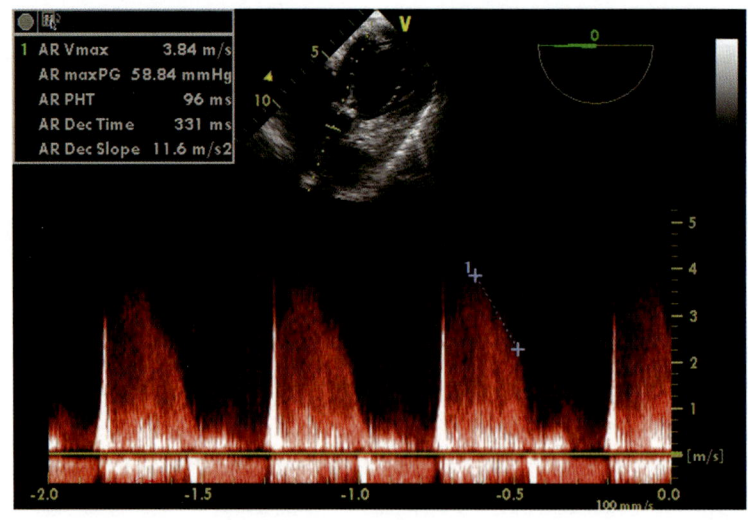

图 4-7 TG LAX 或 deep TG LAX 平面的主动脉瓣血流连续多普勒（CW）频谱图。测定舒张期跨主动脉瓣压差降半时间（PHT）为 96ms，表明重度主动脉瓣反流。

表 4-2 超声测定对主动脉瓣反流程度分级

超声平面与评估方法	参数	轻度 AR (1⁺～2⁺)	中度 AR (2⁺～3⁺)	重度 AR (3⁺～4⁺)
ME AV LAX 2D 彩色多普勒或 M 型彩色多普勒	AR Jet 宽度/ LVOT 宽度	25%～44%	45%～65%	＞65%
ME AV SAX 2D 彩色多普勒	Jet CSA / LVOT CSA	5%～24%	25%～60%	＞60%
TG LAX 或 deep TG LAX CW	PHT	＞500ms	200～500ms	＜200ms

AR jet，主动脉瓣反流束；Jet CSA，反流束面积；LVOT CSA，左心室流出道面积；PHT，压力降半时间。

三、评估左心室功能

大量 AR 时，左心室射血分数（EF）值偏高，不能真实反映实际左心室收缩功能。而大量反流导致器官供血明显减少，患者出现心力衰竭症状。因此，术前 EF 和患者的症状、体征均不能准确反映左心室收缩功能，需要麻醉医生术中用 TEE 观察 5 个食管超声平面：

- 食管中段四腔心（ME four chamber）
- 食管中段二腔心（ME two chamber）
- 食管中段长轴（ME LAX）
- 经胃中段短轴（TG mid SAX）
- 经胃二腔心（TG two chamber）

通过以上 5 个平面的观察，快速、全面评估左室整体收缩、舒张功能和局部收缩功能。简单和快速的心脏功能评估方法有：

1. EF 及左心室整体功能的评估：通过经胃中段短轴为主的多个平面肉眼观察，评估 EF 值[5]。也可在经胃中段短轴，通过 M 型超声多普勒测定 EF（图 4-8）。应注意，术前 EF 往往高估左心室收缩功能，可通过超声 CW 测定二尖瓣反流血流，计算 ΔP/Δt，或通过组织多普勒测定心肌的收缩运动速度，综合判断实际左心室收缩功能。在经胃中段短轴平面，测定左心室前后径和左右径，了解心室大小，可协助评估左心室功能。急性大量 AR，左心室未扩大，收缩和舒张功能损害较小，术后容易恢复正常。慢性大量 AR 导致左心室扩大，晚期心脏收缩和舒张功能受损明显，术后心脏功能恢复困难。

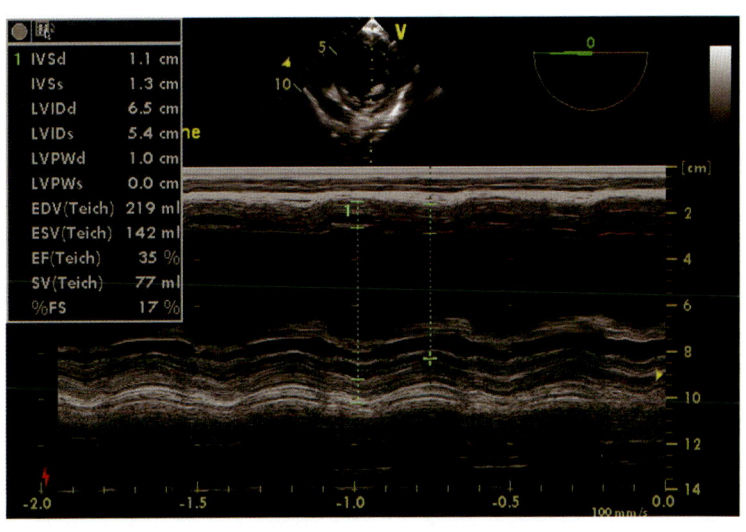

图 4-8　TG mid SAX 平面 M 超声心动图。测定左心室射血分数（LVEF）为 35%

2. 肉眼评估局部室壁运动：通过多个平面肉眼观察心脏收缩功能，对局部室壁运动进行评估。当存在局部室壁运动异常时，应考虑伴有冠状动脉供血异常的可能，尤其在夹层动脉瘤引起的主动脉瓣反流，因内膜撕脱或血栓可导致冠状动脉受累，也可能伴有冠状动脉狭窄。

3. 舒张功能的评估：用脉冲多普勒（PW）测定二尖瓣前向血流，评估 E/A，能快速、简单了解心脏舒张功能是否受损。详细评估包括 PW 测定肺静脉血流、组织多普勒测定二尖瓣环侧壁心肌舒张期的运动和 M 型彩色多普勒评估二尖瓣舒张期前向血流的传播速度（Vp）（详见第三章舒张功能的评估）。

四、术后评估

（一）评估手术效果

AR 患者大部分需要主动脉瓣膜置换（机械瓣或生物瓣），很少一部分患者 AR 能够得到成形修复。手术完成后，脱离体外循环前，需对手术效果进行评估：

1. 置换瓣膜的开放与关闭功能（详见人工瓣膜章）。
2. 置换瓣膜的位置以及对周围心脏组织和瓣膜功能的影响。
3. 是否存在瓣周漏。

(二) 评估左心室功能

AR 得到矫正的瓣膜手术后，左心室收缩和舒张功能可能出现改变。通过多平面观察左心室收缩功能，如果患者同时进行了二尖瓣的瓣膜置换（机械瓣），由于机械瓣影响对左心室壁的观察，通常选经胃中段短轴平面观察左心室的室壁运动，肉眼评估 EF 或用 M 型超声多普勒测定左心室的 EF 值（图 4-8），此时的 EF 值提示术后真正的心脏收缩功能。结合用 PW 测定二尖瓣前向血流的 E/A 了解的左心室舒张功能，帮助麻醉医生制订治疗方案和决定药物的选用。

(三) 观察心脏排气和心室充盈情况

脱离体外循环前，观察各心房、心室、肺动脉和主动脉内气体是否排干净，尤其对心腔增大患者的排气，并观察各心腔充盈情况。

第二节　主动脉瓣狭窄

广义的主动脉瓣狭窄包括主动脉瓣上狭窄、主动脉瓣狭窄和主动脉瓣下狭窄。这里主要探讨主动脉瓣狭窄。

一、主动脉瓣狭窄的病理原因

1. 风湿性改变（图 4-2A），瓣叶增厚、钙化、瓣叶交界区融合，导致主动脉瓣开放受限，出现主动脉瓣狭窄（AS），常与二尖瓣瓣膜损害并存。
2. 退行性病变，瓣膜增厚、有钙化（图 4-2B），并存程度不等的主动脉瓣关闭不全。
3. 先天性主动脉病变：主动脉瓣二瓣化或单瓣化，常因瓣膜钙化导致主动脉瓣狭窄。

二、评估主动脉瓣狭窄的严重程度

正常主动脉瓣瓣口面积（AVA）为 $2\sim4cm^2$，TEE 评估 AS 的严重程度的方法有 2D、M 型超声和频谱多普勒。

1. 2D 超声

（1）测定主动脉瓣口面积（AVA）：获取清晰的食管中段主动脉瓣短轴平面，利用超声仪器的"trace"功能，测定收缩期 AVA（图 4-9）。该方法存在一些缺点：①如果图像未取得最小瓣口部位，会高估 AVA。②如果图像斜切主动脉瓣口，导致 AVA 测定不正确。③主动脉瓣上如果存在不规则的钙化斑块或赘生物，将影响"trace"的准确描绘。④无法测定针孔样 AS 的面积。

（2）测定主动脉瓣口开放间距：获取清晰的食管中段主动脉瓣长轴平面，测定收缩期主动脉瓣开放时的瓣口间距，间距<15mm 表明存在 AS。缺点：如果两瓣叶活动（此平面第三个瓣膜不能显像）不是病变受损最严重的部位或中间有钙化斑块的影响（图 4-10），测定将无法判断 AS 程度。决定瓣膜置换时，需在该平面测定主动脉瓣环直径，为选择人工瓣膜大小提供参考。

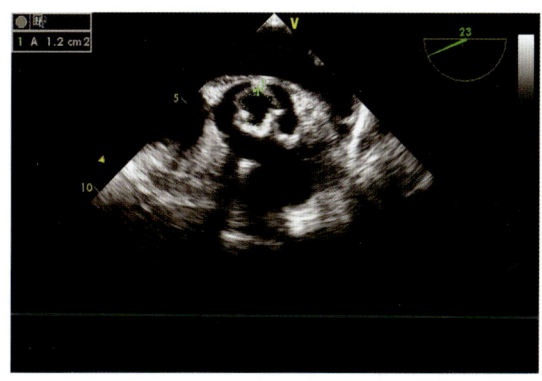 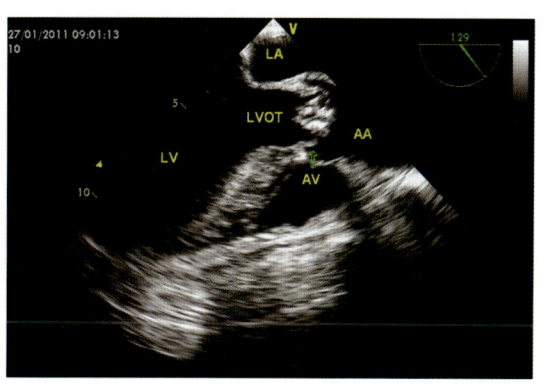

图 4-9　ME AV SAX 平面，通过"trace"功能，测定收缩期 AVA 为 1.2cm²。表明主动脉瓣轻、中度狭窄。

图 4-10　ME AV LAX 平面 2D 超声心动图。测定收缩期主动脉开放的瓣口间距受到瓣膜钙化影的影响。

2. M-型超声

在食管中段主动脉瓣长轴平面，将 M 型超声测定部位选定在主动脉瓣，测定瓣叶开放时的间距，若间距<11mm，表明存在明显的 AS。缺点：瓣叶间的瓣膜钙化影像将干扰瓣叶活动的评估（图 4-11）。

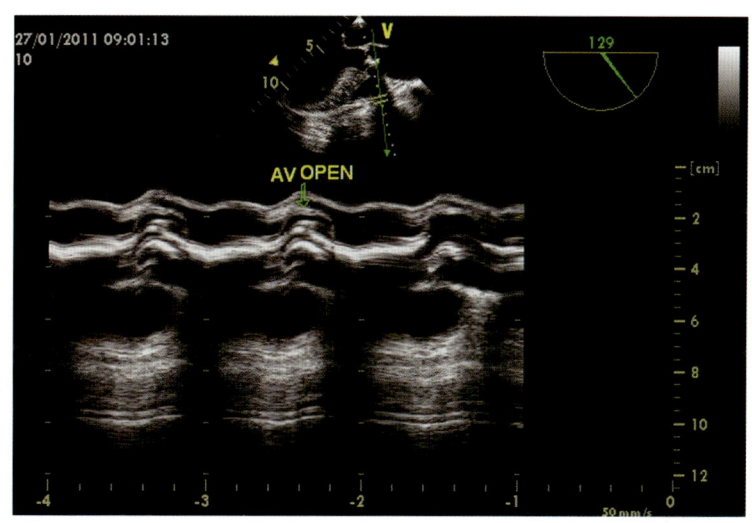

图 4-11　ME AV LAX 平面 M 型超声频谱。测定主动脉瓣叶开放的间距受到瓣膜钙化影的影响。

3. 多普勒超声测定

利用频谱多普勒进行主动脉跨瓣压差测定和主动脉瓣的瓣口面积计算是临床评估主动脉瓣狭窄及其严重程度（表 4-3）的常用方法。

（1）测定主动脉瓣跨瓣压差（PG）：选择经胃长轴平面或胃底长轴平面[6]，获取跨主动脉瓣的最大血流速度。要得到最大血流速度，超声束必须与血流方向平行，而主动脉瓣狭窄时，通过主动脉瓣口的血流可能为涡流，血流方向可能为偏心性，应先利用彩色多普勒了解血流方向，再用 CW 获取与超声束平行的跨主动脉瓣血流，用"caliper"功能测定收缩中期跨主动脉瓣血流的高度，得到最大血流速度（Vmax）和瞬时最大主动脉跨瓣压差。用

"trace"功能描绘出CW频谱轮廓,通过血流速度计算压差的伯努利(Bernoulli)简单方程式:

$$峰值压差(mmHg) = 4(V_{max})^2$$
$$平均压差(mmHg) = 4(V_{mean})^2$$
$$= 2.4(V_{max})^2$$

超声软件系统自动显示平均跨瓣压差(P_{mean})、最大跨瓣压差(P_{max})、平均血流速度(V_{mean})、V_{max} 和血流速度-时间积分(VTI)(图4-12A)。

当存在AR时,跨瓣压差会高估AS的严重程度,此时,需了解舒张期主动脉瓣反流束在LVOT的血流速度。用脉冲多普勒(PW)测定LVOT血流速度,当LVOT的血流速度>1.5m/s时(常见于合并AR时),表明主动脉瓣的跨瓣压差会高估AS的严重程度。应采用"trace"功能描绘出LVOT血流的PW频谱图轮廓,利用超声软件系统自动显示的LVOT的V_{max}和P_{max}值(图4-12B),采用伯努利(Bernoulli)修正方程式计算主动脉瓣血流的跨瓣压差:

$$峰值压差(mmHg) = 4[(跨主动脉的V_{max})^2 - (LVOT的V_{max})^2]$$
$$= 跨主动脉瓣的P_{max} - LVOT的P_{max}$$

左心室收缩功能严重减弱时,跨主动脉瓣的最大血流速度和跨瓣压差会低估AS的严重程度。

(2)计算主动脉瓣口面积(AVA):获取LVOT的面积、收缩期LVOT血流速度-时间积分(VTI)和主动脉瓣口血流的VTI后,运用连续方程式可计算出AVA[7-8]:

$$LVOT的每搏量 = 经主动脉瓣(AV)的每搏量$$
$$每搏量 = 横切面积(CSA) \times VTI$$

因此:$CSA_{LVOT} \times VTI_{LVOT} = AVA \times VTI_{AV}$

$$AVA(cm^2) = \frac{CSA_{LVOT} \times VTI_{LVOT}}{VTI_{AV}}$$

CSA_{LVOT}为左心室流出道面积,$CSA_{LVOT} = \pi r^2$,通过在食管中段主动脉瓣长轴平面2D图像中测定的LVOT直径,可以计算出LVOT面积。VTI_{LVOT}为左心室流出道血流的速度-时间积分,VTI_{AV}为经过主动脉瓣口血流的速度-时间积分。有的超声机配有软件系统,当测定了LVOT直径(图4-12C)和"trace"跨主动脉瓣的CW频谱图(图4-12A)以及"trace" LVOT的PW频谱图(图4-12B)或"trace"同一图中(心律不齐时更需要在同一图中)的LVOT和主动脉瓣频谱图(图4-12D)后,自动得出AVA值。

表4-3 多普勒超声评估主动脉瓣狭窄(AS)严重程度

多普勒获得的参数	轻度AS	中度AS	重度AS
跨主动脉瓣峰值流速(m/s)	2.3~3.0	3.0~4.0	>4.0
平均跨瓣压差(mmHg)	15~20	20~35	>35
最大瞬时跨瓣压差(mmHg)	25~35	35~60	>60
AVA(cm²)	1.2~1.5	0.8~1.2	<0.8

AVA,主动脉瓣口面积。心脏收缩功能减弱时,跨主动脉瓣血流速度和压差均小于表中相应的判断值。

多普勒超声评估 AS 严重程度的缺点：①跨瓣压差受到心输出量的影响，即心脏收缩功能和外周血管阻力的影响。收缩功能减弱时低估 AS 的严重程度。②合并严重二尖瓣狭窄（MS）或大量二尖瓣反流（MR）时，经过主动脉瓣的血流减少，导致主动脉瓣跨瓣压差减小，低估 AS 程度。③心律不齐时，得到的各个 VTI 不同，需要取连续 3～5 个心跳的 VTI 平均值用于 AVA 的计算。④对针孔样 AS，难以获取高速血流平面。

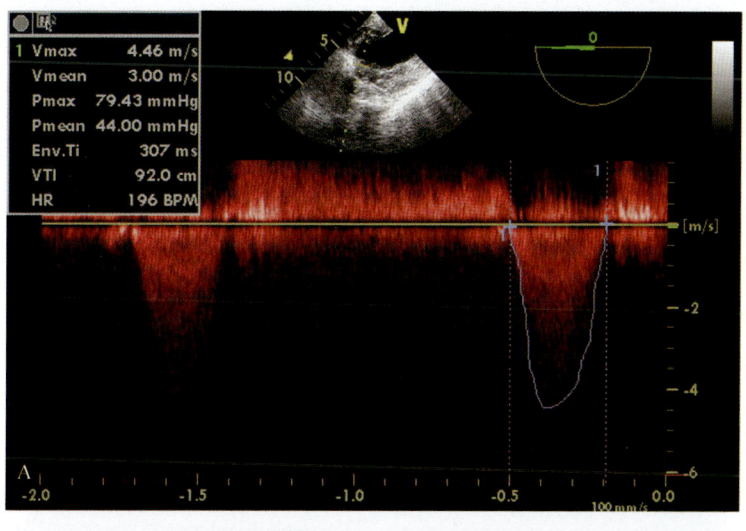

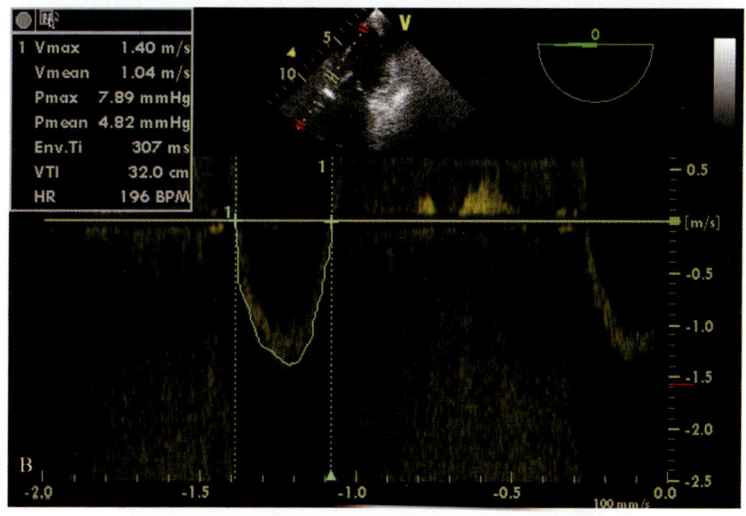

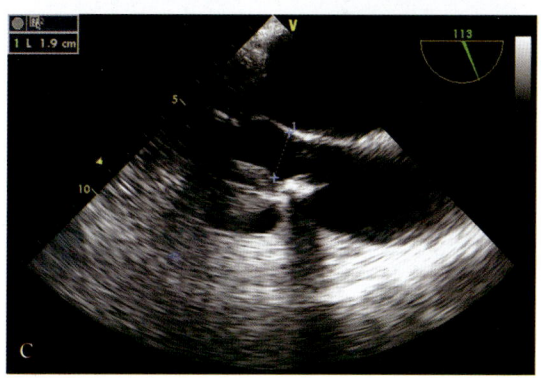

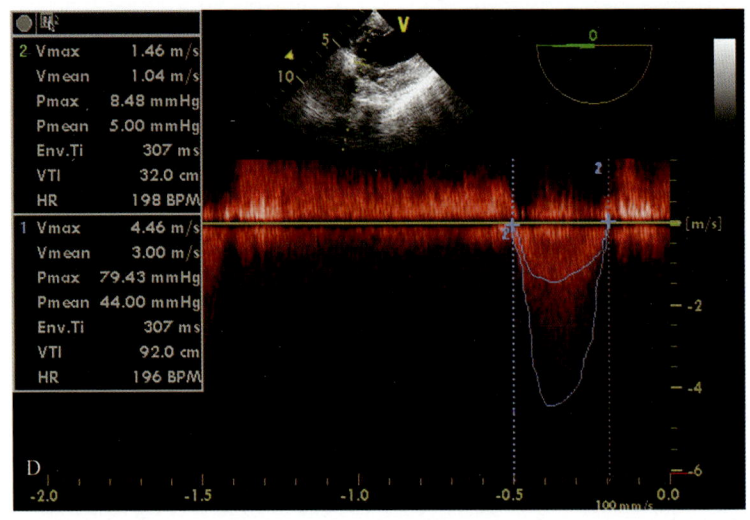

图 4-12　测定跨瓣压差和计算瓣口面积。A. deep TG LAX 平面 CW 频谱图，用"trace"功能描绘出 CW 频谱轮廓，超声软件系统自动显示平均跨瓣压差（PGmean 为 44mmHg）、最大跨瓣压差（PGmax 为 79mmHg）、血流速度-时间积分（VTI_{AV} 为 92cm）。B. deep TG LAX 平面左心室流出道血流的 PW 频谱图，用"trace"功能描绘出 LVOT 的 PW 频谱轮廓，超声软件系统自动显示 LVOT 血流的 VTI 值（VTI_{LVOT} 为 32cm）。C. ME AV LAX 平面 2D 图像，测定的 LVOT 直径为 1.9cm。D. deep TG LAX 平面 CW 频谱图，"trace"跨主动脉瓣的 CW 频谱图，得到 VTI_{AV}（92cm）和"trace"同一图中（心律不齐时更需要在同一图中）的 LVOT 血流频谱图得到 VTI_{LVOT}（32cm），计算主动脉瓣口面积（AVA）=[3.14×(1.9/2)^2×32]/92=0.99cm^2。

三、评估心脏功能

1. 舒张功能：单纯 AS 患者，常伴左心室肥厚，左心室顺应性减小，存在舒张功能不全，通过：①PW 测定二尖瓣前向血流的 E/A。②PW 测定肺静脉回流血流的 S/D 和逆向血流流速（PV_{AR}）。③组织多普勒获取二尖瓣环的运动频谱，测定等容舒张时间（IVRT）、E′值或 E′/A′。④彩色 M 型超声测定跨二尖瓣的血流传播速度（Vp）判断左心室舒张功能受损的类型和严重程度（详见第三章舒张功能的评估）。

2. 收缩功能：早期收缩功能正常，失代偿时，左心室扩张，收缩功能受损。常用肉眼对多个 TEE 平面（见上一节评估心脏功能的 5 个平面）进行观察，实时评估左心室 EF。

四、其他相关病理改变

1. 测定左心室厚度：选择经胃中段短轴（TG mid SAX）平面，测定左心室壁各部位的厚度。心室过度肥厚患者，低血压容易导致心肌缺血，开放升主动脉后容易发生缺血-再灌注损伤和心律失常，尤其是顽固性室性心律失常。因此，对于 TEE 测定提示室壁厚度增加，尤其≥1.6cm 的患者，术中应避免低血压和注意心肌保护。

2. 测定左心室腔大小：选择经胃中段短轴（TG mid SAX）平面，快速评估左心室腔的大小。左心室过度肥厚，导致左心室腔变小，限制容量负荷的补充。

3. 二尖瓣功能：左心室过度肥厚，在容量不足时容易导致左心室收缩期二尖瓣前叶前向运动（SAM征），出现二尖瓣反流，引起血流动力学不稳定。由于AS导致后负荷增大，在AS矫正前出现SAM征的可能性很小。AS矫正（瓣膜置换）术后可能出现SAM征，对于均匀性对称左心室肥厚患者，SAM征常见于左心室过度肥厚，加上容量负荷不足、心肌收缩过度增强或外周血管阻力过度降低时。出现SAM征时，应及时恰当补充容量负荷、给予缩血管药提高外周血管阻力或给予β受体阻滞剂抑制心肌收缩力，使血流动力学稳定。

4. 升主动脉：升主动脉可发生狭窄后扩张。主动脉退行性变患者可能在升主动脉存在粥样硬化斑块，应监测斑块部位及严重程度，判断主动脉插管位置。

五、术后评估

1. 评估手术效果：内容与AR术后评估手术效果相同。
2. 评估心脏功能：左心室收缩功能损害往往在术后得到恢复。

病例分析

病例1

【病史】 双下肢皮下瘀点一个月，发热伴憋气9天，双下肢水肿6天，以"发热待查，先心病，室间隔缺损，心衰"入心衰病房。5天前发生脑梗死，左侧肢体偏瘫。

【超声心动图】 左心室舒张末直径（LVEDD）63mm，左房径42mm，右房径正常，右心室前后径19mm，室间隔厚度9mm，EF 60%。室间隔缺损（膜周部）9mm，室水平左向右分流，主动脉瓣赘生物形成，瓣叶损害，主动脉瓣大量反流，二尖瓣少、中量反流，三尖瓣少量反流，少量心包积液，估计肺动脉收缩压60mmHg。腹主动脉探及舒张期反向血流信号。

【X线胸片】 两肺血偏多伴轻度淤血，双心室大，双侧肋膈角钝，心胸比0.55。

【化验】 白细胞增高，中性粒细胞绝对值增高。

谷丙转氨酶（ALT）677IU/L（↑），谷草转氨酶（AST）223IU/L（↑），总胆红素（Tbil）26.6μmol/L（↑），直接胆红素（DBil）7.3μmol/L（↑）。血尿素氮（BUN）16.45mmol/L（↑）。乳酸脱氢酶（LDH）379IU/L（↑）。白蛋白（ALB）25.9g/L（↓）。

【术前诊断】 先天性心脏病
　　　　　　　室间隔缺损
　　　　　　　心脏扩大
　　　　　　　心功能Ⅳ级
　　　　　　　感染性心内膜炎？
　　　　　　　贫血
　　　　　　　低蛋白血症
　　　　　　　肝功能损害
　　　　　　　肾功能不全

【拟行】 室间隔缺损修补，二尖瓣成形或置换（MVR），主动脉瓣置换（AVR），心脏内赘生物清除术。

麻醉医生术中面临的问题：

1. 临床心衰表现，病情重，需放置肺动脉导管（PAC），但右心系统有无赘生物？放置导管是否会引起赘生物脱离导致栓塞？
2. 术前 EF 高估真实心脏收缩功能，手术后的心脏收缩功能？

因赘生物和术前 5 天脑梗史，决定麻醉诱导后先行 TEE，了解赘生物情况，决定是否放肺动脉导管（PAC）监测心功能和肺动脉压。

术中食管超声心动图（TEE）所见：

赘生物
    主动脉瓣赘生物（图 4-例 1.1）
    二尖瓣叶赘生物（图 4-例 1.1）
    三尖瓣根部下方右心室内疑似赘生物（图 4-例 1.2）
室间隔缺损（VSD）6mm（图 4-例 1.1），动态观察 VSD 周围组织模糊
卵圆孔未闭（PFO）：发现 PFO（图 4-例 1.3）
心脏瓣膜功能
    主动脉大量反流（图 4-例 1.4A）
    二尖瓣少量反流（图 4-例 1.4B）：术前超声心动图为少、中量反流
    三尖瓣中量反流（图 4-例 1.4C）：术前超声心动图为少量反流
左心室射血分数（EF）肉眼动态评估为 45%；M-型超声测定为 44%（图 4-例 1.5）
右心室游离壁中、远段运动减弱
左、右心室均增大

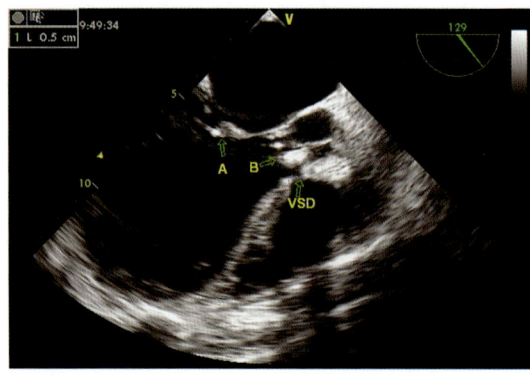

图 4-例 1.1 主动脉瓣赘生物（箭头 B）和二尖瓣赘生物（箭头 A）。VSD，室间隔缺损。

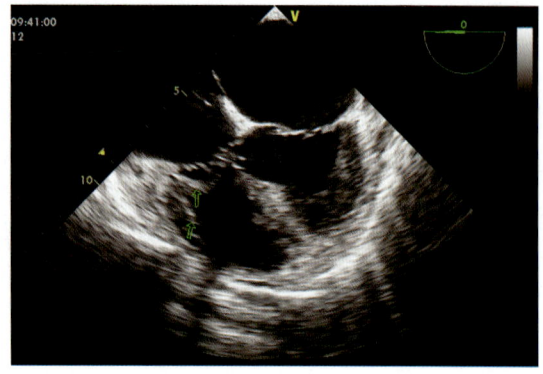

图 4-例 1.2 三尖瓣根部下方右心室内疑似赘生物（箭头）。

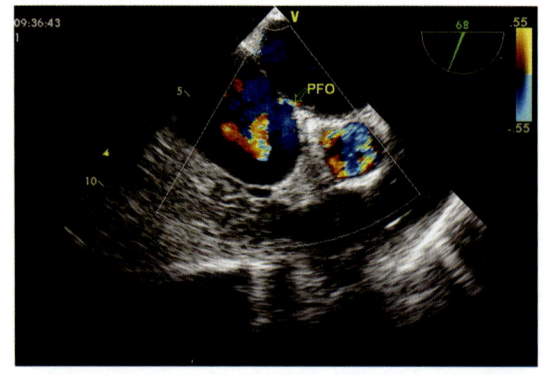

图 4-例 1.3 食管中段双房腔静脉平面。彩色多普勒示有血流经房间隔从左心房流入右心房。PFO，卵圆孔未闭。

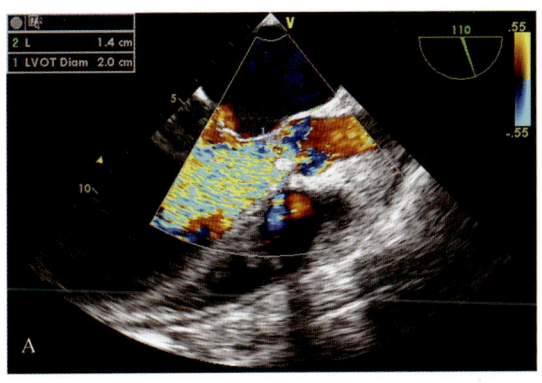
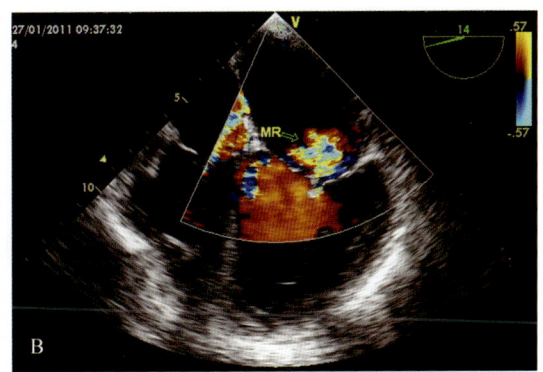
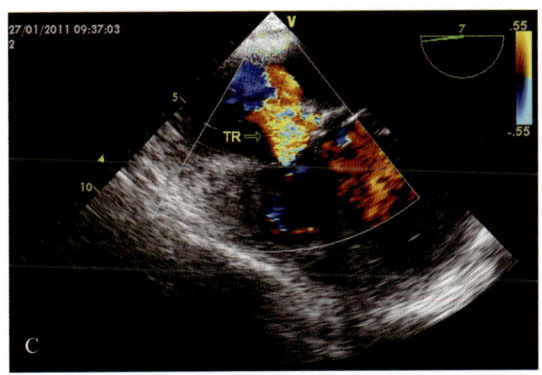

图 4-例 1.4　彩色多普勒对瓣膜功能的判断。A. 主动脉瓣大量反流。B. 二尖瓣少量反流。MR，二尖瓣反流。C. 三尖瓣中量反流。TR，三尖瓣反流。

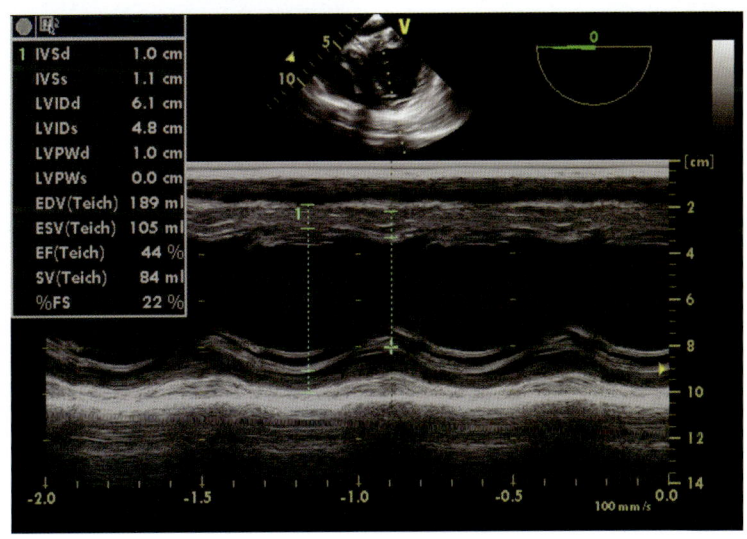

图 4-例 1.5　M 型超声测定 EF

麻醉监测方案思考：
　　因大量主动脉瓣反流，心衰症状明显，术前 EF 为假性正常，心功能的判断困难，应采用 PAC 监测，但因术前脑梗，术中 TEE 见多处赘生物（包括右心室可疑赘生物），为了避免操作导致赘生物脱落引起栓塞，决定术前不放 PAC，用 TEE 全程监测，手术结束后再放 PAC。

【手术方案】 赘生物清除；VSD＋PFO 修补；AVR＋MVR＋三尖瓣成形（TVP）。

【术中经过】 入室桡动脉血压（BP）142/62mmHg，心率（HR）106 次/分。麻醉诱导气管插管后，体外循环（CPB）前，收缩压（SBP）88～102mmHg，舒张压（DBP）42～56mmHg，HR104～118 次/分，中心静脉压（CVP）12mmHg，动脉血氧饱和度（SpO$_2$）100%。升主动脉阻断 300min，开放升主动脉后心脏自动复跳，窦性心律，HR 128 次/分，调整循环时心脏胀，心脏收缩无力，BP 94/86mmHg，CPB 流量 3000ml，TEE 经胃中段短轴平面示左室基本不收缩，M-mode 测定 EF 9%（图 4-例 1.6）。用多巴胺、多巴酚丁胺、肾上腺素、去甲肾上腺素调整循环 30min 后，EF 增加到 16%，BP 94/74mmHg，继续辅助 10min 后缓慢减流量，脱离 CPB。CPB 时间 6h 42min，CPB 辅助循环 85min。手术时间 12h，关胸 3h 45min。

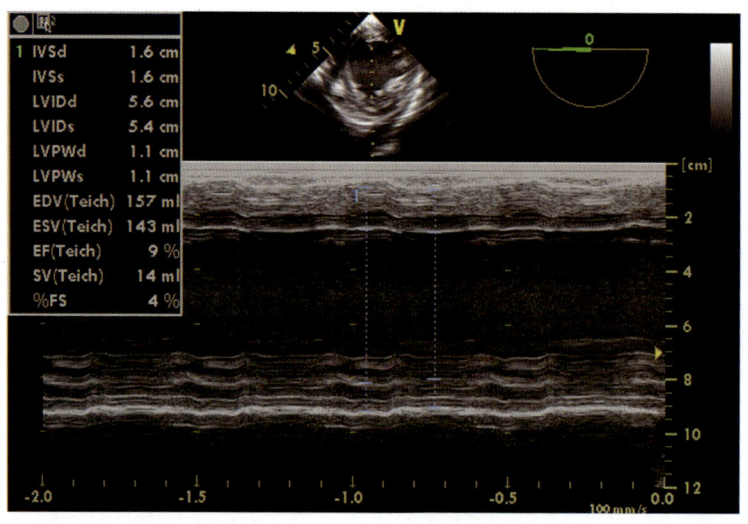

图 4-例 1.6　M 型超声测定 EF

手术完成后，脱离体外循环前、后的 TEE 所见：

赘生物全部清除
无残余 VSD，PFO 已闭合
主动脉机械瓣工作正常，无瓣周漏
二尖机械瓣工作正常，无瓣周漏
三尖瓣微量反流
左心室功能严重减弱
右心室功能正常（CPB 后曾有减弱，经处理恢复正常）

TEE 对脱离 CPB 前和 CPB 后对心室功能的动态监测与麻醉管理：

主动脉瓣和二尖瓣替换后，金属瓣膜影响食管中段四腔心（ME four chamber）、食管中段二腔心（ME two chamber）和食管中段主动脉长轴（ME LAX）等平面对心室功能的观察。术后主要采用经胃中段短轴（TG mid SAX）平面观察左心室运动功能和经胃右心室流入道（TG RV inflow）平面观察右心室功能。

脱离 CPB 前 TEE 示左心室运动改善，EF 24%（图 4-例 1.7），右心室收缩功能正常。BP 97/70mmHg，HR132 次/分。CPB 后即刻 TEE 示左心室运动继续改善，EF 33%（图 4-

例1.8），BP 96/58mmHg，CVP 8mmHg，HR134次/分，SpO$_2$ 100%。给鱼精蛋白后 TEE 示左室运动进一步改善，EF 35%（图4-例1.9）。此后，由于外科止血反复压迫心脏，导致血压下降，脉压差减小，TEE 观察到左、右心室功能减弱，经提高血压处理，TEE 示右心室功能恢复正常，左心室功能有改善。该病例在心脏复跳后的 CPB 辅助循环期间、脱离 CPB 前、CPB 后均完全依靠 TEE 指导用药来调整心功能、维持血流动力学稳定。

手术结束后放置 PAC 管，肺动脉压（PAP）48/17（25）mmHg，肺动脉楔压（PCWP）15mmHg，BP 101/81mmHg，CVP 9mmHg。术后恢复顺利，10天后出院。

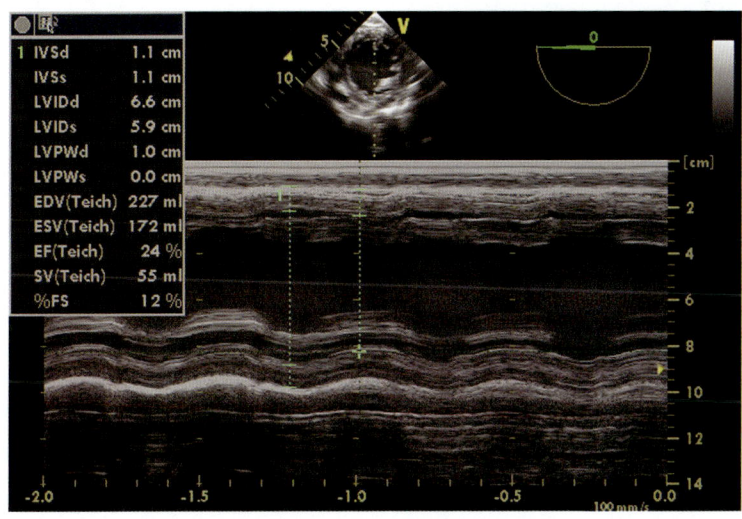

图4-例1.7　M型超声测定 EF

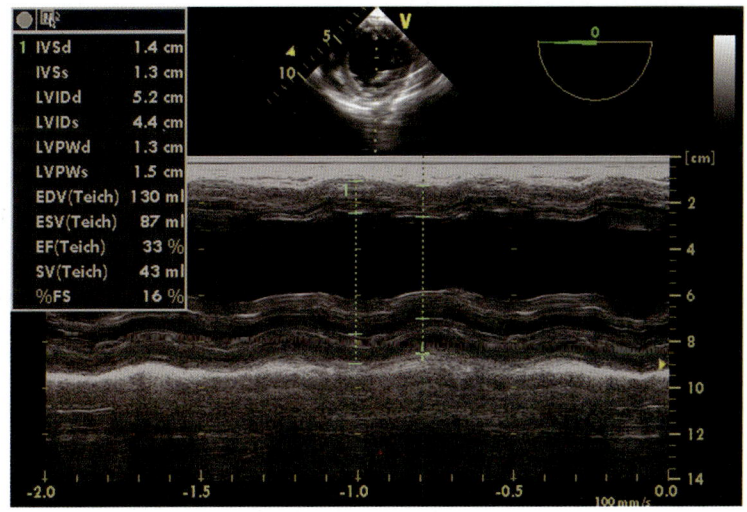

图4-例1.8　M型超声测定 EF

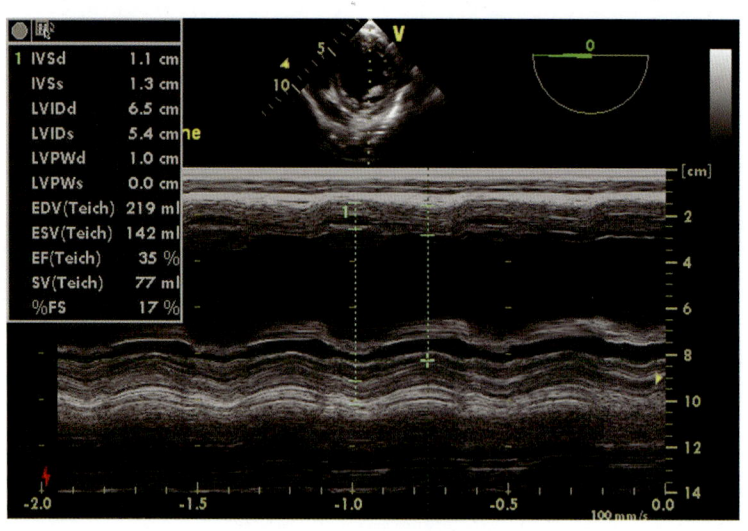

图4-例1.9　M型超声测定EF

病例2

【病史】　活动后胸痛、气短5个月。胸痛发作持续3～5min，休息后自行缓解。

【超声心动图】　主动脉瓣二瓣化畸形，主动脉瓣中度狭窄，平均跨瓣压差45mmHg，收缩期跨瓣压差74mmHg。左心房37mm，LVEDD 52mm，室间隔厚13mm，左室后壁厚13mm，EF 62%。

【术前冠状动脉造影】　冠状动脉三支病变。

【手术】　拟行AVR+冠状动脉旁路移植术（CABG）

【术中经过】　麻醉诱导气管插管后，行TEE检查，因左室壁增厚，需了解有无SAM征，结果排除SAM征（图4-例2.1）。在低温体外循环下行主动脉瓣生物瓣置换和冠状动脉旁路移植术，手术顺利。脱离体外循环前，TEE示人工瓣膜开闭功能正常，无瓣周漏，左心室收缩功能正常，EF>55%，左心室腔接近左心室流出道（LVOT）处血流速度加快（图4-例2.2），考虑因左心室肥厚引起。脱离体外循环后，BP 110/69（78）mmHg，CVP 5mmHg，HR 82次/分。10min后，血压突然下降至80/46（58）mmHg，HR 80次/分，TEE示SAM征（图4-例2.3），补充容量100ml后BP回升至108/54（71）mmHg，CVP 5mmHg，HR 80次/分。

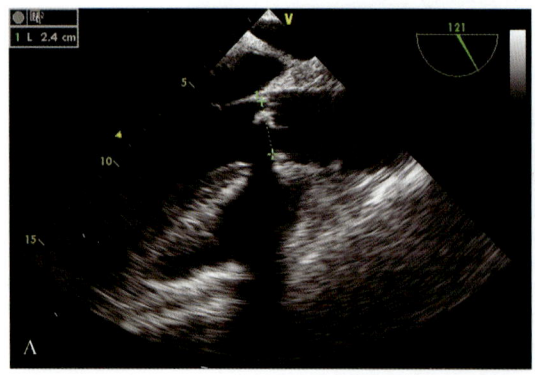 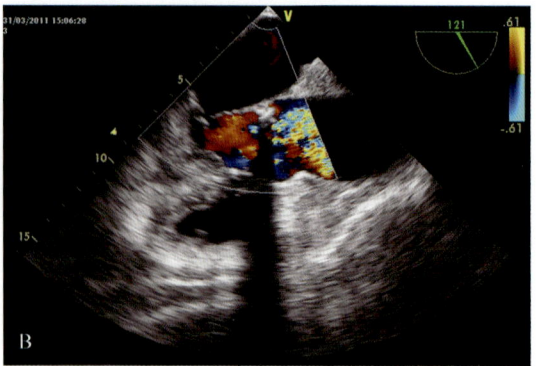

图4-例2.1　ME AV LAX平面观察术前有无SAM征。A. 2D超声心动图显示无SAM征，主动脉瓣环直径2.4cm。B. 彩色多普勒超声显示左心室流出道无狭窄，二尖瓣无反流。

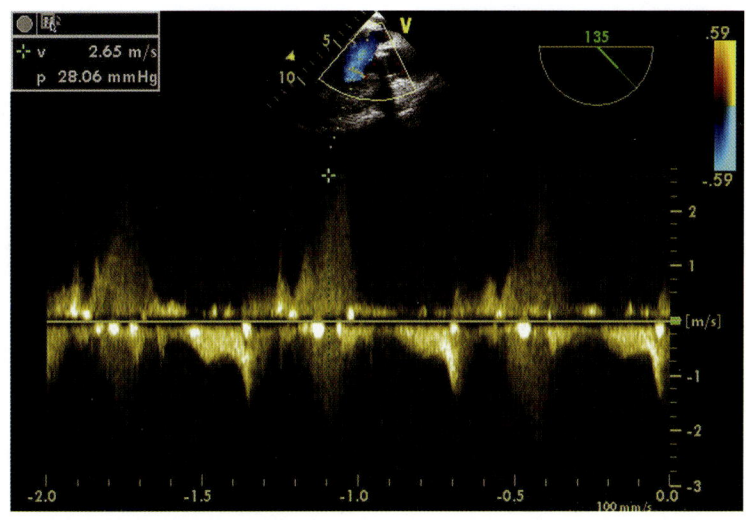

图 4-例 2.2　左心室靠近流出道血流的连续多普勒频谱图。显示血流速度增快。

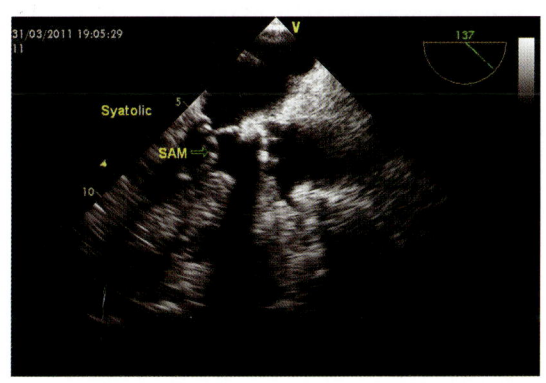

图 4-例 2.3　ME AV LAX 平面。主动脉瓣膜置换术后的 2D 超声心动图显示 SAM 征。SAM，收缩期二尖瓣前叶前向运动。

问题分析：

重度主动脉瓣狭窄（AS）患者，通常伴有左心室壁增厚，术中可能发生 SAM 征（收缩期二尖瓣前叶前向运动）。手术前，由于 AS 导致外周阻力大，阻止了 SAM 征的发生。主动脉瓣瓣膜置换术后，外周阻力减小（相对于术前），如果左心室收缩功能正常或增强，当容量稍不足时就容易出现 SAM 征，导致血压下降。

【TEE 预测术后 SAM 征】　TEE 观察到以下几点时，预示术后容易出现 SAM 征：

1. 左心室室间隔肥厚。
2. 左心室收缩功能正常。
3. 术后左心室腔接近 LVOT 处血流速度加快。

【术后 SAM 征的预防、诊断与治疗】

1. 预防：①术后应注意补充容量，预防 SAM 发生。
　　　　②术后不使用增加心肌收缩力的药物。
2. 诊断：TEE 通过二维超声心动图观察到收缩期二尖瓣前叶前向运动（SAM 征），导致左心室流出道狭窄，血流通过受阻，严重时可见二尖瓣关闭不全。
3. 治疗：①给予容量负荷。

②如果容量负荷补充较慢，血压过低时，单次静脉给予去甲肾上腺素，增加外周阻力（后负荷）。

参考文献

[1] Ozkan M, Ozdemir N, Kaymaz C, et al. Measurement of aortic valve anatomic regurgitant area using transesophygeal echocardiography: implications for the quantitation of aortic regurgitation. J Am Soc Echocardiogr, 2002, 15: 1170.

[2] Perry GJ, Helmcke F, Nanda NC, et al. Evaluation of aortic insufficiency by Doppler color flow mapping. J Am Coll Cardiol, 1987, 9: 952.

[3] Quinones MA, YOUNG JB, Waggoner AD, et al. Assessment of pulsed Doppler echocardiography in detection and quantification of aortic and mitral regurgitation. Br Heart J, 1980, 44: 612-620.

[4] Otto C. Valvular regurgitation: diagnosis, quantitation, and clinical approach. In: Textbook of Clinical Echocardiography. Otto CM (editor). Philadelphia: WB Saunders, 2000: 265.

[5] Bergquist BD, Leung JM, Bellows WH. Transesophageal echocardiography in myocardial revascularization: I. Accuracy of intraoperative real-time interpretation. Anesth Analg, 1996, 82 (6): 1132-1138.

[6] Harris SN, Luther MA, Perrino AC. Multiplane transesophageal echocardiography acquisition of ascending aortic flow velocities: a comparison with established techniques. J Am Soc Echocardiogr, 1999, 12: 754-760.

[7] Richards KL. Assessment of aortic and pulmonic stenosis by echocardiography. Circulation, 1991, 84: 1182-1187.

[8] Baumgartner H, Hung J, Bermejo J, et al. Echocardiographic assessment of valve stenosis: EAE/ASE recommendations for clinical practice. J Am Soc Echocardiogr, 2009, 22: 1-23.

第五章

二尖瓣反流与二尖瓣狭窄

赵晓琴

二尖瓣分前叶和后叶两大部分，前叶又分 A1、A2、A3 三部分，后叶分 P1、P2、P3 三部分。TEE 观察二尖瓣结构和功能的常用平面有：

1. ME five chamber 平面：观察二尖瓣的 P1/P2 和 A1/A2（图 5-1A）。
2. ME four chamber 平面：观察二尖瓣的 P2/P3 和 A2/A3（图 5-1B）。
3. ME mitral commissural 平面：观察二尖瓣的 P1、A2 和 P3 部分和瓣叶交界区（图 5-1C）。
4. ME two chamber 平面：观察二尖瓣的 A1、A2 和 P3（图 5-1D）。
5. ME LAX 平面：观察二尖瓣的 A2 和 P2 部分（图 5-1E）。
6. TG basal SAX 平面：观察二尖瓣前叶（包括 A1、A2 和 A3）、二尖瓣后叶（包括 P1、P2 和 P3）、二尖瓣前外侧交界和二尖瓣后内侧交界（图 5-1F）。
7. TG two chamber 平面：观察二尖瓣前叶 A1、A2、A3 和后叶 P2、P3（图 5-1G）。

二尖瓣手术术中 TEE 监测评估内容见表 5-1。

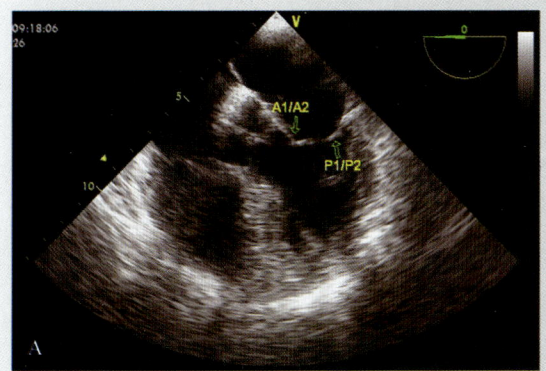
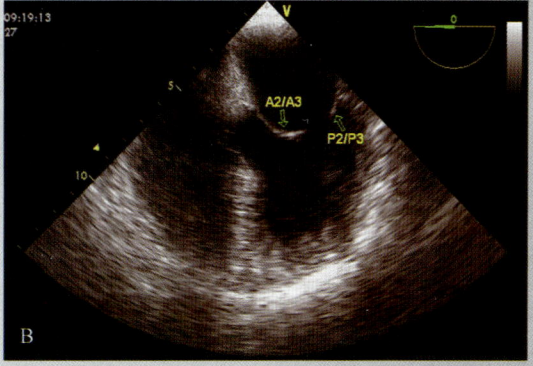

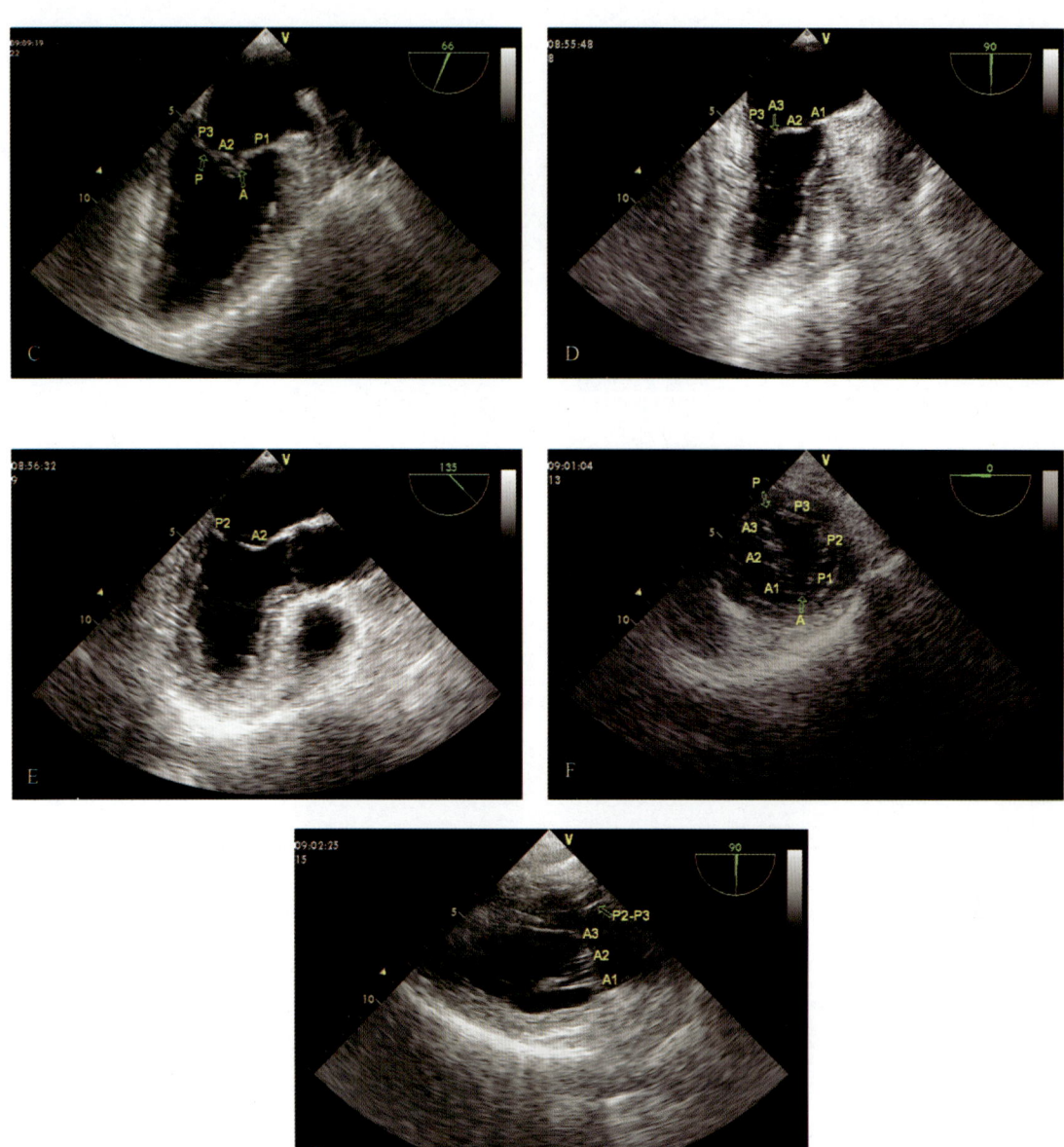

图 5-1 TEE 观察二尖瓣结构和功能的常用平面。A. ME five chamber 平面。观察二尖瓣后叶的 P1/P2 部分和前叶的 A1/A2 部分。B. ME four chamber 平面。观察二尖瓣后叶的 P2/P3 部分和前叶的 A2/A3 部分。C. ME mitral commissural 平面。观察二尖瓣的 P1、A2 和 P3 部分和瓣叶交界区。箭头 A 为前外侧交界；箭头 P 为后内侧交界。D. ME two chamber 平面：观察二尖瓣前叶的 A1、A2 部分和后叶 P3 部分。E. ME LAX 平面：观察二尖瓣前叶的 A2 部分和后叶的 P2 部分。F. TG basal SAX 平面：观察二尖瓣前叶（包括 A1、A2 和 A3）、二尖瓣后叶（包括 P1、P2 和 P3）、二尖瓣前外侧交界（箭头 A）和二尖瓣后内侧交界（箭头 P）。G. TG two chamber 平面：观察二尖瓣前叶 A1、A2、A3 部分和后叶 P2、P3 部分。

表 5-1　二尖瓣手术的 TEE 评估

二尖瓣病变病因
二尖瓣功能损害程度
心脏其他瓣膜和结构
其他瓣膜结构与功能
合并其他先天性或后天性心脏病
心室功能与心腔大小
监测脱离体外循环前的心脏、血管内排气和心室充盈情况
血流动力学不稳定的原因评估
评估手术效果

第一节　二尖瓣反流

一、二尖瓣反流病因

参与二尖瓣功能的结构包括二尖瓣环、二尖瓣叶、二尖瓣腱索和乳头肌。任何一部位受损均可导致二尖瓣反流（MR），常见病因有：
- 风湿性损害
- 感染性心内膜炎及赘生物形成
- 退行性变及钙化
- 左室过度扩张导致二尖瓣环扩大
- 外伤导致腱索断裂
- 缺血导致乳头肌坏死
- 心室肥厚导致二尖瓣前叶前向运动（SAM 征）
- 先天性畸形

二、评估二尖瓣反流程度

临床上只对 MR 进行半定量评估。超声多普勒是对 MR 进行半定量评估的主要方法[1-2]。

1. 2D 超声心动图

不能确定二尖瓣反流程度，但能了解 MR 的病变原因（风湿性、感染性、退行性、缺血性或先天性）、损害部位（二尖瓣环、二尖瓣叶、二尖瓣腱索或乳头肌）和病变严重程度，测定二尖瓣环大小，帮助确定手术方式（成形或瓣膜置换）。

2. 彩色多普勒

半定量评估 MR 程度的最常用方法。将 MR 分为轻度、中度和重度。通过对二尖瓣多个平面的观察确定：

（1）二尖瓣彩色反流束面积与方向（图 5-2）：反流束分为中心性和偏心性两种。对中心性反流束，通过超声机的"trace"功能键，测定反流束的花彩面积[3]或比较该花彩面积占左房面积的百分比，评估 MR 程度（表 5-2）。当左心房过大时，会低估 MR 程度；对于偏心性反流束，同样会低估 MR 程度。

(2) 二尖瓣彩色反流束起始部（最窄处）的宽度（图 5-3）：多个平面分别选择"color"键观察，寻找 MR 彩色反流束明显的平面，减小彩色多普勒"gain"，以消除背景干扰，同时选择"magnified"键或"zoom"键，减浅图像深度，确定反流束的起始部位，测定其宽度，了解 MR 程度（表 5-2）。该方法评估 MR 程度的准确性高于面积评估法[4-5]。

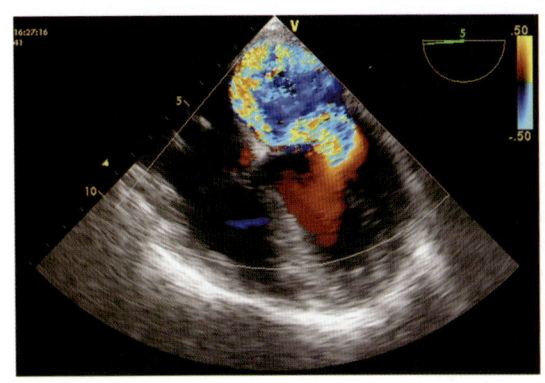

图 5-2 二尖瓣反流束的彩色多普勒频谱图显示反流束方向与面积。方向冲向房间隔的偏心性反流束，彩色反流束面积评估会低估二尖瓣反流程度。

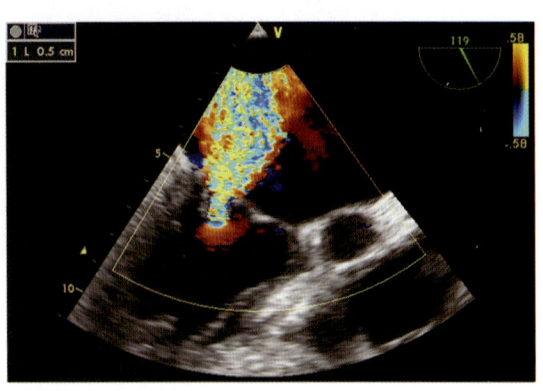

图 5-3 二尖瓣中心性反流束的彩色多普勒频谱图。测定二尖瓣彩色反流束起始部（最窄处）的宽度为 0.5cm。

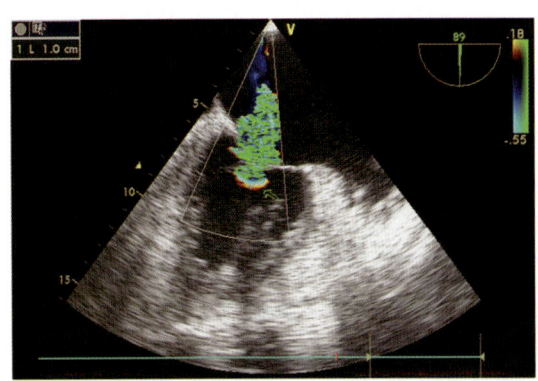

图 5-4 彩色多普勒显示二尖瓣反流口左室测的近端等速表面积（PISA）图像（箭头所指）。PISA 区是通过减小彩色多普勒的尼奎斯特限制和改变基线产生的伪像。PISA 区半径为 1.0cm。

(3) 用彩色多普勒近端等速表面积（PISA）法计算二尖瓣反流口面积（EROA）和二尖瓣反流量（RV_{MR}），评估 MR 严重程度[6-8]。当左心室血流通过反流口进入左心房时，由于反流口较小，血流速度加快。选择彩色多普勒观察二尖瓣反向血流，通过减小彩色多普勒的范围（scale）和改变基线，使加速的血流速度超过彩色多普勒的尼奎斯特限制，出现色彩伪像（详见第一章彩色多普勒伪像），表现为一半球形的伪像色彩区盖在二尖瓣口的左室面（图 5-4）。用"caliper"测定反流口中心到伪像区边界的距离得到半球形区的半径（r），伪像（半球体）表面积=$2\pi r^2$，伪像区的血流速度等于尼奎斯特限制值，伪像区的血流量=$2\pi r^2 \times$尼奎斯特限制。根据守恒定律，伪像区的血流量=通过反流口的血流量，即 EROA×二尖瓣反流束的峰值流速=$2\pi r^2 \times$尼奎斯特。峰值流速是通过 CW 获得二尖瓣反流束的频谱图，测定反流束的峰值流速。

$$EROA = \frac{2\pi r^2 \times 尼奎斯特限制}{反流束最大峰值流速}$$

根据血流量 = 血流通过部位的面积×血流速度-时间积分（VTI），二尖瓣的反流量（RV_{MR}）计算如下：

$$RV_{MR} = EROA \times VTI_{MR}$$

VTI_{MR} 为二尖瓣反流血流速度-时间积分，通过超声机的"trace"功能键描绘二尖瓣反流血流的 CW 频谱图轮廓而获得。

通过 RV_{MR} 可计算二尖瓣反流血流的反流分数（RF_{MR}）：

$$RF_{MR} = RV_{MR}/左室的每搏量（SV）$$

PISA 法评估二尖瓣反流测定较复杂，术中很少采用，主要用于科研。现代超声机可能配有软件系统，当测定伪像区的半径和反流束的峰值流速后，自动显示 EROA。

3. 频谱多普勒

用连续多普勒（CW）测定二尖瓣跨瓣血流，根据反流束（方向向上，即朝向探头）频谱图的密度和轮廓判断 MR 程度（表 5-2），频谱图致密且边界清楚，表明 MR 量大（图 5-5）。

用脉冲多普勒（PW）测定肺静脉血流，如果得到明显的收缩期反向血流（流入肺静脉）频谱图（方向向下，即血流背离探头），表明为大量 MR（图 5-6）。

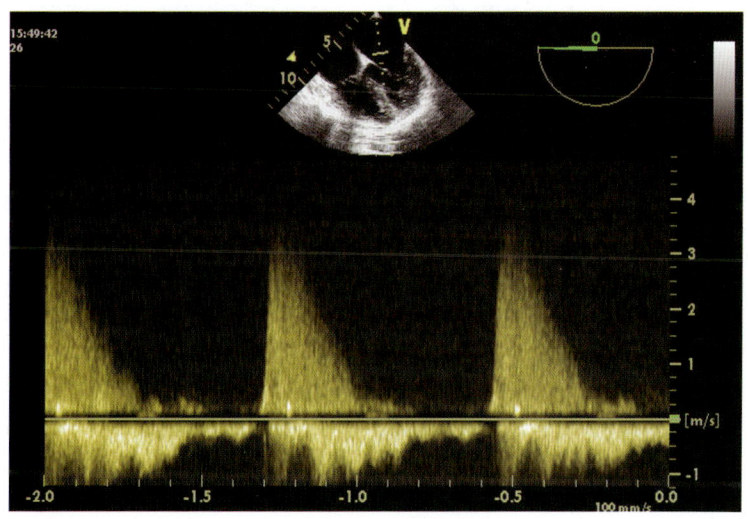

图 5-5　二尖瓣反流束的 CW 频谱图。二尖瓣血流反流束显早期高峰的三角形（匕首样），致密且边界清楚，表明为重度二尖瓣反流。

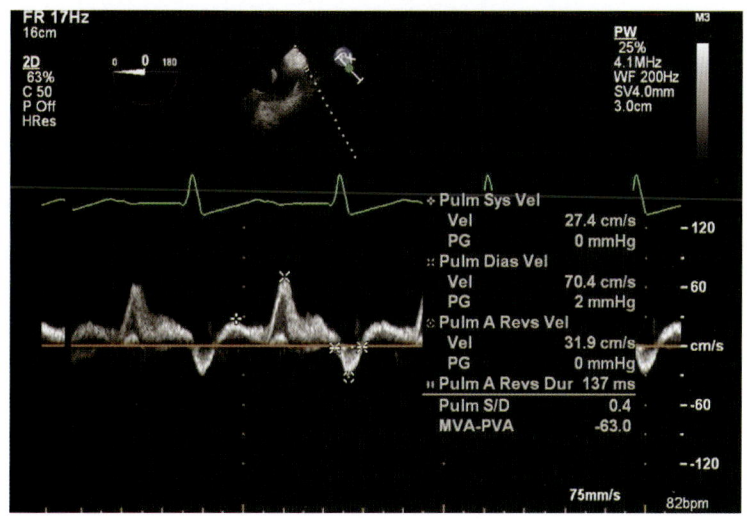

图 5-6　二尖瓣反流时肺静脉血流的 PW 频谱图。明显的收缩期反向血流 A 波（方向向下），血流速度为 31.9cm/s，表明为大量 MR。

值得注意的是，术中 TEE 评估二尖瓣反流程度时，因全麻可能导致低估[9]。

表 5-2 多普勒评估 MR 程度

指标	轻度	中度	重度
彩色多普勒			
MR 反流束面积	<3cm^2	3～6cm^2	>6cm^2
或	<4cm^2	4～8 cm^2	≥8 cm^2 *
MR 反流束面积/LA 面积	<20%	20%～40%	>40%
反流束起始部宽度	<0.3cm	0.3～0.7cm	>0.7cm
反流口面积（EROA）	<0.2cm^2	0.2～0.39cm^2	≥0.4cm^2
反流量（RV$_{MR}$）	<30ml	30～59ml	≥60ml
反流分数（RF$_{MR}$）	<30%	30～50%	>50%
连续多普勒（CW）			
反流束密度	稀疏不完整	致密	致密
反流束轮廓	抛物线型	抛物线型	早期高峰的三角形
脉冲多普勒（PW）			
肺静脉血流			收缩期反向血流

* 数据来自：Spain MG, Smith MD, Graybum PA, et al. Quantitative assessment of mitral regurgitation by Doppler color flow imaging: angiographic and hemodynamic correlations. J Am Coll Cardiol, 1989, 13 (3): 585-590.

三、评估心脏功能

1. 左心室收缩功能：通过 2D 超声在多个平面（包括 TG mid SAX）观察心腔大小和左心室壁运动，肉眼评估术前 LVEF 和术后 LVEF。急性中、大量 MR，心脏收缩功能可能减弱，但心腔大小正常；慢性中、大量 MR 导致心脏收缩功能减弱，左心房和左心室增大。心肌缺血导致的 MR，若因心脏扩大所致，可见左心室增大，收缩功能减弱；因乳头肌缺血坏死所致，可能有节段室壁运动异常。不管心功能是否受损以及受损程度，术前 EF 往往都高估左心室收缩功能，通过超声 CW 测定二尖瓣反流血流，计算 ΔP/Δt，或通过组织多普勒测定心肌的收缩功能进行综合判断，可能更接近实际左心室收缩功能状态。

除对左心室的观察外，还应观察手术前、后右室壁的收缩功能及心腔大小，是否存在三尖瓣反流，并估测肺动脉压。大量二尖瓣反流和/或伴心脏收缩功能严重受损时，可导致肺淤血，引起肺动脉高压，继而引起右心功能损害，出现右心室增大和三尖瓣反流。

2. 左心室舒张功能：了解舒张功能损害类型。

四、观察心脏排气和心室充盈情况

脱离体外循环前，观察各心房、心室、肺动脉和主动脉内气体是否排干净（图 5-7），尤其对心腔增大患者的排气，并观察各心腔充盈情况。

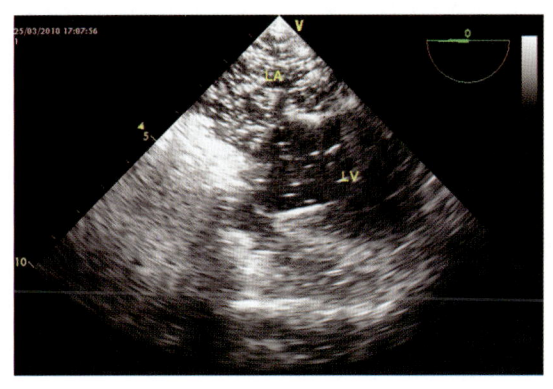

图 5-7　食管中段四腔心平面脱离体外循环前的 2D 超声心动图。图像显示，右心房和右心室充满大量固定状态气体，左心房充满飘动状态的气体（气泡），气体量较右心系统少，左心室只有微量气泡。

五、评估手术效果（见第三节和第四节）

1. 瓣膜成形：2D 超声和彩色多普勒观察瓣膜闭合情况，有无残留 MR 及程度；有无二尖瓣狭窄（测二尖瓣前向血流速度）；有无二尖瓣前叶前向运动（SAM 征）；其他瓣膜功能状态。

2. 瓣膜置换：生物瓣或机械瓣的功能、跨瓣压差以及有无瓣周漏。相邻瓣膜功能情况。

第二节　二尖瓣狭窄

一、二尖瓣狭窄的病因

1. 风湿性瓣膜损害（图 5-8）：是二尖瓣狭窄（MS）的主要原因。

2. 少见病因：

（1）先天性瓣膜病变导致 MS。

（2）瓣膜淀粉样变。

（3）结缔组织疾病导致瓣膜损害。

3. 模拟二尖瓣狭窄：左房黏液瘤导致二尖瓣口堵塞（图 5-9）。

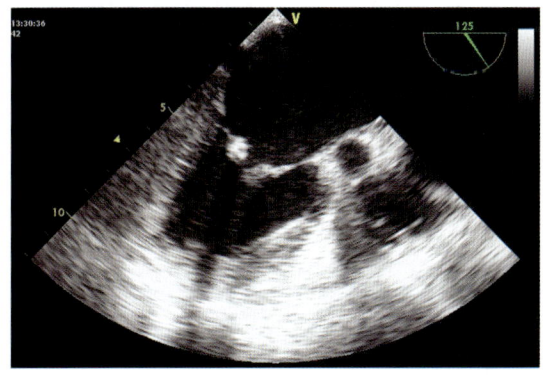

图 5-8　风湿性二尖瓣损害。从瓣尖开始的瓣叶增厚、钙化。

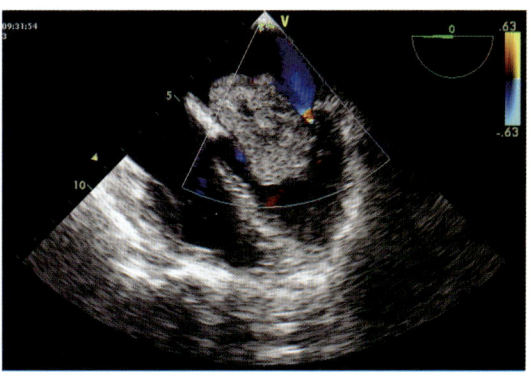

图 5-9　左房黏液瘤导致舒张期二尖瓣口堵塞

二、二尖瓣狭窄程度

1. 2D 超声心动图：了解二尖瓣形态改变严重程度（增厚、融合、钙化、挛缩）。在经胃基底短轴（TG basal SAX）平面，尽量显示清楚的二尖瓣口，在舒张期用"trace"功能测定二尖瓣口面积。由于很难清楚显示最狭窄的瓣口部位，一般不用此方法测定二尖瓣口面积（MVA）评估 MS。

2. 连续频谱多普勒：用 CW 测定二尖瓣的前向血流流速，评估 MS 严重程度：

（1）跨瓣压差：选择超声机的"trace"功能键，描绘整个二尖瓣前向血流的边界（E 波的开始点到 A 波的结束点），超声机软件系统自动报出平均血流速度和平均压差、最大血流速度和最大压差以及 VTI（图 5-10）。根据跨瓣压差，评估 MS 严重程度（表 5-3）。当左心室功能严重受损时，跨二尖瓣血流流速减慢，导致低估 MS 程度（图 5-10）。

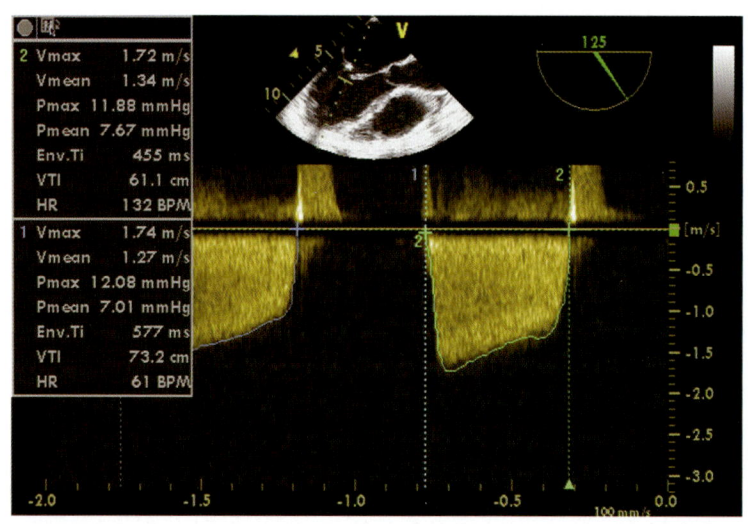

图 5-10 二尖瓣血流的 CW 频谱。通过"trace"功能键，描绘得到跨二尖瓣平均压差和最大压差。因房颤，图中测定 2 个血流，平均压差大于 7mmHg，综合判断为中度二尖瓣狭窄。图 5-8 与图 5-10 为同一患者，因 EF 低，平均压差低估二尖瓣狭窄程度。

（2）压力降半时间（PHT）：指舒张早期二尖瓣前向血流的最大压力下降到一半时所需要的时间。PHT 是了解 MVA，评估 MS 最常用的方法。PHT 为 220ms 时，二尖瓣瓣口面积为 1.0cm^2，瓣口面积越小，压力下降越慢，PHT 越长。选择测定"PHT"，第一测量点在"E"波的最高点，第二测量点在"E"波的最低点，超声机软件系统自动显示 PHT 值（图 5-11）。

通过公式，根据 PHT 可计算出 MVA：

$$MVA（cm^2）=220/PHT$$

正常 MVA 为 4～6cm^2，根据 PHT 计算的 MVA 值评估 MS 严重程度（表 5-3）。该方法的缺点：严重主动脉瓣反流（AR）阻碍二尖瓣前叶开放，使 PHT 越长，高估 MS 严重程度；房颤时需测定多个（3～5 个）前向血流的 PHT 取其平均值；心率过快导致 E 波和 A 波重叠，测定困难。

（3）根据快速充盈期的减速时间（DT）计算 MVA：是 PHT 的替代方法，但不如测 PHT 应用广泛。DT 的第一测量点在"E"波的最高点，第二测量点是沿"E"波下降斜面到达落在基线上。现在的超声机软件系统在测定 PHT 时，同时自动显示 DT 值（图 5-11）。利用 DT，通过公式计算 MVA：

$$MVA = 759/DT\ (ms)$$

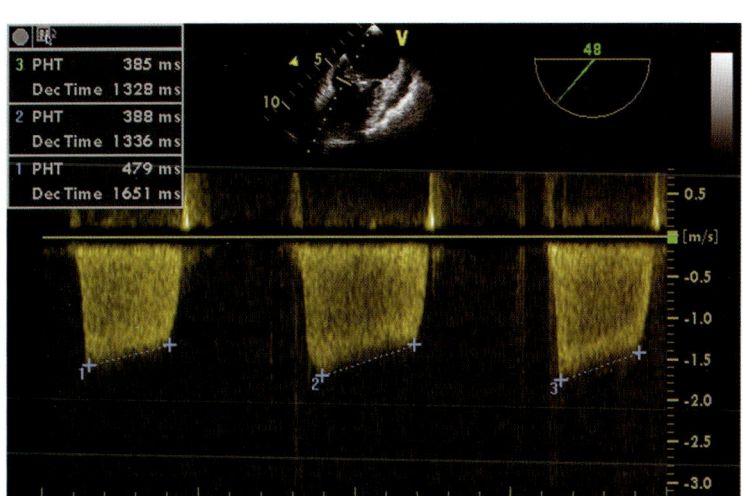

图 5-11 二尖瓣血流的 CW 频谱测定压力降半时间（PHT）。房颤心律，测定 3 个血流，PHT 均大于 220ms，计算二尖瓣口面积为 0.5cm²，表明重度二尖瓣狭窄。

（4）根据守恒定律计算 MVA：根据守恒定律，在没有 AR 和 MR 存在时，跨二尖瓣口的前向血流量与左心室的每搏血流量（SV）相等。MVA（cm²）= SV/VTI$_{跨二尖瓣}$。临床上，此方法较少采用。

3. 彩色多普勒结合连续多普勒计算 MVA（靠近聚集法）

选择彩色多普勒观察二尖瓣前向血流，通过减小彩色多普勒的范围（scale），使加速的血流速度超过彩色多普勒的尼奎斯特限制，出现色彩伪像（详见第一章彩色多普勒伪像），表现为一半球形的伪像色彩区盖在二尖瓣口的左房面（图 5-12）。用"caliper"测定二尖瓣口中心到伪像区边界的距离得到半圆形区的半径（r），伪像（半球体）表面积 = $2\pi \times r^2 \times \alpha/180$（α 为二尖瓣叶之间的夹角）。伪像区的血流速度等于尼奎斯特限制值。根据守恒定律，利用伪像表面积，即近处等速表面积（PISA）计算 MVA：

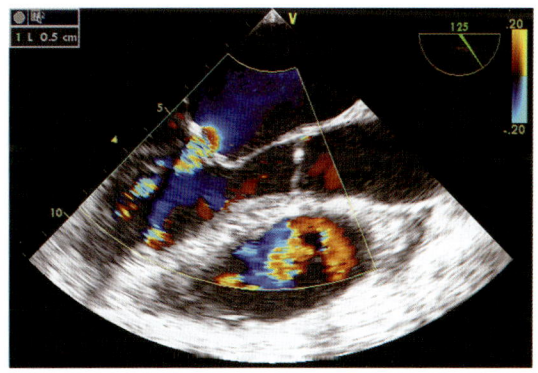

图 5-12 彩色多普勒评估二尖瓣口面积的靠近聚集法。减小彩色多普勒的范围（scale），得到血流等速区（半圆形盖在二尖瓣口的红色区），测定等速区的半径 r 为 0.5cm，尼奎斯特限制（等速区的血流速度）为 20cm。

$$MVA = PISA \times 伪像区的流速/跨二尖瓣口的峰值流速$$

伪像区的流速为屏幕右上角显示的彩色多普勒的尼奎斯特限制值。跨二尖瓣口的峰值流速是通过 CW 得到跨二尖瓣的前向血流，测定"E"波的最高点得到。存在 MR 时仍可用此方法计算 MVA。缺点是方法较复杂，因而不像测定 PHT 那样广泛应用。

表 5-3 评估二尖瓣狭窄的严重程度

超声指标	轻 度	中 度	重 度
平均跨瓣压差（mmHg）	<6	6～12	>12
PHT（ms）	100～150	150～220	>220
MVA（cm²）	1.5～2.2	1.0～1.5	<1.0

三、心脏及其他瓣膜

1. 左心房：左心房扩大，可见左心房血栓或左心耳血栓（图 5-13A）。由于左心房内血流速度减慢，可见显烟雾（smoking）状的超声自发显影（图 5-13B）。

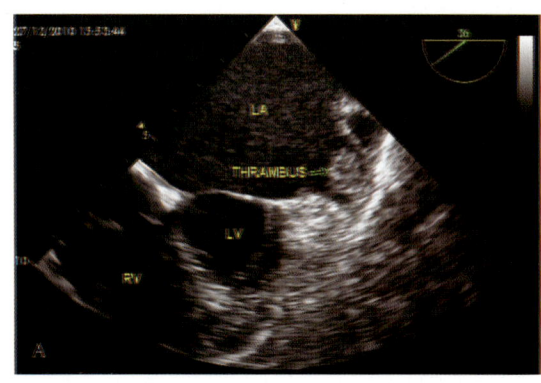 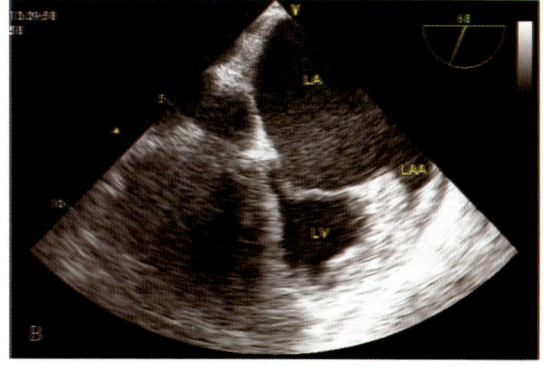

图 5-13 二尖瓣狭窄继发的左心房改变。A. 左心房增大，左心耳血栓。B. 左心房血流速度慢而显烟雾状。LA，左心房；LV，左心室；RV，右心室；THRAMBUS，血栓；LAA，左心耳。

2. 左心室：左心室腔可能较小，因此，术后前负荷补充不可过量，否则将导致左心功能不全。

3. 右心系统：右心室可肥厚和/或扩张，右心室扩大使三尖瓣环扩大（图 5-14A），导致功能性三尖瓣反流，反流量大时，右心房扩大（图 5-14B）。严重二尖瓣狭窄引起肺动脉高压，通过测定三尖瓣反流血流速度，得到平均压差和最大压差，加上中心静脉压，得到肺动脉压（图 5-15）。重度肺动脉高压时，右心室压力过度增大，在经胃中段短轴（TG mid SAX）平面可见室间隔平直，左心室显"D"字形。

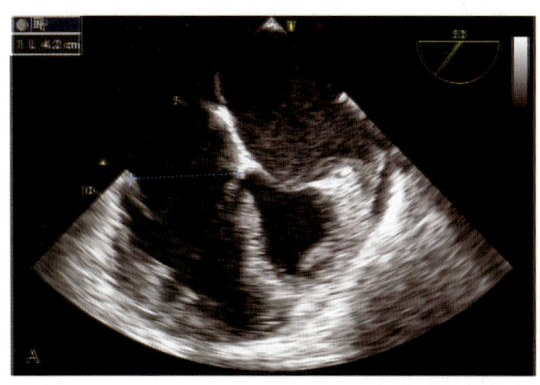 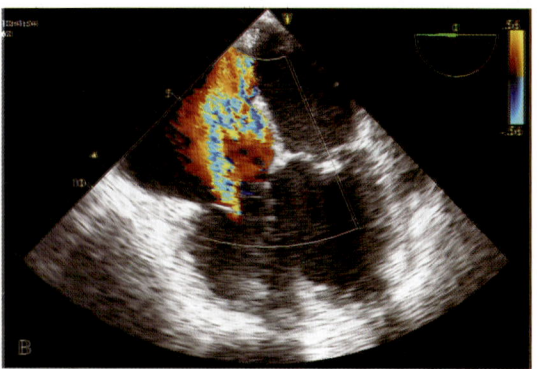

图 5-14 二尖瓣狭窄继发的右心系统变化。A. 右心室增大导致三尖瓣环扩大。B. 三尖瓣环扩大导致功能性三尖瓣反流（TR）和右心房扩大。

第五章 二尖瓣反流与二尖瓣狭窄

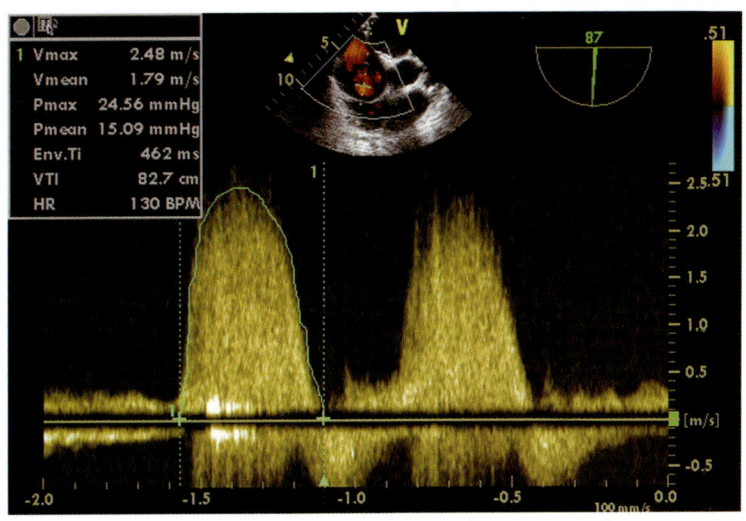

图 5-15 三尖瓣反流血流的 CW 频谱。通过"trace"三尖瓣反流的血流频谱图，得到平均跨瓣压差为 15mmHg，最大跨瓣压差约 25mmHg，该患者中心静脉压为 15mmHg。估计肺动脉平均压为 30mmHg，肺动脉收缩压为 40mmHg。

4. 合并 MR、AS 和/或 AR、TR：风湿性二尖瓣狭窄可合并二尖瓣反流和/或主动脉瓣功能损害。严重二尖瓣狭窄常常合并三尖瓣功能性关闭不全，导致三尖瓣反流（图 5-14B）。

四、术后评估

1. 左心室前负荷：TEE 观察前负荷时，应注意前负荷应与心腔大小和心功能状态相适应。

2. 左心室功能：术后左心室收缩功能可能发生变化，通过对多个平面进行肉眼观察，实时评估左心室收缩功能和 EF 值。

3. 心脏排气：术后评估左、右心房和心室、主动脉和肺动脉是否存在气体及气体量，在 TEE 观察下排气。

4. 手术效果：用 TEE 了解置换瓣膜的开放与关闭功能、跨瓣压差以及有无瓣周漏。

第三节 二尖瓣成形术

二尖瓣成形术（MVP）主要针对一些病因引起一定部位病变导致的 MR。对于 MS 病变，如果瓣膜没有钙化，以往采取交界区切开术，现在已被球囊扩张的内科介入技术取代[10]。本节只讨论对 MR 的 MVP。

一、二尖瓣解剖结构

1. 瓣叶：二尖瓣前叶占二尖瓣叶总面积的 70%～80%，分 A1（靠近前交界）、A2（中间部分）和 A3（靠近后交界）三部分；二尖瓣后叶占二尖瓣叶总面积的 20%～30%，分 P1（靠近前交界）、P2（中间部分）和 P3（靠近后交界）三部分。站在患者右侧，切开左心房后的外科视野，

A1、P1 在左侧，A3、P3 在右侧。TEE 的经胃左心室短轴基底（TG basal SAX）平面（图 5-1F），A1、P1 靠前（远离探头，位于图像下部），A3、P3 靠后（靠近探头，位于图像上部）。

2. **瓣环**：前叶瓣环占总瓣环长度的 30%，后叶瓣环占总瓣环长度的 70%。

3. **腱索**：

(1) 交界区腱索：由乳头肌发出连接在瓣叶交界区的腱索。

(2) 瓣叶腱索：一级腱索由乳头肌发出连接瓣叶边缘；二级腱索由乳头肌发出连接瓣叶体部；三级腱索：由后室壁发出连接瓣叶基部或瓣环。

4. **乳头肌**：分前乳头肌（又称前侧乳头肌）和后乳头肌（又称后中乳头肌）。前乳头肌由左冠状动脉的前降支和回旋支的分支供血；后乳头肌由右冠状动脉后降支的分支和/或左冠状动脉的回旋支供血。

5. **左心室壁**：有腱索直接从左心室壁发出。

二、TEE 在二尖瓣成形术中的作用

术中 TEE 对二尖瓣成形术具有重要的意义[11]。利用 2D 或三维（3D）、彩色多普勒和频谱多普勒，了解病因、病变程度、病变部位以及手术并发症，评估心脏功能和手术效果。

(一) 利用 2D 或 3D 超声，诊断病因与病变部位，帮助制订手术方案

1. **病因分析**：心肌缺血、扩张型心肌病、瓣膜退行性变、外伤、感染性心内膜炎引起的 MR，可进行二尖瓣成形。左心室流出道狭窄导致 SAM 征的 MR，不需处理二尖瓣，流出道疏通后 MR 自然消失。

2. **二尖瓣病变分析**：左心室扩大、二尖瓣环扩大、二尖瓣叶穿孔、腱索延长或断裂引起二尖瓣叶脱垂等导致的 MR 可进行 MVP。二尖瓣脱垂时，TEE 根据检查二尖瓣的 7 个平面，观察具体脱垂部位，如前叶或是后叶；若前叶，具体在 A1、A2 或是 A3；若后叶，具体部位是 P1、P2 或是 P3，导致二尖瓣脱垂的原因是腱索过长或是腱索断裂（图 5-16）等。乳头肌病变、坏死引起的 MR，行 MVP 的难度大、成功率低。左心室节段室壁运动异常而无腱索和乳头肌病变导致的 MR，如果术后心肌功能能够恢复，不必进行 MVP 处理。

MR 的功能分型：Carpentier 将 MR 分型如下[12]：

Ⅰ型：二尖瓣叶穿孔或二尖瓣环扩张导致的 MR，二尖瓣叶活动正常。

Ⅱ型：腱索延长或断裂、乳头肌延长或断裂，导致二尖瓣脱垂引起的 MR。常见于瓣膜退行性变。

Ⅲ型：二尖瓣叶活动受限，进一步分：

Ⅲa 型：收缩期和舒张期瓣叶活动均受限，常见于瓣叶风湿性改变；

Ⅲb 型：收缩期瓣叶活动受限，常见于缺血或扩张型心肌病引起乳头肌异位导致 MR。

近年来的文献表明，3D TEE 用于二尖瓣的病变分析比 2D TEE 更具优势[13]，能立体显示二尖瓣病变部位以及与相邻组织结构的关系。

3. **MVP 术后出现收缩期二尖瓣前叶前向运动（SAM）的危险性评估**：二尖瓣后叶或前叶面积过大、二尖瓣环小、乳头肌前向异位、二尖瓣与主动脉瓣之间的角度过小，MVP 术后均易出现 SAM 征。TEE 通过测定前叶长度（AL，即前叶瓣环到前后叶闭合点的距离）和后叶长度（PL，即后叶瓣环到前后叶闭合点的距离），计算二者比值（AL/PL），了解是否存在某

个瓣叶面积过大;测定二尖瓣瓣叶闭合点与室间隔之间的距离(C-sept),判断术后出现 SAM 的危险性。AL/PL≤1.3 时,容易出现 SAM 征;C-sept≤2.5cm 时,容易出现 SAM 征。而 AL/PL>3 或 C-sept>3.0cm 时,不容易发生 SAM 征。有条件进行 3D 超声分析时,能清楚显示二尖瓣脱垂的具体部位、二尖瓣前叶和后叶的面积(图 5-17)、二尖瓣与主动脉瓣之间的角度等,为选择手术方式,预防 MVP 后的收缩期二尖瓣前叶前向运动(SAM)提供重要资料。

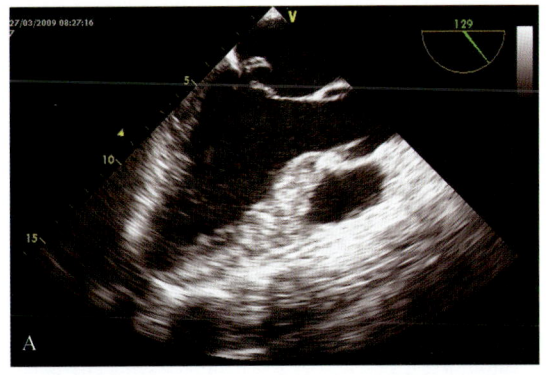
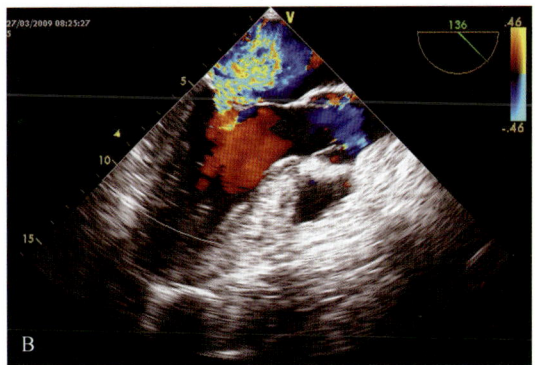
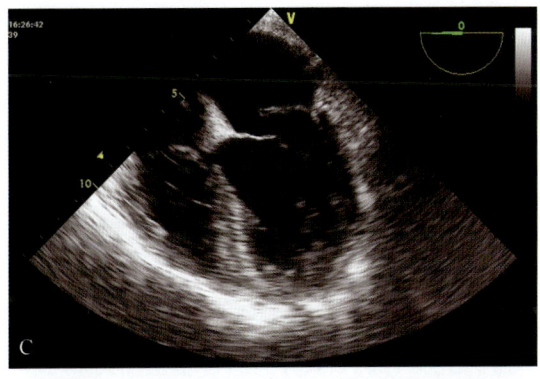

图 5-16 二尖瓣后叶脱垂。A. 2D 超声示腱索延长引起 P2 脱垂。B. 彩色多普勒示 P2 脱垂引起明显的二尖瓣反流。C. 2D 超声示腱索断裂引起 P2 脱垂。

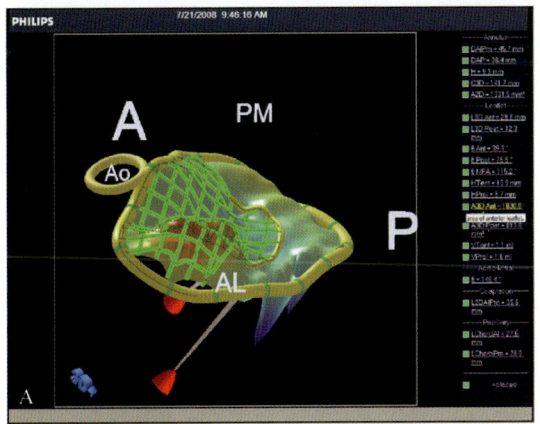
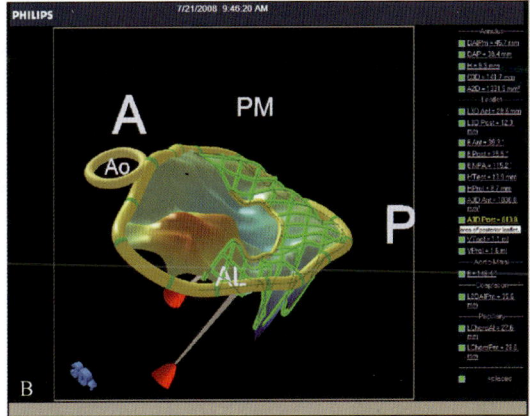

图 5-17 Philips 超声机的 3D TEE 重建后的二尖瓣叶图像。A. 二尖瓣前叶面积(网状标示部位)和前叶脱垂(红色显示部位)。B. 二尖瓣后叶面积(网状标示部位)。

(二)评估心脏其他病变

评估左心房大小、有无左心房血栓。评估主动脉瓣功能、三尖瓣功能和肺动脉压。

（三）评估心功能

MR 患者常伴心功能损害，尤其心脏扩大导致的 MR。术中肉眼多平面评估 EF 是临床实用而快速的诊断心脏收缩功能的方法。心脏收缩功能明显减低时，通过跨瓣压差评估 MR 会低估 MR 的严重程度。术后评估心脏收缩功能，指导血管活性药的应用。

（四）预测心肌存活

缺血性心脏病引起的 MR，若无瓣叶脱垂，往往因节段室壁运动减弱和/或左室扩大所致。节段室壁运动异常导致的 MR，如果心肌存活，冠状动脉旁路移植术（CABG）后，节段室壁运动改善，MR 自然减小，不需外科处理二尖瓣。为了制订手术方案，术中 CABG 前，采用多巴酚丁胺超声负荷试验，观察室壁运动能否改善，预测 CABG 后的室壁运动和 MR 改善情况，决定是否需要进行二尖瓣手术。心脏过度扩大导致二尖瓣环扩大或乳头肌异位时，存活心肌在 CABG 后对 MR 的改善可能不太明显。

（五）术后评估

1. 有无 SAM 征：二尖瓣后叶脱垂，采用四边形切除或未进行切除，残留后叶面积过大，放置二尖瓣人工环后可产生 SAM 征[14]（图 5-18），引起 MR。前负荷过少、给予增强心肌收缩力药物、应用扩张血管药均能引起或加重 SAM 征的严重程度，当解除这些因素后，TEE 观察发现 SAM 征仍持续存在并导致 MR 较重时，应进行手术矫正。完全保留后叶导致的 SAM 征，应进行四边形切除；瓣环较小或采用四边形切除后

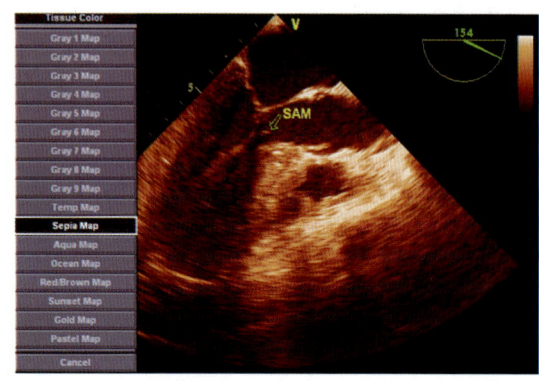

图 5-18　SAM 征（箭头所指）。SAM，收缩期二尖瓣前叶前向运动。

仍有 SAM 征时，外科应同时采用滑行技术[6]。对补充前负荷，停用增强心肌收缩力和扩血管的药物后，TEE 发现 SAM 征减弱，MR 仅微量或少量时，可给予 β 受体阻滞剂，再用 TEE 观察 MR 的改善情况，可不再需要手术矫正。

2. MVP 手术效果

（1）通过彩色多普勒判断有无残余 MR 和残余 MR 的程度，残留微量以下的 MR 表明手术效果佳。注意麻醉状态下可能影响心功能，心肌收缩力减弱时，会低估 MR 严重程度。

（2）用频谱多普勒测定二尖瓣前向血流速度，判断是否引起二尖瓣狭窄。

（3）3D 超声清楚显示 MVP 后的瓣环大小与形态、二尖瓣前叶和后叶的面积、瓣叶的闭合与开放功能等。

3. 观察左心室的节段室壁运动：二尖瓣环缝合时，可能损伤冠状动脉回旋支，新出现左心室侧壁或下后壁收缩运动异常，应对回旋支进行 CABG 术。

4. 观察主动脉瓣功能：前叶瓣环的缝合可能损伤主动脉的无冠瓣或左冠瓣，出现主动脉瓣反流（AR），应立即撤出缝合线，对仍不能矫正的明显 AR，需要进行 AVR 术。

5. 观察心内气体：脱离体外循环前，调整循环时，注意心脏排气。如果发现持续不断有气体进入心腔，应注意是否有房室沟的损伤。二尖瓣环钙化严重而进行了去除钙化、女性或老年患者更易发生房室沟损害。

三、二尖瓣成形外科技术

1. 补片修补：手术治疗感染性心内膜炎引起的二尖瓣叶穿孔。

2. 瓣环成形：治疗 Carpentier Ⅰ型和Ⅲb型 MR。

（1）使用人工瓣环纠正二尖瓣环扩大或变形引起的 MR。人工瓣环有半环和全环、软环和硬环几种类型供选择。

（2）常同时采用以下其他外科 MVP 技术，如瓣叶切除。

3. 瓣叶切除：用于治疗二尖瓣后叶脱垂引起的 MR。后叶脱垂的 MVP 常采用四边形切除，同时需放置二尖瓣环。

4. 瓣叶滑行技术：二尖瓣后叶四边形切除后，可出现收缩期二尖瓣前叶前向运动（SAM征），为了消除 MVP 后的 SAM 征，在二尖瓣后叶四边形切除的基础上采用的一种特殊外科技术[15]。

5. 腱索调转：用于治疗二尖瓣前叶脱垂。将相应部位的后叶腱索（常需切除该部分后叶）移植到前叶或将前叶的二级腱索移植到前叶脱垂部分的瓣叶边缘。前叶脱垂不能采用腱索缩短技术。

6. 乳头肌缩短：治疗腱索延长引起的 MR。

7. 人工腱索：治疗腱索断裂引起的 MR。

8. 双孔技术：治疗交界区反流或 MVP 后的残余反流（图 5-19）。

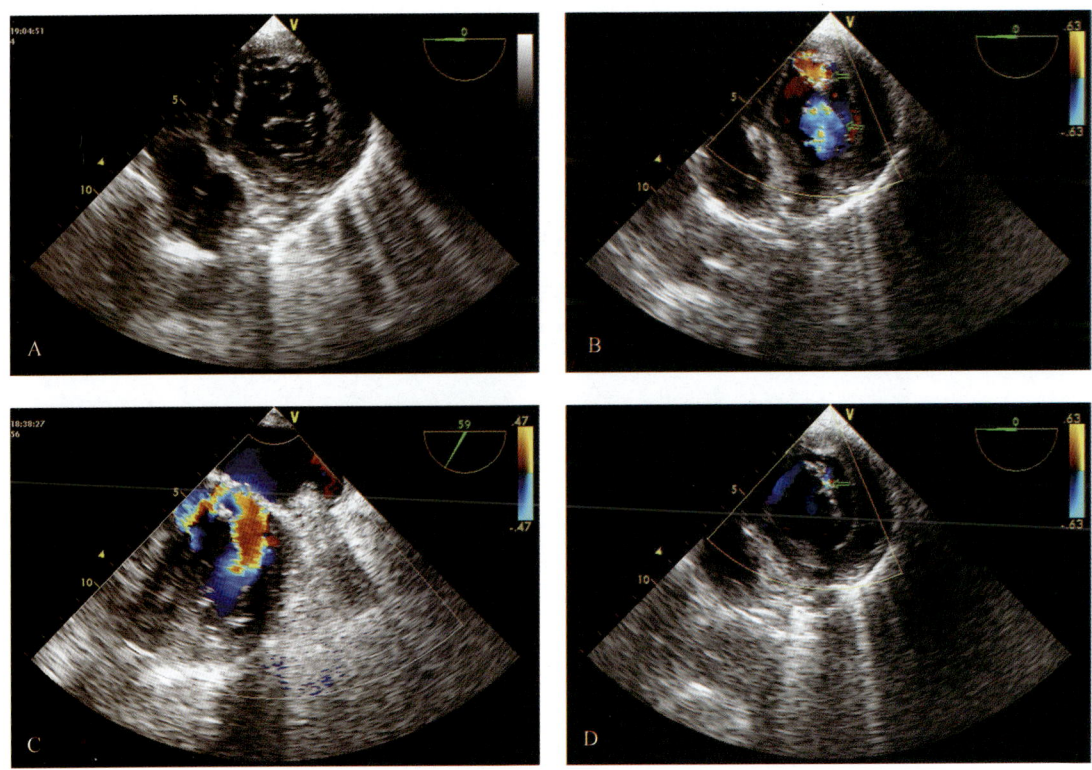

图 5-19 外科双孔技术二尖瓣成形后的超声图像。A. 经胃基底短轴平面。2D 显示二尖瓣双孔。B. 经胃基底短轴平面。箭头所指为彩色多普勒显示瓣膜开放时的血流。C. 食管中段交界区平面。彩色多普勒显示二尖瓣双孔血流。D. 经胃基底短轴平面。箭头所指为彩色多普勒显示瓣膜关闭时的微量二尖瓣反流血流。

病例分析

病例 1

【病史】 发现心脏杂音 20 年，活动后气短 8 年。

【超声心动图】 左心室舒张末径（LVEDD）45mm，左心房（LA）52mm，EF 63%。二尖瓣粘连，活动度严重受损，重度 MS，瓣口面积 0.7cm，关闭欠佳。三尖瓣少、中量反流，收缩期跨瓣压差 74mmHg。

【术前诊断】 二尖瓣重度狭窄，三尖瓣少、中量反流，肺动脉高压，房颤心律。

【手术】 二尖瓣膜置换（MVR），三尖瓣成形（TVP）术

【术中经过】 入室心律为房颤，室率 167 次/分，桡动脉收缩压为 115mmHg。麻醉诱导气管插管后，室率 165 次/分，桡动脉收缩压 84mmHg。静脉注射毛花苷 C 0.4mg，10min 后室率降至 138 次/分，桡动脉收缩压 87mmHg。20min 后，房颤，室率 124 次/分，动脉收缩压 94mmHg。此时，行 TEE 评估显示：二尖瓣活动度严重减小，重度 MS。左心室收缩功能严重受损，肉眼评估 EF 为 20%~25%，M 型超声测定 EF 为 20%（图 5-例 1.1）。

行二尖瓣机械瓣置换术后，静脉泵给多巴胺 5μg/（kg·min），窦性心律，心率 108 次/分，动脉血压 96/66（79）mmHg，TEE 示左心室收缩功能有改善，肉眼评估 EF 为 30%~35%，M 型超声测定 EF 为 35%（图 5-例 1.2），顺利脱离体外循环。

问题分析：

1. 分析术前超声心动图报告，术前评估的 EF 不准确。二尖瓣粘连、活动度严重受损，关闭欠佳时，一般常合并二尖瓣反流（MR）。重度 MS 情况下，左心室偏大（LVEDD 45mm），推定可能存在 MR。但术前超声彩色多普勒检查未提示有 MR，可能因左心室收缩功能严重减弱导致 MR 不明显。因此，推断术前 EF 高估了左心室收缩功能，术中需采用 TEE 监测左心室收缩功能。

2. 麻醉诱导前、后的血流动力学分析：麻醉诱导后，在与诱导前相同心率下，出现了血压下降；重度 MS，房颤伴快速性室率导致心室充盈困难。药物处理后，心率下降和血压

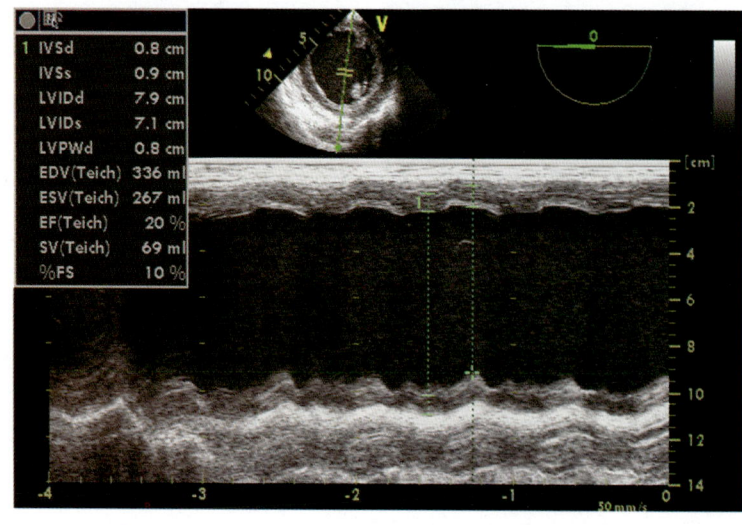

图 5-例 1.1　M 型超声测定瓣膜置换前 EF

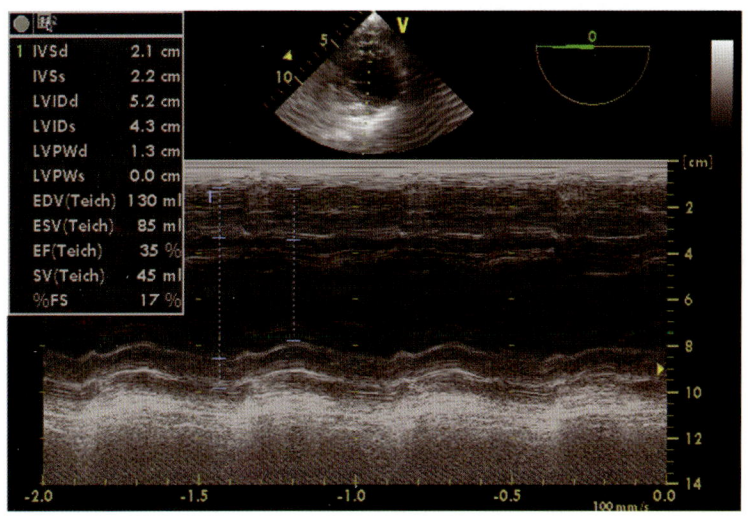

图 5-例 1.2　M 型超声测定瓣膜置换后 EF

升高不明显，提示可能存在心功能不全（代偿性心率快）。TEE 监测发现，左室充盈尚可、左心室射血分数明显减小（EF 20%～25%）。分析存在左心室收缩功能不全可能，同时，麻醉药物可能加重心脏收缩功能损害。

3. 术后转为窦性心律，TEE 显示在多巴胺作用下 EF 虽有改善，但仍然较低（EF 30%～35%），证明患者左心室收缩功能本身受损。

【提示】　术中利用 TEE 正确评估手术前、后左心室收缩功能，了解左心室收缩功能的动态变化，指导术中治疗。

病例 2

因风湿性二尖瓣重度狭窄，拟行二尖瓣瓣膜置换术。术前经胸壁超声心动图（TTE）示：二尖瓣重度狭窄，肺动脉高压，左心室舒张末径 32mm，LVEF 40%。术前心功能Ⅳ级。

【术中经过】　麻醉诱导气管插管后，放置肺动脉管（PAC）测定心排血量。心率 88 次/分时，PAC 测定心排血量（CO）为 1.8L/min，计算每搏量（SV）为 20ml。TEE 示 EF 35%～40%。二尖瓣瓣膜置换术后，在静脉泵入多巴胺 6μg/（kg·min）和多巴酚丁胺 6μg/（kg·min）情况下，TEE 示 EF 35%～40%，PAC 测定 CO 为 1.8L/min，HR 109 次/分，SV 16ml，中心静脉压（CVP）2mmHg。补充容量 100ml 后，CVP 上升到 5mmHg，CO 升至 2.0L/min，心率未变，SV 18ml，TEE 观察左心室充盈（前负荷）已足够。因血压低，静脉泵去甲肾上腺素 0.06μg/（kg·min）后，维持血压正常，有尿。

问题分析：

1. 因二尖瓣重度狭窄，舒张期左心室充盈明显减少，导致每搏量明显减少。PAC 测定 SV 或 CO 会低估左心室收缩功能。

2. MS 纠正后，在多巴胺和多巴酚丁胺作用下，EF 仍为 35%～40%，表明术后左心室收缩功能进一步受损。原因：可能因左心室小，MS 纠正后前负荷增加，加重了左心室功能的损害。

3. 因左心室小，需 TEE 观察左心室前负荷，不能完全以 CVP 和 SV 指导前负荷的补充。

4. 因左心室小，PAC 测定的 SV 绝对值与心室收缩功能相关性较差，SV 值会高估左心室收缩功能损害程度。在 MS 纠正后，PAC 测定 CO 计算的 SV<20ml，表明左心室收缩严重损害，而 TEE 评估 EF 为 35%~40%，表明左心室收缩功能中度受损。

【提示】 1. 该病例如果用 PAC 测定 CO 和 SV 评估心功能，在手术前和后均导致高估左心室收缩功能损害程度。因此，体外循环前、后均应采用 TEE 动态评估左心室收缩功能。

2. 对于左心室小的 MS 患者，术后除应用 TEE 观察心功能外，还应观察左心室充盈程度（前负荷）。

病例 3

因急性腱索断裂引起二尖瓣脱垂，导致二尖瓣大量反流，术前 TTE 示 EF 为 68%，患者心慌、气短等心衰症状明显，心功能Ⅳ级。

术中 TEE 肉眼评估 EF>55%，M 型超声评估 EF 为 67%（图 5-例 3.1）。TDI 测定 S2 为 11cm/s（图 5-例 3.2），预示 EF>55%。TEE 测定左心室流出道的前向血流量减少，计算 SV 为 40ml（图 5-例 3.3）。dP/dt 为 1067mmHg/ms，表明心室收缩功能可能异常（图 5-例 3.4）。

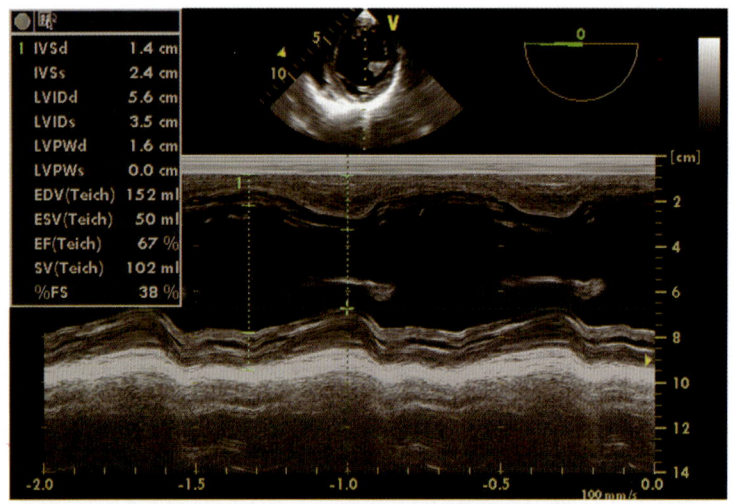

图 5-例 3.1　M 型超声测定瓣膜置换前 EF

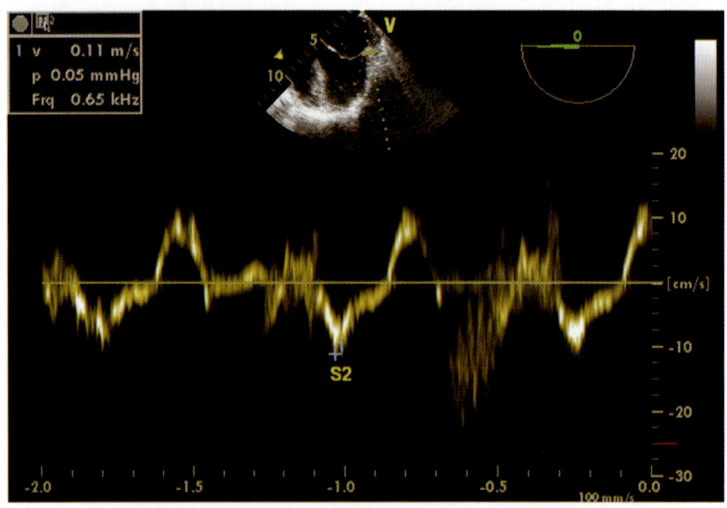

图 5-例 3.2　组织多普勒测定收缩期心肌组织运动速度

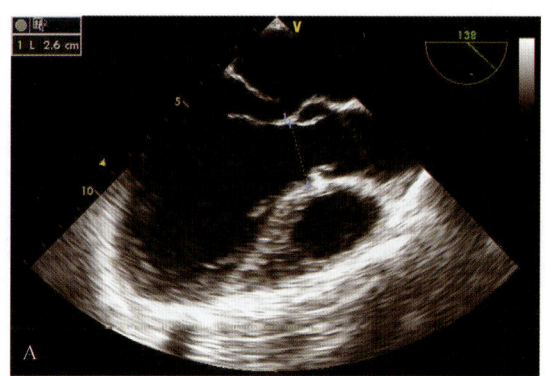

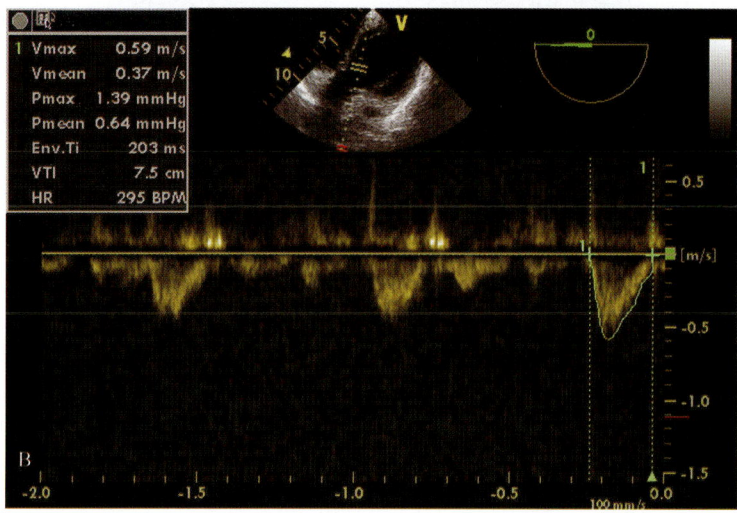

图 5-例 3.3　在左心室流出道（LVOT）测定并计算每搏量。A. 测定 LVOT 直径。B. 测定 LVOT 内的血流速度。SV ＝ π（D/2）^{2}×VTI＝3.14×1.3^2×7.5≈40ml。

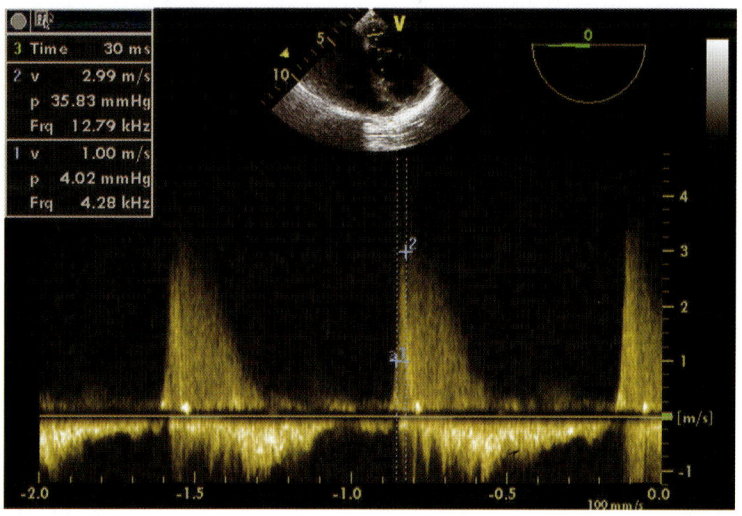

图 5-例 3.4　二尖瓣反流血流的连续多普勒图谱。测定血流速度 1m 上升到 3m 的时间（dt）为 30ms，用于 dP/dt 的计算。dP/dt＝（36－4）/30＝1067mmHg/ms。

体外循环后，静脉泵入多巴胺 6μg/（kg·min），TEE 肉眼评估 EF 为 40%～45%，M 型超声测定 EF 为 47%（图 5-例 3.5）。

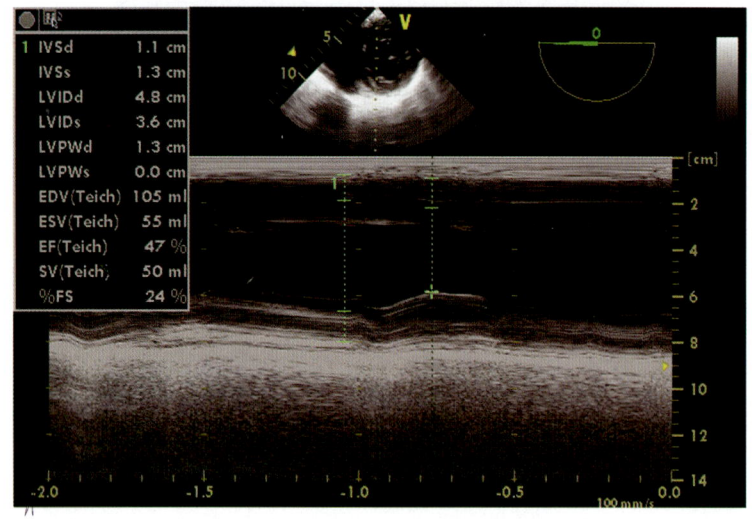

图 5-例 3.5　M 型超声测定瓣膜置换后 EF

问题分析：

1. 二尖瓣大量反流，术前 EF 明显高估左心室收缩功能；而 TEE 测定的 SV 和 CO 代表前向血流量，用 SV 指标可能低估左心室收缩功能，二者均不能判断真实的左心室收缩功能。此时，dP/dt 对左心室收缩功能的评估有意义。

2. 术后在多巴胺作用下，TEE 评估 EF 为 40%～45%，证实左心室收缩功能减弱。

3. 肉眼评估 EF 更准确，M 型超声测定可能因边界不清楚，测定点选择不十分准确（图 5-例 3.5）。

【提示】　1. 因二尖瓣大量反流，术前 EF 高估左心室收缩功能。

2. 大量二尖瓣反流时，SV 和 CO 仅代表到达体循环的血流量，不能评估左心室收缩功能。大量 MR 时，SV 和 CO 高估心脏功能损害程度。

3. 术后必须用 TEE 重估心功能，了解术后真实的左心室收缩功能。

4. 当左心室心内膜边界不清楚或有节段室壁运动异常时，肉眼评估 EF 比 M 型超声测定 EF 更准确。

参考文献

[1] Buck T, Plicht B, Wenzel RR, et al. Echocardiography flow quantification for determining the severity of heart valve insufficiency. Herz, 2002, 27 (3): 254-268.

[2] Kume T. Echocardiography is necessary to confirm the presence and severity of valvular heart disease. Kyobu Geka, 2007, 60 (8 Suppl): 647-652.

[3] Spain MG, Smith MD, Grayburn PA, et al. Quantitative assessment of mitral regurgitation by Doppler color flow imaging: angiographic and hemodynamic correlations. J Am Coll Cardiol, 1989, 13 (3): 585-590.

[4] Flachskampf FA, Frieske R, Engelhard B, et al. Comparison of transesophageal Doppler methods with angiography for evaluation of the severity of mitral regurgitation. J Am Soc Echocardiogr, 1998, 11 (9): 882-892.

[5] Frieske R, Engelhard B, Franke A, et al. Transesophageal Doppler echocardiography assessment of mitral valve insufficiency: Comparison of jet area, pulmonary venous flow profile, proximal jet diameter, maximal regurgitation flow rate and regurgitation orifice area with angiography. Z Kardiol, 1997, 86 (5): 346-353.

[6] Yamachika S, Reid CL, Savani D, et al. Usefulness of color Doppler proximal isovelocity surface area method in quantitating valvular regurgitation. J Am Soc Echocardiogr, 1997, 10 (2): 159-168.

[7] Lambert AS. Proximal isovelocity surface area should be routinely measured in evaluating mitral regurgitation: a core review. Anesth Analg, 2007, 105 (4): 940-943.

[8] Biner S, Rafique A, Rafii F, et al. Reproducibility of proximal isovelocity surface area, vena contracta, and regurgitant jet area for assessment of mitral regurgitation severity. JACC Cardiovasc Imaging, 2010, 3 (3): 235-243.

[9] Grewal KS, Malkowski MJ, Piracha AR, et al. Effect of general anesthesia on the severity of mitral regurgitation by transesophageal echocardiography. Am J Cardiol, 2000, 85 (2): 199-203.

[10] Bonow RO, Carabello B, De Leon AC, et al. ACC/AHA guidelines for the management of patients with valvular heart disease: executive summary. A report of the American College of Cardiology/American Heart Association Task Force on Practice guidelines (Committee on Management of Patients with Valvular Heart Disease). J Heart Valve Dis, 1998, 7: 672-707.

[11] Kulić M, Pandur S, Vila H, et al. Role of intraoperative transesophageal echocardiography in repair of mitral valve (our experience). Med Arh, 2005, 59 (4): 238-240.

[12] Carpentier A. Cardiac valve surgery—the "French correction". J Thorac Cardiovasc Surg, 1983, 86: 323.

[13] Qamruddin S, Naqvi TZ. Advances in 3D echocardiography for mitral valve. Expert Rev Cardiovasc Ther, 2011, 9 (11): 1431-1443.

[14] Gillinov AM, Cosgrove DM, Lytle BW, et al. Reoperation for failure of mitral valve repair. J Thorac Cardiovasc Surg, 1997, 113: 467.

[15] Jebara VA, Mihaileanu S, Acar C, et al. Left ventricular outflow tract obstruction after mitral valve repair. Result of the sliding leaflet technique. Circulation, 1993, 88: II 30.

第六章

三尖瓣与肺动脉瓣病变

赵晓琴

评估三尖瓣病变及右心系统的 TEE 平面有：

1. 食管中段四腔心（ME four chamber）平面：对右心系统的观察包括右心房、三尖瓣环、三尖瓣的后瓣或前瓣和隔瓣和右心室（图 6-1A）。

2. 食管中段右室流入-流出道（ME RV inflow-outflow）平面：观察右心房、三尖瓣环、三尖瓣的前瓣和后瓣、右心室流出道、肺动脉瓣和部分主肺动脉（图 6-1B）。在该平面，三尖瓣血流与超声束更接近平行，常用于 CW 对三尖瓣血流的定量测定。

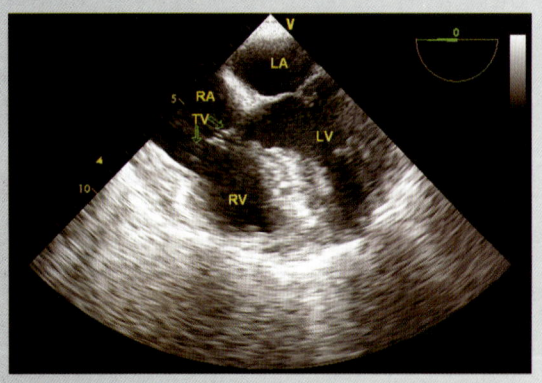 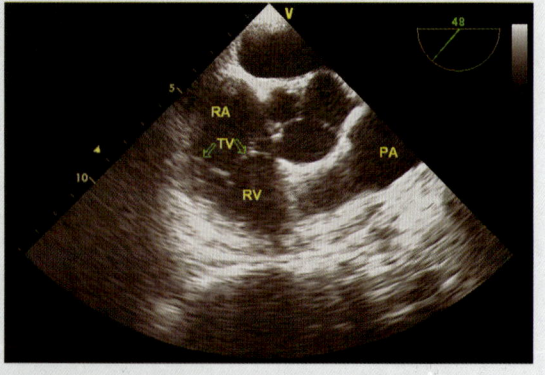

图 6-1A ME four chamber 平面：2D 超声心动图显示收缩期关闭的三尖瓣。RA，右心房；RV，右心室；TV，三尖瓣，包括三尖瓣的前瓣（左边向下箭头）和三尖瓣的隔瓣（靠室间隔，右边向下箭头）；LA，左心房；LV，左心室。

图 6-1B ME RV inflow-outflow 平面：2D 超声心动图显示收缩期关闭的三尖瓣。RA，右心房；RV，右心室；TV，三尖瓣，包括三尖瓣的前瓣（向左下箭头）和三尖瓣的隔瓣或后瓣（向右下箭头）；PA，肺动脉。

3. 食管中段双房腔静脉（ME bicaval）改良平面：得到 ME bicaval 图像后，继续增大多平面的角度至 120°～135°，可见左心房、右心房、房间隔、上腔静脉、三尖瓣环、三尖瓣和部分右心室（图 6-1C）。

4. 经三尖瓣短轴平面：得到经胃中段短轴（TG mid SAX）图像后，右转（顺时针）探头，适当调整深度后，得到三尖瓣短轴，可见三尖瓣的三个瓣叶（图 6-1D）。

5. 经胃右室流入道（TG RV inflow）平面：显示右心房、三尖瓣环、三尖瓣后叶和前叶、三尖瓣腱索、乳头肌和右心室（图 6-1E）。

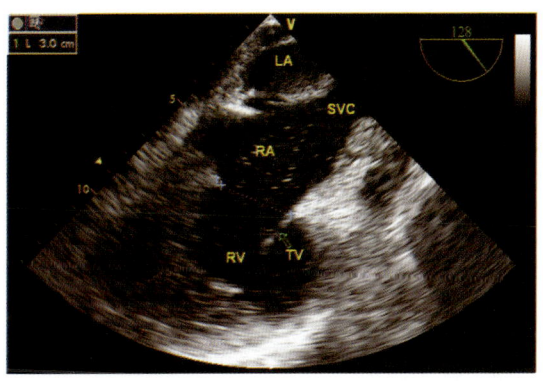 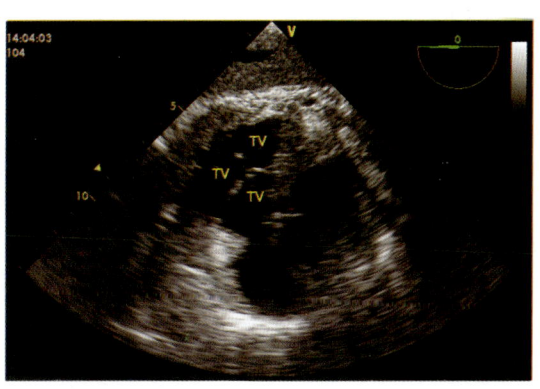

图 6-1C ME bicaval 改良平面。测定三尖瓣环直径为 3.0cm。LA，左心房；RA，右心房；SVC，上腔静脉；RV，右心室；TV，三尖瓣。

图 6-1D 经胃三尖瓣短轴平面。可见三尖瓣三个瓣叶。右上方瓣叶为后瓣，右下方瓣叶为隔瓣，左边瓣叶为前瓣。TV，三尖瓣。

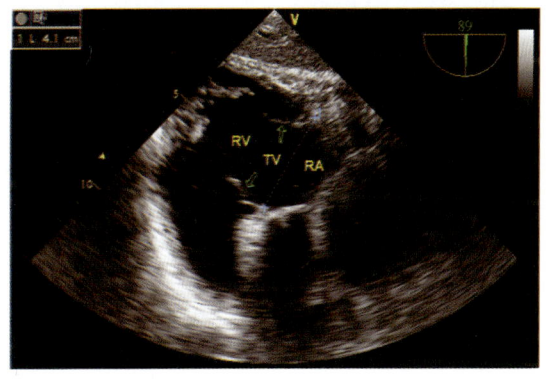

图 6-1E TG RV inflow 平面。测定舒张期三尖瓣环直径为 4.1cm。RA，右心房；RV，右心室；TV，三尖瓣（开放状态）。

第一节 三尖瓣反流

三尖瓣反流（TR）是常见的右心系统瓣膜损害。术中 TEE 的目的是了解 TR 病变原因和程度，制订手术方案；评估 TR 有关的其他心脏改变；评估 TR 术后的三尖瓣功能及心功能。

一、三尖瓣反流病因

1. **三尖瓣瓣环扩大**：为最常见原因。
2. **肺动脉高压或肺动脉瓣狭窄引起 TR**：为常见原因。

3. 风湿性病变：瓣叶增厚、挛缩，瓣叶交界区融合。引起的 TR 往往合并三尖瓣狭窄（TS）和二尖瓣损害或/和主动脉瓣损害。

4. 心内膜炎：三尖瓣叶或瓣环赘生物形成，导致 TR。

5. 类癌综合征：只有右心系统瓣膜受累，三尖瓣和肺动脉瓣增厚和纤维化，导致中、重度 TR，轻度 TS 和肺动脉瓣狭窄。

6. 三尖瓣下移畸形（Ebstein's anomaly，埃布斯坦畸形）：先天性疾病，三尖瓣位置异常（下移到右室），房化右心室。

二、寻找 TR 病因的 TEE 方法

部分正常人可存在中心性微少量 TR[1-2]。病理性 TR 中，右心室扩大或肺动脉高压引起的三尖瓣环扩大是常见的 TR 病因[3]。

1. 2D 超声

（1）观察右心室大小、测定三尖瓣环直径：了解 TR 的病因是否为右心室增大导致三尖瓣环扩大，测定三尖瓣瓣环直径的常用 TEE 平面是食管中段四腔心和食管中段右心室流入-流出道平面（图 6-2）。

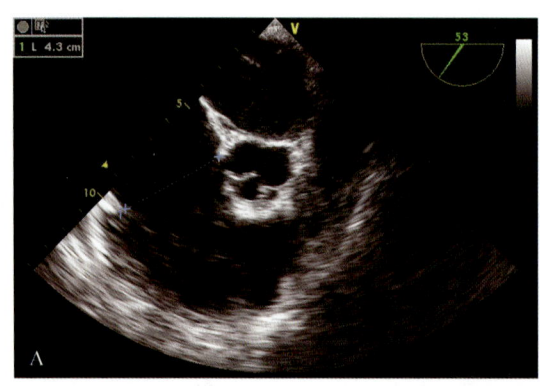 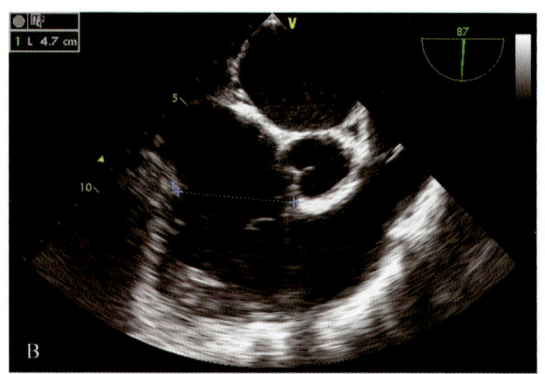

图 6-2 扩大的三尖瓣环。A. 测定三尖瓣后瓣（靠右心室游离壁）与前瓣（靠主动脉瓣）之间的瓣环直径为 4.3cm。B. 测定三尖瓣后瓣与隔瓣之间的瓣环直径为 4.7cm。

（2）观察瓣叶结构、位置和功能：瓣叶增厚、挛缩，瓣叶交界区融合为风湿性改变的瓣膜损害。三尖瓣位置下移导致的 TR 为先天性心脏病——埃布斯坦畸形。

（3）右室功能：右室壁运动明显减弱、不运动或反向运动时，可见收缩期三尖瓣叶不能完全闭合，引起 TR。

2. 频谱多普勒

测定三尖瓣反流血流的跨瓣压差，计算肺动脉压[4]。用 CW 测定 TR 血流速度，要求血流方向与超声束的方向平行，获得 TR 的 CW 频谱图后，通过超声机的"caliper"功能键测定最大流速，自动得到最大压差（图 6-3A），或通过"trace"功能键描绘 TR 血流的 CW 频谱图轮廓，超声软件系统自动显示平均跨瓣压差和最大跨瓣压差（图 6-3B）。平均跨瓣压差或最大跨瓣压差分别加上中心静脉压，得到估计的肺动脉平均压或肺动脉收缩压。通过肺动脉压的估测，了解三尖瓣环扩大是否因肺动脉高压引起。在慢性心衰时，仍然可通过 TR 评

估肺动脉压[5]。

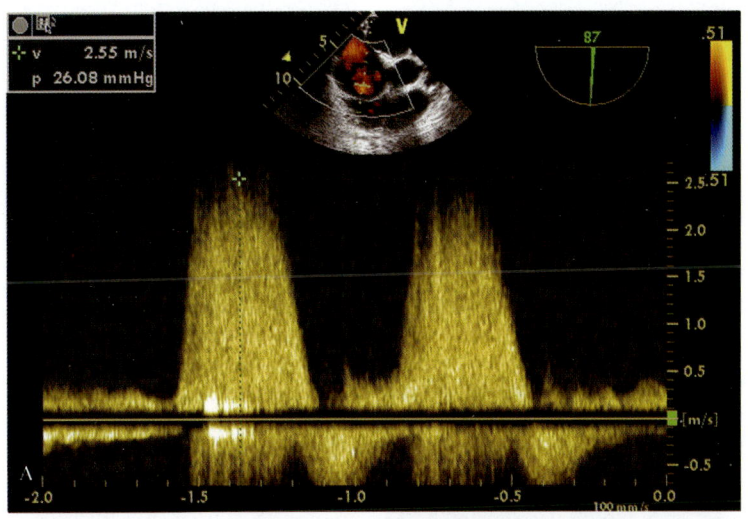

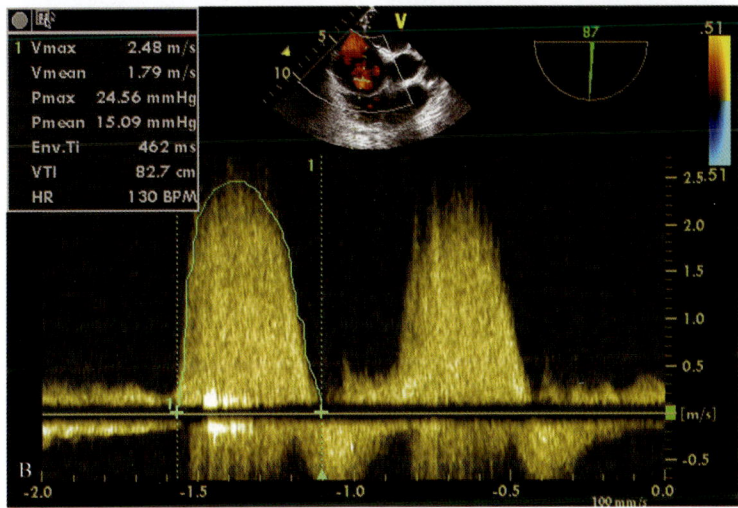

图 6-3　三尖瓣反流血流的 CW 频谱图，测定三尖瓣反流跨瓣压差。A. 测定三尖瓣反流血流的最大流速，得到最大跨瓣压差为 26mmHg。B. 描绘三尖瓣反流血流的 CW 频谱图轮廓，分别得到平均跨瓣压差 15mmHg 和最大跨瓣压差约 25mmHg。

三、评估三尖瓣反流程度

1. 2D 超声心动图：测定三尖瓣环直径＞4cm，表明严重 TR（图 6-2）。

2. 超声多普勒：利用超声多普勒半定量评估 TR 的严重程度[6]（表 6-1）。

（1）彩色多普勒：多个平面观察，测定 TR 束的面积[7]，评估 TR 束面积占右心房面积的比例（图 6-4），评估 TR 严重程度。右心房增大或偏心性 TR，用面积评估法容易低估 TR 程度（图 6-4）。另一方法是测定反流口的宽度，即彩色反流束起始部最窄处的直径（图 6-5），评估 TR 严重程度。

111

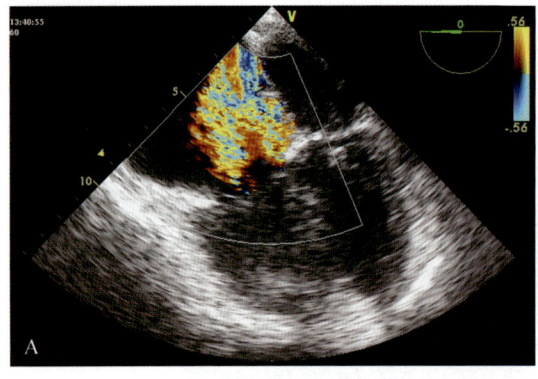
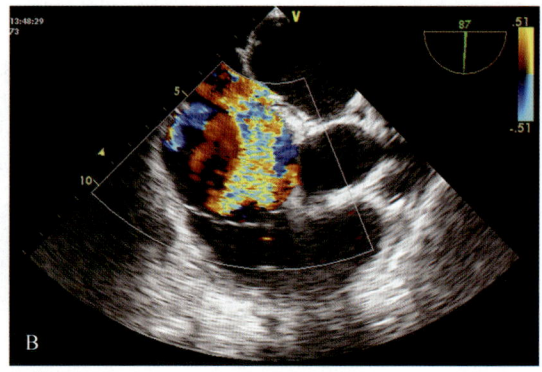
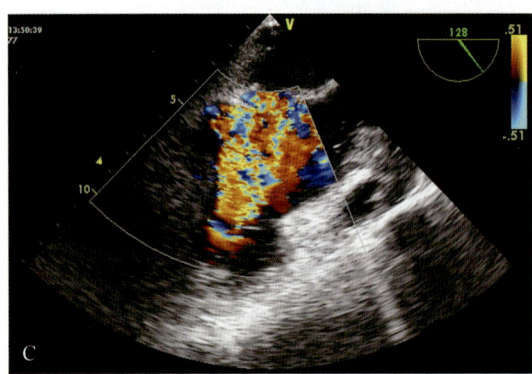

图 6-4　同一患者三尖瓣反流的多个平面彩色多普勒图像。观察 TR 束面积占右心房面积的比例，评估 TR 严重程度。A. ME four chamber 平面。右心房增大，TR 束面积约为右心房面积的 50%，诊断为中度 TR。B. ME RV inflow-outflow 平面。TR 表现为偏心性反流，TR 束面积占右心房面积比例＜50%，诊断为中度 TR。C. ME bicaval 改良平面。TR 束面积占右心房面积比例＞50%，诊断为重度 TR。

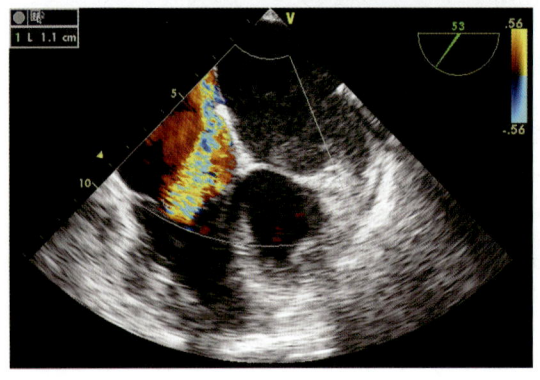

图 6-5　与图 6-4 为同一患者的三尖瓣反流的彩色多普勒图像。ME four chamber 平面的彩色多普勒，测定反流口宽度为 1.1cm，表明为重度 TR。

（2）连续多普勒频谱（CW）：获取 TR 束的 CW 频谱图，观察反流束的密度和轮廓，判断 TR 严重程度。反流束致密和轮廓清楚，表明中、重度 TR（图 6-6）。

（3）脉冲多普勒频谱（PW）：

a. 下腔静脉或肝静脉血流的 PW 频谱图：正常下腔静脉或肝静脉血流的 PW 频谱图显示主波（收缩期的 S 波和舒张期的 D 波）向上，表现为收缩期大的 S 波和舒张期稍小的 D 波，在 S 波和 D 波之后各有一微小的反向血流波（V 波和 A 波，波形向下）。根据各波形的大小和方向的改变用于评估 TR 程度。观察下腔静脉血流的 PW 频谱图，轻度 TR 时，S 波＜D 波；中、重度 TR 时，S 波方向相反[8]。而肝静脉血流 PW 频谱图的 S 波低平即表示为中度 TR。重度 TR，TEE 的肝静脉血流表现为收缩期方向向下的反向血流波（图 6-7）。

b. 冠状静脉窦血流 PW 频谱图：轻度以下的 TR，冠状静脉窦血流的 PW 频谱图表现

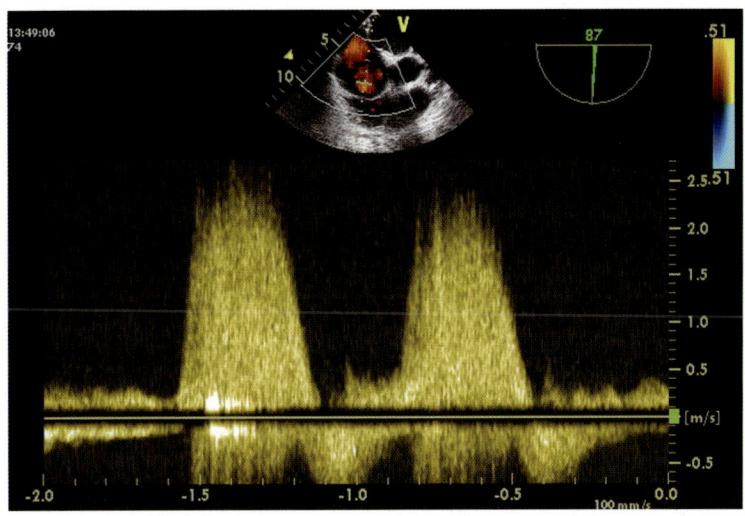

图 6-6　三尖瓣反流的连续多普勒频谱图。反流束波致密，轮廓清楚，为中、重度 TR。

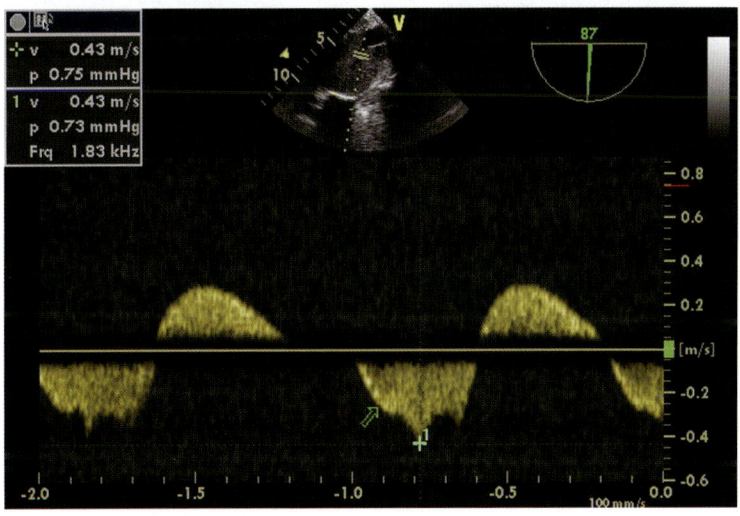

图 6-7　重度 TR 的肝静脉血流脉冲多普勒（PW）频谱图。收缩期血流逆向流入肝静脉，PW 表现为收缩期肝静脉反向血流（箭头所指）。

为收缩期和舒张期两个向下的波，以舒张期波为主。当重度 TR 时，表现为收缩期反向血流（方向向上）（图 6-8）。

表 6-1　TEE 评估三尖瓣反流严重程度

指　标	轻　度	中　度	重　度
彩色多普勒：			
反流束面积	<5cm²	5～10cm²	>10cm²*
反流束面积/右心房面积（cm²）	<1/3	1/3～1/2	>1/2
反流口宽度（cm）	无法确定	<0.7	>0.7

续表

指标	轻度	中度	重度
连续频谱多普勒（CW）：			
反流束频谱图密度和轮廓	疏松、轮廓不清	致密、轮廓清楚	致密、轮廓清楚显早期峰值的三角形（急性病变）
脉冲频谱多普勒（PW）：			
肝静脉血流频谱波	S<D	S波低平	S波方向相反
冠状静脉窦血流频谱波			收缩期反向血流

S，收缩期血流；D，舒张期血流。

* 数据来自：Gonzalez-Vilchez F, et al. Assessment of tricuspid regurgitation by Doppler color flow imaging: angiographic correlation. Int J Cardiol，1994，44（3）：275-283.

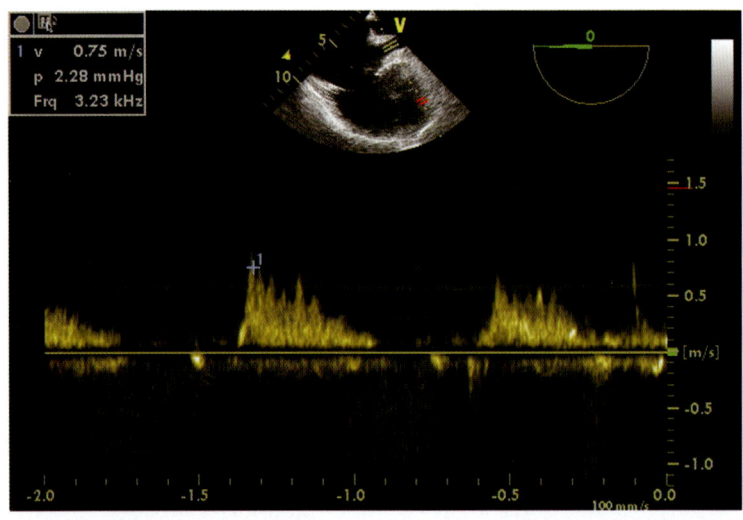

图 6-8 重度 TR 的冠状静脉窦血流脉冲多普勒（PW）频谱图。收缩期血流进入冠状静脉窦，PW 表现为反向血流（方向向上），最大流速为 0.75m/s。

四、评估三尖瓣反流有关的其他改变

1. 右心房：严重 TR 引起右心房增大。

2. 右心室扩张与增厚：食管中段四腔心显示，正常右心室显三角形，右心室长度为左心室长度的 2/3，舒张末右心室面积为左心室面积的 60%。严重 TR 引起右心室扩大；反过来，增大的右心室加重 TR。右心室增大时，形态变为圆形、参与心尖部的组成、右心室面积增大。右心室轻度扩张时，右心室面积为左心室面积的 60%～100%；中度扩张时，右心室面积=左心室面积；重度扩张时，右心室面积>左心室面积[9]。

正常右心室游离壁厚度<0.5cm，当肺动脉高压或肺动脉严重狭窄引起 TR 时，可见右心室壁增厚。

3. 室间隔：右心室前负荷过度或后负荷过度，室间隔变平，2D 超声显示左心室显"D"字形。

4. 右心室收缩功能：右心室主要由游离壁作功，观察右心室游离壁运动，肉眼评估右心室壁收缩功能。

5. 估计右房压：术中一般监测中心静脉压而无需用 TEE 评估右房压。当未监测中心静脉压时，可通过观察吸气时下腔静脉塌陷程度来评估右房压，但由于受机械通气影响而不可靠，术中很少采用。机械通气时，替代的方法是用 PW 测定肝静脉血流，计算肝静脉血流的收缩期充盈分数（SFF）和平均右房压：

$$平均右房压 = 21.6 - (24 \times SFF)$$
$$SFF - VTI_{收缩期} / (VTI_{收缩期} + VTI_{舒张期})$$

严重 TR 时，不能用肝静脉血流的 PW 多普勒计算右房压。

五、TR 术后的评估

1. **瓣膜功能评估**：对 TR 不鼓励进行瓣膜置换，尽量进行三尖瓣成形（TVP）、放置三尖瓣成形环。右室扩大、三尖瓣环增大引起的 TR 常采用三尖瓣环缩或同时放置三尖瓣成形环。

（1）TVP 后，TEE 利用彩色多普勒，了解成形后是否残留 TR 以及残留 TR 程度；利用 PW 多普勒测定三尖瓣前向血流，了解手术是否导致三尖瓣狭窄。

（2）三尖瓣瓣膜置换（TVR）术后，TEE 了解人工瓣膜的位置和开放与关闭功能；了解有无瓣周漏。

2. 利用 2D 超声，了解右心房、右心室的大小和功能。

第二节　三尖瓣狭窄

单纯三尖瓣狭窄（TS）很少见。TS 往往与其他瓣膜功能损害共存。术中 TEE 用于了解 TS 的病变原因、TS 严重程度以及评估 TS 术后的瓣膜开放与关闭功能。

一、三尖瓣狭窄的病因

1. **风湿性病变**：瓣叶增厚、挛缩，瓣叶交界区融合引起的三尖瓣狭窄（TS）往往合并 TR 和二尖瓣损害和/或主动脉瓣损害。

2. **类癌综合征**：很少见。常伴有 TR。

二、TEE 评估 TS

1. **2D 超声心动图**：观察三尖瓣瓣叶形态和结构。可见右心房扩大。

2. **连续频谱多普勒（CW）**：测定三尖瓣前向血流，利用超声机的"trace"功能键描画出 CW 频谱图的轮廓，得到平均血流速度、峰值血流速度、平均跨瓣压差和最大跨瓣压差。正常三尖瓣前向血流速度 < 0.7m/s[10]。当峰值血流速度 > 1.5m/s，被认为存在临床意义的 TS[11]。

用平均跨瓣压差评估 TS 严重程度：平均跨瓣压差＜2mmHg，轻度 TS；平均跨瓣压差 2～6mmHg，中度 TS；平均跨瓣压差＞6mmHg，重度 TS。

第三节　肺动脉瓣反流与狭窄

评估肺动脉瓣病变及右心系统的 TEE 平面有：

1. 食管中段右心室流入-流出道（ME RV inflow-outflow）平面（图 6-9A）：主要用于 2D 超声观察肺动脉瓣的解剖结构和开放、关闭状态。该平面可见右心房、三尖瓣、右心室、右心室流出道、肺动脉瓣、主肺动脉。

2. 食管中段升主动脉短轴（ME asc aortic SAX）平面（图 6-9B、图 6-9C）：可见肺动脉瓣、主肺动脉、右肺动脉、主动脉和上腔静脉。大多数情况下，清晰显示肺动脉瓣比较困难（图 6-9B）。主要用于多普勒测定跨肺动脉瓣的血流速度，评估跨瓣压差。

3. 食管上段主动脉弓短轴（UE aortic arch SAX）平面（图 6-9D）：观察右心室流出道、肺动脉瓣、主肺动脉和主动脉弓短轴。主要用于多普勒测定跨肺动脉瓣的血流速度。

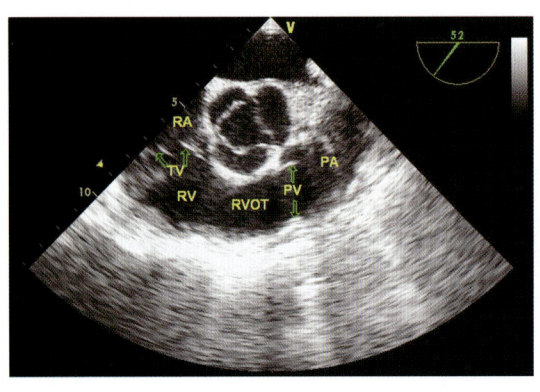

图 6-9A　ME RV inflow-outflow 平面开放的肺动脉瓣。RA，右心房；TV，三尖瓣；RV，右心室；RVOT，右心室流出道；PV，肺动脉瓣（开放状态）；PA，肺动脉。

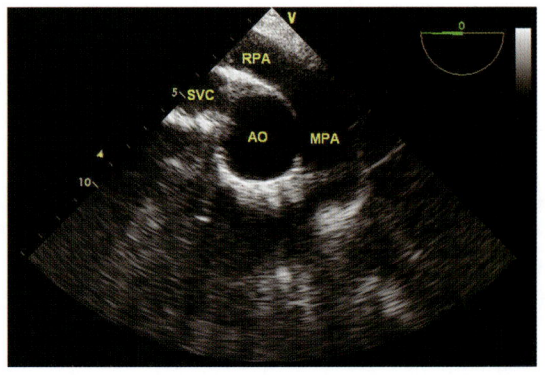

图 6-9B　ME asc aortic SAX 平面。肺动脉瓣显示困难。MPA，主肺动脉瓣；RPA，右肺动脉；AO，升主动脉；SVC，上腔静脉。

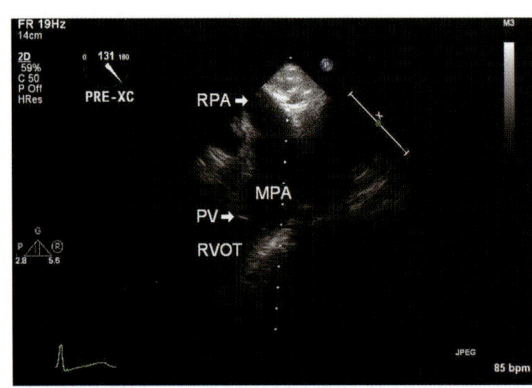

图 6-9C　ME asc aortic SAX 平面。调整探头角度，可见肺动脉瓣。RVOT，右心室流出道；PV，肺动脉瓣；MPA，主肺动脉；RPA，右肺动脉。

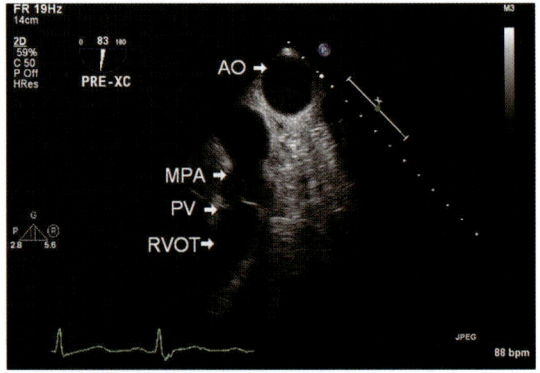

图 6-9D　UE aortic arch SAX 平面。RVOT，右心室流出道；PV，肺动脉瓣；MPA，主肺动脉；AO，主动脉弓短轴。

4. 经胃肺动脉瓣平面（图 6-9E）：在经胃中段短轴（TG mid SAX）平面，向右（顺时针）旋转探头，显示右心系统，将传感器角度调到 60°~100°，适当调整深度后显示得到右心室流出道、肺动脉瓣和主肺动脉。主要用于多普勒在右心室流出道测定血流速度，计算心输出量。

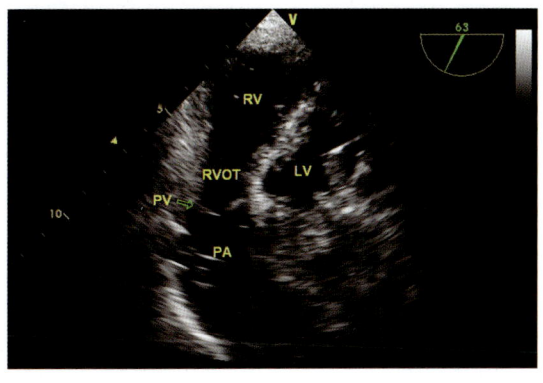

图 6-9E 经胃肺动脉瓣平面。RV，右心室；RVOT，右心室流出道；PV，肺动脉瓣；PA，肺动脉。

一、肺动脉瓣反流

（一）病因

正常人可存在微少量的肺动脉瓣反流（PI）[1,12]，病理性的 PI 常见原因是先天性疾病。后天性肺动脉瓣反流较少见，可见于肺动脉高压导致肺动脉瓣环扩大、肺动脉扩张如马方综合征。其他罕见原因有：感染性心内膜炎，类癌综合征，风湿性瓣膜病。

（二）TEE 检查

1. 2D 超声心动图：评估瓣膜结构损害、肺动脉有无扩张、肺动脉瓣环是否扩大。严重 PI 可能导致右心室扩大。

2. 彩色多普勒评估 PI 严重程度：常在 ME RV inflow-outflow 平面观察肺动脉瓣反流血流束的宽度和反流束的长度。少量 PI 常见于正常人。反流束的长度＞2cm 表示存在有意义的 PI。根据反流束宽度与右心室流出道宽度的比值，判断 PI 严重程度[13]（表 6-2）。

3. 频谱多普勒评估 PI 严重程度：常用连续频谱多普勒（CW）测定肺动脉瓣的反流血流，根据频谱图的密度和形态评估 PI 严重程度（表 6-2）。CW 测定时，肺动脉瓣的血流方向应与超声光束平行。严重 PI 时，肺动脉瓣反流束的 CW 频谱图的下降较陡[14]。

表 6-2 TEE 评估肺动脉瓣反流程度

指标	轻度	中度	重度
彩色多普勒			
反流束宽度/RVOT 宽度	＜30%	30%~60%	＞60%
连续多普勒频谱（CW）			
频谱图密度和下降速度	疏松、下降缓慢	致密	致密、下降速度快

二、肺动脉瓣狭窄

（一）病因

单纯的肺动脉瓣狭窄（PS）多为先天性疾病，常见于新生儿和婴幼儿。成人很少见，可见于类癌综合征，常合并 TS；也可见于静脉滥用药物引起的瓣膜反复感染。

（二）TEE 检查

1. 2D 超声心动图：评估瓣膜结构损害，如瓣膜增厚、钙化、活动受限、瓣口开放小。主肺动脉可见狭窄后扩张。

2. 频谱多普勒评估 PS 严重程度：常用 CW，在 ME asc aortic SAX 平面或 UE aortic arch SAX 平面，测定跨肺动脉瓣的前向血流。通过超声机的"caliper"功能键，测定最大血流速度，得到最大跨瓣压差；通过"trace"功能键，描记肺动脉瓣收缩期前向血流的 CW 频谱图轮廓，得到血流的速度-时间积分（VTI）、最大跨瓣压差和平均跨瓣压差。根据最大跨瓣压差评估 PS 的严重程度：

(1) 轻度 PS：最大跨瓣压差 5～30mmHg。

(2) 中度 PS：最大跨瓣压差 31～64mmHg。

(3) 重度 PS：最大跨瓣压差＞64mmHg。

参考文献

[1] Yoshida K, Yoshikawa J, Shakudo M. Color Doppler evaluation of valvular regurgitation in normal subjects. Circulation, 1988, 78 (4): 840-847.

[2] Lavie CJ, Hebert K, Cassidy M. Prevalence and severity of Doppler-detected valvular regurgitation and estimation of right-sided cardiac pressures in patients with normal two-dimensional echocardiograms. Chest, 1993, 103 (1): 226-231.

[3] Mikami T, Kudo T, Sakurai N, et al. Functional tricuspid regurgitation and its relation to the morphology of the tricuspid valve and annulus: pulsed doppler echocardiography and two-dimensional echocardiography. J Cardiogr, 1983, 13 (2): 215-221.

[4] Berger M, Haimowitz A, Van Tosh A, et al. Quantitative assessment of pulmonary hypertension in patients with tricuspid regurgitation using continuous wave Doppler ultrasound. J Am Coll Cardiol, 1985, 6 (2): 359-365.

[5] Lanzarini L, Fontana A, Lucca E, et al. Noninvasive estimation of both systolic and diastolic pulmonary artery pressure from Doppler analysis of tricuspid regurgitant velocity spectrum in patients with chronic heart failure. Am Heart J, 2002, 144 (6): 1087-1094.

[6] Nagueh SF. Assessment of valvular regurgitation with Doppler echocardiography. Cardiol Clin, 1998, 16 (3): 405-419.

[7] Gonzalez-Vilchez F, Zarauza J, Vazquez de Prada JA, et al. Assessment of tricuspid regurgitation by Doppler color flow imaging: angiographic correlation. Int J Cardiol,

1994, 44 (3): 275-283.

[8] Diebold B, Touati R, Blanchard D, et al. Quantitative assessment of tricuspid regurgitation using pulsed Doppler echocardiography. Br Heart J, 1983, 50 (5): 443-449.

[9] Otto CM. Textbook of clinical echocardiography. Philadelphia: WB Saunders, 2000: 120-122.

[10] Perez JE, Ludbrook PA, Ahumada GG. Usefulness of Doppler echocardiography in detecting tricuspid valve stenosis. Am J Cardiol, 1985, 55: 601-603.

[11] Feigenbaum H. Echocardiography, 5th ed. Philadeiphia: Lee&Febiger, 1994: 302-307.

[12] Macchi C, Orlandini SZ, Orlandini GE. An anatomical study of the healthy human heart by echocardiography with special reference to physiological valvular regurgitation. Ann Anat, 1994, 176 (1): 81-86.

[13] Puchalski MD, Askovich B, Sower CT, et al. Pulmonary regurgitation: determining severity by echocardiography and magnetic resonance imaging. Congenit Heart Dis, 2008, 3 (3): 168-175.

[14] Lei MH, Chen JJ, Ko YL, et al. Reappraisal of quantitative evaluation of pulmonary regurgitation and estimation of pulmonary artery pressure by continuous wave Doppler echocardiography. Cardiology, 1995, 86 (3): 249-256.

第七章

人工瓣膜的评估

赵晓琴

心脏的任何瓣膜，如果因病变导致明显功能障碍（狭窄或关闭不全），不能通过瓣膜成形修复而恢复瓣膜的正常功能时，均需行人工瓣膜置换。如因风湿性病变、退行性病变或感染性心内膜炎引起的瓣膜结构严重损害。最常见的是二尖瓣置换和主动脉瓣置换。采用的人工瓣膜有机械瓣膜和生物瓣膜两大类。

术中经食管超声心动图（TEE）用于观察人工瓣膜的位置，评估人工瓣膜的开放与关闭功能是否正常、有无瓣周漏、相邻瓣膜功能、有无流出道梗阻、心腔内有无气栓残留以及心脏功能。

第一节 人工瓣膜的类型

人工瓣膜分机械瓣和生物瓣两大类。机械瓣耐用，但需要长期药物抗凝，相同型号的机械瓣瓣口开放面积比生物瓣小。生物瓣瓣口面积较大，更接近生理状态，术后只需药物抗凝2~3个月。

一、机械瓣

机械瓣有不同类型，同一类型因厂家不同而有不同的产品（表7-1）。

二、生物瓣

生物瓣有不同类型，同一类型不同厂家的产品不同（表7-2）。

表 7-1 机械瓣的类型与产品

类型	产品
笼球瓣（ball-in-cage）	进口瓣膜：Starr-Edwards，Harken，Braunwald-Cutter
笼碟瓣（caged-disc）	进口瓣膜：Beall，Kay-Shiley，Kay-Suzuki，Starr-Edwards model 6520
斜形瓣（tilting-disc） （单叶两个瓣口）	进口瓣膜：Medtronic Hall，Sorin Allcarbon monoleaflet，Omniscience，Bjork-Shiley，Lillehei-Kastor，Wada-Cutter 国产瓣膜：GK，C-L
双叶瓣（bileaflet） （双叶三个瓣口）	进口瓣膜：St. Jude，Carbomedics，Edwards MIRA，ATS，Sorin Bicarbon 国产瓣膜：GK 双叶瓣

表 7-2 生物瓣的类型与产品

类型	产品
同种瓣（allograft） （只用于主动脉）	进口瓣膜：Cryolife aortic allograft。
有支架的生物瓣：	
猪生物瓣（porcine bioprostheses） （猪主动脉瓣）	进口瓣膜：Carpentier-Edwards，Hancock，S. jude BioImplant 国产瓣膜：佰仁思（Balmedic）
牛心包瓣（bovine pericardial） （三个瓣叶）	进口瓣膜：Lonescu-Shiley，Sorin pericarbon Carpentier-Edwards pericardial，Mitroflow 国产瓣膜：佰仁思（Balmedic）
无支架瓣生物瓣（stentless） （主要用在主动脉）	进口瓣膜：Medtronic Freestyle，Toronto Stentless Porcine Valve

第二节 TEE 评估人工瓣膜

术中 TEE 通过二维（2D）超声评估人工瓣膜的位置和开放与关闭功能；采用彩色多普勒评估人工瓣膜的正常反流与异常反流和瓣周漏；用连续多普勒（CW）测定前向血流速度，评估人工瓣膜的跨瓣压差。

一、2D 超声

人工瓣膜产生高频回声引起声学阴影，使远场结构受其阴影干扰而显像困难，应采用多平面观察仔细评估人工瓣膜的功能，人工瓣膜还产生反射伪像和强频谱信号，尤其是人工机械瓣。2D 观察机械二尖瓣时，应在食管中段的多个平面观察二尖瓣的开放与关闭活动（图 7-1），由于左心室面受瓣膜阴影和伪影的影响，对左心室的观察应选用经胃的多个平面。

2D 观察机械主动脉瓣时，远场瓣叶受到阴影和伪影的影响，除食管中段主动脉瓣短轴（ME AV SAX）和食管中段主动脉瓣长轴（ME AV LAX）平面（图 7-2）外，还可选择经胃长轴（TG LAX）平面和胃底长轴（TG deep LAX）平面，仔细观察瓣膜的活动情况，对瓣叶的开放与关闭活动要在瓣膜的短轴和长轴进行观察。

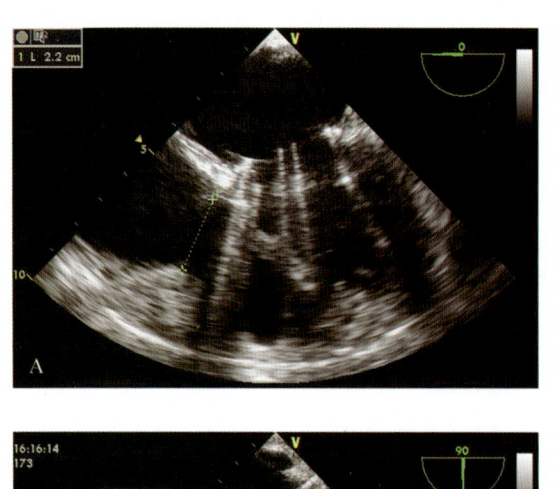
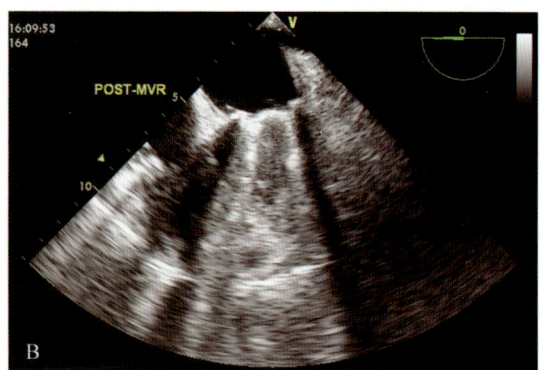
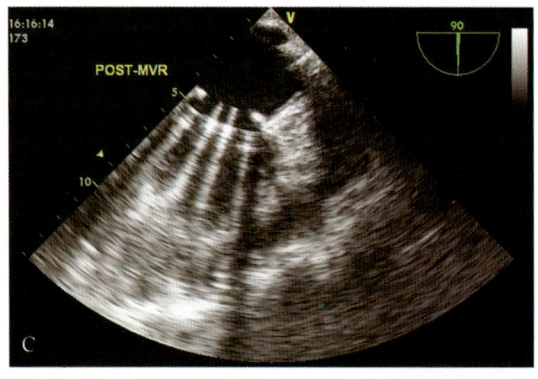
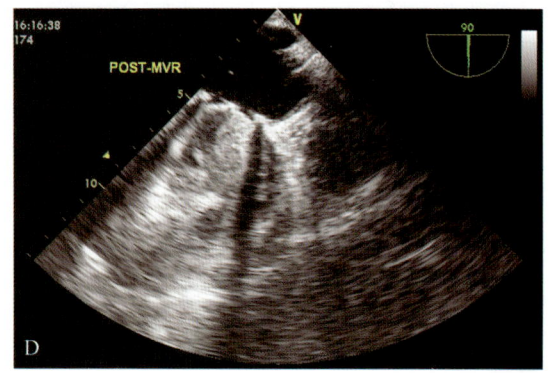
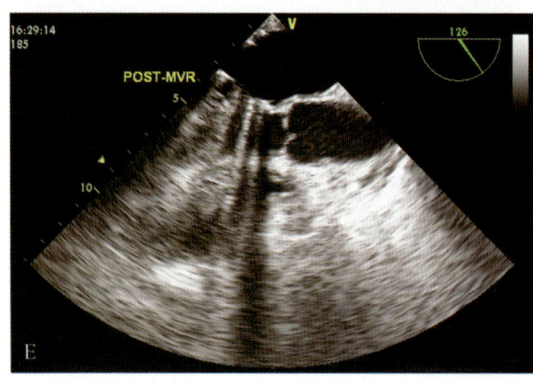

图 7-1 食管中段多个平面观察二尖瓣人工机械瓣膜的开放与关闭。A，C，E. 不同平面二尖瓣人工双叶瓣的开放状态。B，D. 不同平面二尖瓣人工双叶瓣的关闭状态。

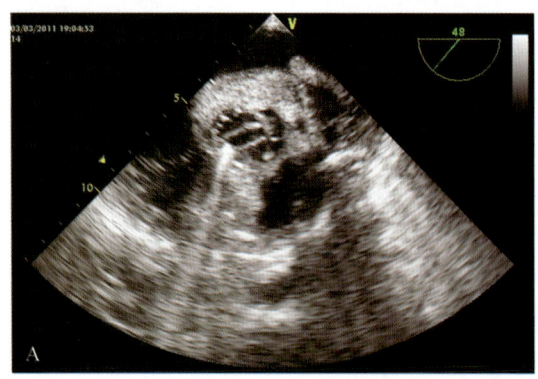
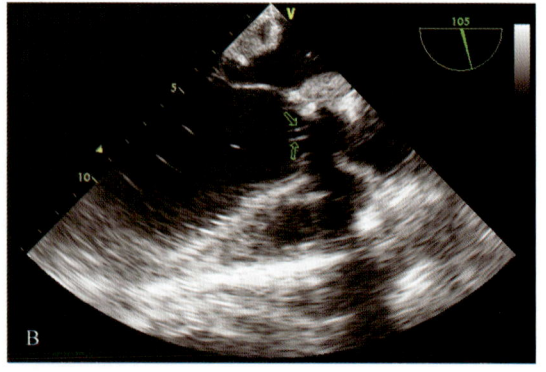

图 7-2 食管中段主动脉瓣人工机械瓣膜活动情况的短轴和长轴观察。A. 主动脉人工双叶瓣开放状态的短轴显像；B. 主动脉人工双叶瓣开放状态（箭头所指）的长轴显像。

通过 2D TEE 能够了解瓣膜的开放与关闭功能是否正常。

1. 单叶机械瓣：开放时有一大一小两个瓣口。开放角度为 60°～80°。Medtronic 主动脉瓣最大开放角度为 75°，Medtronic 二尖瓣最大开放角度 70°[1-2]。Omniscience 的最大开放角度为 80°[3]。

2. 双叶机械瓣：开放时有两大（位于侧面）和一小（位于中间）三个瓣口。开放角度为 85°～90°；关闭时，两瓣叶与瓣环平面成 25°～30°，二尖瓣关闭时图像显 "V" 字形。St. Jude 二尖瓣最大开放角度为 85°，关闭时两瓣叶与瓣环平面成 25°[3]。Carbomedics 瓣膜类似 St. Jude。

3. 有支架的生物瓣：有三个瓣叶支架。开放时一个瓣口。瓣膜的长轴观察，可见两个瓣叶支架，支架可产生超声阴影和反射伪影，瓣叶活动类似自然瓣膜。与相同型号的机械瓣比较，生物瓣开放时有较大的瓣口面积，血流动力学干扰较小（图 7-3）。

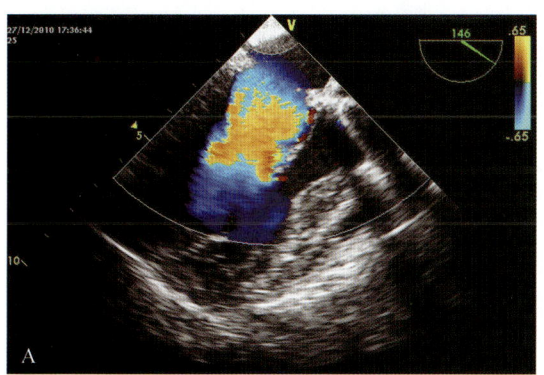
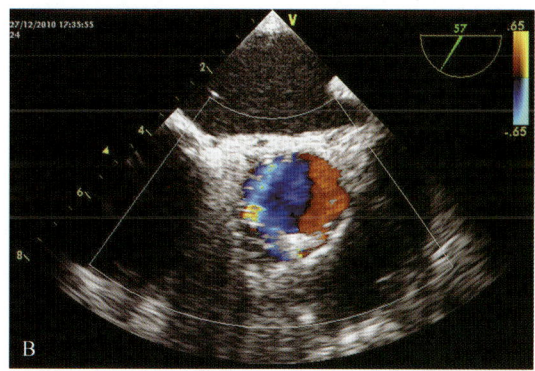
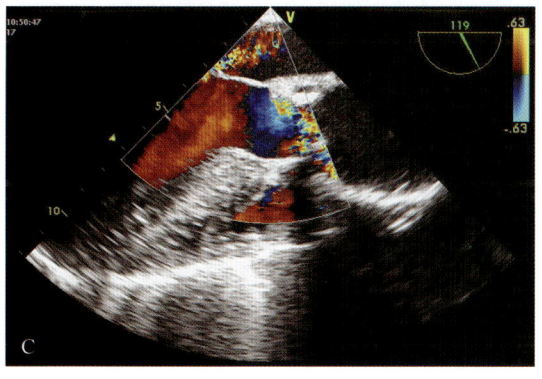

图 7-3 人工生物瓣膜开放时较大的瓣口面积。A. 二尖瓣人工生物瓣开放时图像。B. 主动脉人工生物瓣开放时的短轴显像。C. 主动脉人工生物瓣开放时的长轴显像。

4. 无支架生物瓣：无瓣叶支架，开放时一个瓣口，瓣口面积比有支架的生物瓣大，血流动力学干扰更小。瓣环和瓣叶根部超声信号增强，如果生物瓣带主动脉根部一起置换，ME AV LAX 平面可见主动脉根部有两层主动脉壁显影，瓣叶活动类似自然瓣膜。

5. 同种瓣：瓣环超声信号增强，瓣叶活动类似自然瓣膜。

二尖瓣置换后，左房仍有 "smoke" 征，说明人工二尖瓣存在功能性狭窄。主动脉瓣置换后，左室扩大或出现 MR，说明可能有人工主动脉瓣关闭不全或狭窄。

二、彩色多普勒

用彩色多普勒主要观察人工瓣膜关闭时的正常反流束，诊断异常反流束和瓣周漏。二尖瓣的人工瓣膜，除食管中段四腔心（ME four chamber）平面，还要观察食管中段两腔心（ME two chamber）、食管中段二尖瓣交界区（ME mitrial commisural）和食管中段主动脉瓣长轴（ME AV LAX）平面（图 7-4）。

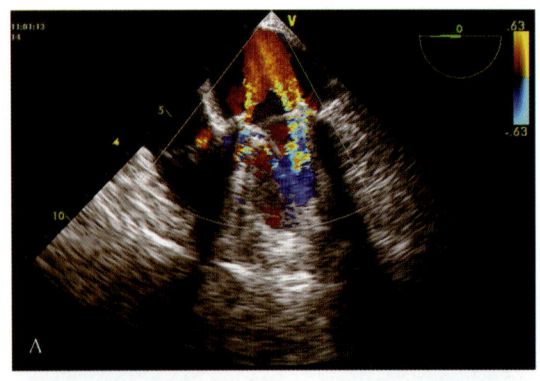
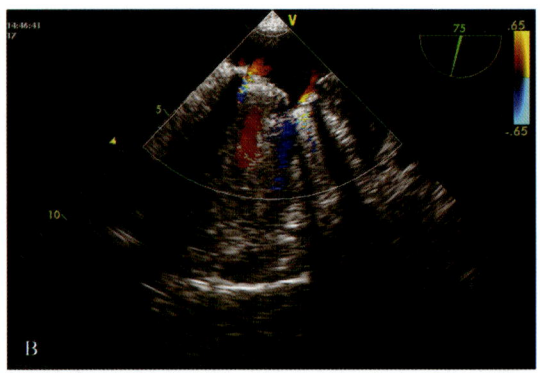
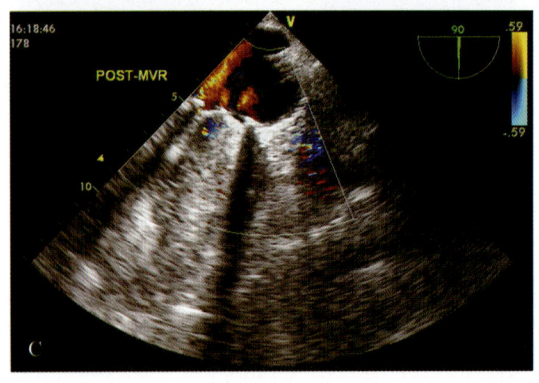

图 7-4 食管中段多个平面二尖瓣人工机械瓣膜关闭时的正常彩色多普勒图像。A. 四腔心平面双叶瓣关闭时的彩色多普勒图（Carbomedics 瓣）。B. 二尖瓣交界区平面双叶瓣关闭时的彩色多普勒图（Sorin Bicarbon 瓣）。C. 两腔心平面双叶瓣关闭时的彩色多普勒图像。

（一）人工瓣膜的正常彩色多普勒

1. 单叶机械瓣：开放时，无涡流。正常情况下，瓣膜关闭时产生微量至少量反流，反流束位于瓣环内。Medtronic 关闭时有少量中心性反流，Medtronic 二尖瓣的中心反流束最远可达 5~6cm。Omniscience 瓣关闭时没有中心性反流束。

2. 双叶机械瓣：开放时，无涡流。瓣膜关闭时，瓣叶与瓣环间可见微量至少量反流束，反流束短，一般 <2.5cm[3-4]。

3. 生物瓣：开放时血流通畅无涡流。瓣膜关闭时，有 10％ 的生物瓣膜出现微、少量中心性反流[1]。偶见交界区微量反流。

4. 同种瓣：彩色多普勒类似自然瓣膜。

（二）异常反流束

异物、血栓、组织或缝合异常可导致人工瓣膜关闭不全或瓣周漏。

1. 反流束量异常：机械瓣膜关闭时均会产生微量至少量反流，中量以上的反流或反流束过长均为异常。生物瓣无反流或产生微、少量中心性反流，中量以上的反流或反流束过长为异常。

TEE 彩色多普勒显示反流束的彩色图，评估二尖瓣反流量异常的指标和判断值包括：用超声机的"trace"功能键描绘测定反流束的面积（MRA）；反流束面积与左房面积的比值（MRA∶LAA）；反流束起始部（最窄处）的最大直径（PJD）。MRA>7cm² 或 MRA∶LAA>0.3 或 PJD>0.6cm 表明二尖瓣人工瓣膜存在明显反流。三个指标中，PJD>0.6cm 反映人工瓣膜存在明显 MR 的准确性最高[5]。

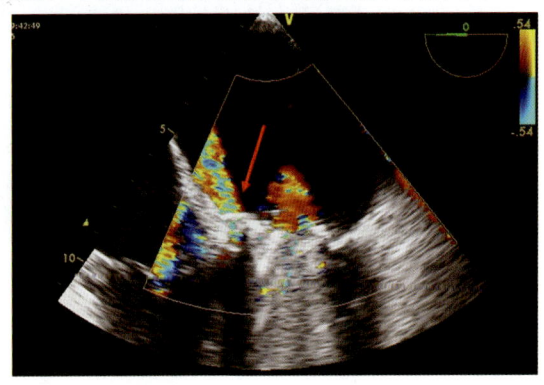

图 7-5　四腔心平面显示二尖瓣机械瓣的内侧瓣周漏（箭头所指）

2. 反流束位置：机械瓣的反流束位于瓣环内，瓣环外的反流束为瓣周漏（图 7-5）。

三、连续多普勒（CW）

通过 CW 测定跨人工瓣膜的前向血流速度，用"trace"功能描记频谱图，得到峰值跨瓣压差和平均跨瓣压差以及血流速度-时间积分（VTI）（图 7-6）。根据跨瓣压差评估有无瓣口狭窄。生物瓣可根据跨瓣膜的 VTI，计算人工生物瓣膜的有效瓣口面积（EOA）：

$$EOA（cm）=（左室流出道的 VTI×左室流出道面积）/ 跨瓣 VTI$$

对人工二尖瓣，还可通过测定压力降半时间评估瓣口面积（图 7-7）。

正常主动脉人工瓣膜的峰值跨瓣压差为 20~30mmHg，有效瓣口面积为 1.5~2.0cm²。正常二尖瓣人工瓣膜的峰值跨瓣压差为 4mmHg，有效瓣口面积为 2.5~3.0cm²。

人工瓣膜狭窄的诊断：主动脉人工瓣膜峰值跨瓣压差>45mmHg 或平均跨瓣压差>25mmHg 或瓣口面积<1.0cm²。二尖瓣人工瓣膜平均跨瓣压差>10mmHg 或压力降半时间

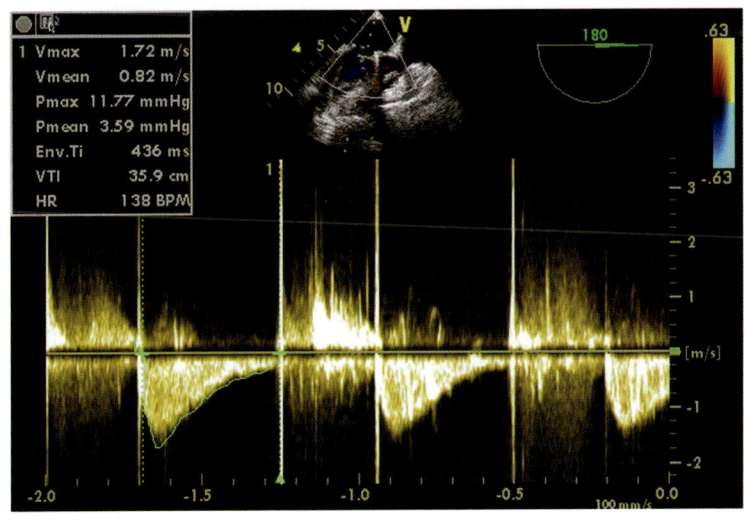

图 7-6　"trace"连续多普勒测定的跨瓣前向血流图谱，得到峰值跨瓣压差（Pmax）、平均跨瓣压差（Pmean）和血流速度-时间积分（VTI）。

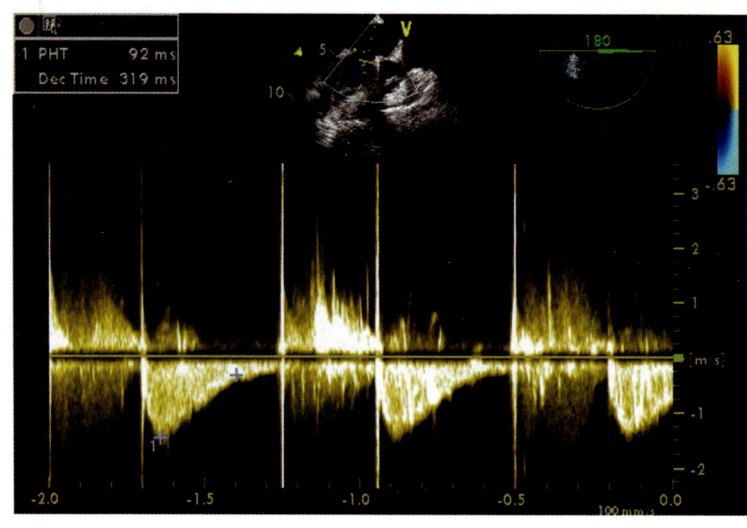

图 7-7　利用连续多普勒图谱测定二尖瓣前向血流的压力降半时间（PHT）

(PHT) >180ms 或有效瓣口面积<1.8cm^2。

不同类型和型号的人工瓣膜正常跨瓣压差值和瓣口面积略有不同（表 7-3 和表 7-4）。

表 7-3　不同类型主动脉人工瓣膜的正常压差和有效瓣口面积

瓣膜类型	峰值血流速度 (m/s)	平均跨瓣压差 (mmHg)	平均瓣口面积 (cm^2)	瓣口面积范围
有支架的生物瓣				
Capentier-Edwards	2.4±0.5	14±6	1.8	1.2~3.1
Hancock	2.4±0.4	11±2	1.8	1.4~2.3
无支架生物瓣				
Cryolife-O'Brien	2.2±0.4	3±4	2.2	2.0~2.8
Medtrolic Freestyle	2.2±0.4	3±4	2.2	2.0~2.8
Toronto SPV	2.2±0.4	3±4	2.2	2.0~2.8
同种瓣	1.8±0.4	7.1±3	2.2	1.7~3.1
球笼机械瓣				
Starr-Edwards	3.1±0.5	24±4		
单叶机械瓣				
Medtrolic-Hall	2.6±0.3	12±3		
OmniScience	2.8±0.4	14±3		
双叶机械瓣				
St. Jude	2.2±0.5 至 3.0±0.8	11±6 至 22±11		

数据选自：Jamieson WR, et al. Carpentier-Edwards standard porcine bioprothesis: clinical performance to seventeen years. Ann Thorac Surg, 1995, 60: 999; Burstow DJ, et al. Continuous wave Doppler echocardiographic measurement of prosthetic valve gradients. A simultaneous Doppler-catheter correlative study. Circulation, 1989, 80: 504; Grunkemeier GL, et al. Prosthetic heart valve performance: long-term follow-up. Curr Probl Cardiol, 1992, 17: 329; Godje OL, et al. thirty-years results of Starr-Edwards prostheses in the aortic and mitral position. Ann Thorac Surg, 1997, 63: 613; O'Brien MF. Composite stentless xenograft for aortic valve replacement: clinical evaluation of function. Ann Thorac Surg, 1995, 60: S406; Yoganathan AP, et al. Hydrodynamic performance of the Medtronic Freestyle Aortic Root Bioprosthesis. J Heart Valve Dis, 1994, 3: 571; Mohr FW, et al. The Toronto SPV bioprosthesis: one-year results in 100 patients. Ann Thorac Surg, 1995, 60: 171; Reisner SA, et al. Normal values of prosthetic valve Doppler echocardiographic parameters: a review. J Am Soc Echocardiogr, 1988, 1: 201.

表 7-4　不同类型二尖瓣人工瓣膜的正常压差和有效瓣口面积

瓣膜类型	峰值血流速度 （m/s）	平均跨瓣压差 （mmHg）	平均瓣口面积 （cm^2）	压力降半时间 （PHT，ms）
有支架的生物瓣				
Capentier-Edwards	1.8±0.2	6.6±2.1	2.5	
Hancock	1.5±0.3	4.3±2.1	1.7	
球笼机械瓣				
Starr-Edwards	1.8±0.4	4.6±2.4		110±27
单叶机械瓣				
Medtrolic-Hall	1.7±0.3	3.1±0.9		89±19
双叶机械瓣				
St. Jude	1.5±0.3	3.5±1.3		77±17

数据选自：Jamieson WR, et al. Carpentier-Edwards standard porcine bioprothesis: clinical performance to seventeen years. Ann Thorac Surg, 1995, 60: 999; Burstow DJ, et al. Continuous wave Doppler echocardiographic measurement of prosthetic valve gradients. A simultaneous Doppler-catheter correlative study. Circulation, 1989, 80: 504; Grunkemeier GL, et al. Prosthetic heart valve performance: long-term follow-up. Curr Probl Cardiol, 1992, 17: 329; Reisner SA, et al. Normal values of prosthetic valve Doppler echocardiographic parameters: a review. J Am Soc Echocardiogr, 1988, 1: 201; Godje OL, et al. thirty-years results of Starr-Edwards prostheses in the aortic and mitral position. Ann Thorac Surg, 1997, 63: 613.

四、三维（3D）超声

近年来，随着经食管超声3D技术的发展、二次瓣膜手术的增加和新手术技术的出现，3D超声对瓣膜损害及周围组织的解剖结构、人工瓣膜的病理改变病因和手术方式的决定将更优于2D超声技术。

1. 瓣周漏：人工瓣膜（机械瓣和生物瓣）替换后，缝线脱离、感染引起脓肿或瘘道形成等可导致瓣周漏。如果出现明显的瓣周漏，可导致贫血和出现心衰症状，应行手术矫治。手术方式需在TEE查找病因和病变情况的帮助下制订，包括瓣周漏修补缝合和瓣膜再次替换。虽然2D超声能发现瓣周漏的位置和范围，3D超声却能更直观和准确地诊断瓣周漏的部位、大小（包括宽度和长度）和形态[6-7]以及与周围组织的关系[8]，制订更确切的手术方案[9]。

2. 经导管主动脉瓣替换术（TAVI）：术前准确评估主动脉瓣环、左心室流出道（LVOT）和主动脉根部的直径以及几何形态很重要。3D比2D能更准确评估主动脉瓣环和LVOT的直径和面积[10-11]。

3. 瓣膜开放受限：3D TEE能清楚地判断瓣膜开放受限原因是血栓形成或是血管翳形成[12-13]。

参考文献

[1] Bach DS. Transesophageal echocardiographic (TEE) evaluation of prosthetic valves. Cardiol Clin, 2000, 18: 751.

[2] MacKenzie GS, Heinle SK. Echocardiography and Doppler assessment of prosthetic heart valves with transesophageal echocardiography. Crit Care Clin, 1996, 12: 383.

[3] Zabalgoita M. Echocardiographic assessment of prosthetic heart valves. Curr Probl Cardiol, 2000, 25: 157.

[4] Reisner SA, Meltzer RS. Normal values of prosthetic valve Doppler echocardiographic parameters: a review. J Am Soc Echocardiogr, 1988, 1: 201.

[5] Vitarelli A, Conde Y, Cimino E, et al. Assessment of severity of mechanical prosthetic mitral regurgitation by transoesophageal echocardiography. Heart, 2004, 90 (5): 539-544.

[6] Yildiz M, Duran NE, Gökdeniz T, et al. The value of real-time three-dimensional transesophageal echocardiography in the assessment of paravalvular leak origin folling prosthetic mitral valve replacement. Turk Kardiyol Dern Ars, 2009, 37: 371-377.

[7] Singh P, Manda J, Hsiung MC, et al. Live/real time three-dimensional transesophageal echocardiographic evaluation of mitral and aortic valve prosthetic paravalvular regurgitation. Echocardiography, 2009, 26 (8): 980-987.

[8] Sugeng L, Shernan SK, Weinert L, et al. Real-time three-dimentional transesophageal echocardiography in valve disease: comparison with surgical findings and evaluation of prosthetic valves. J Am Soc Echocardiogr, 2008, 21: 1347-1354.

[9] Kronzon I, Sugeng L, Perk G, et al. Real-time 3-dimensional transesophageal echocardiography in the evaluation of post-operative mitral annuloplasty ring and prosthetic valve dehiscence. J Am Coll Cardiol, 2009, 53 (17): 1543-1547.

[10] Ng AC, Delgado V, van der Kley F, et al. Comparison of aortic root dimensions and geometries before and after transcatheter aortic valve implantation by 2- and 3-dimensional transesophageal echocardiography and multislice computed tomography. Circ Cardiovasc Imaging, 2010, 3 (1): 94-102.

[11] Doddamani S, Bello R, Friedman MA, et al. Demonstration of left ventricular outflow tract eccentricity by real time 3D echocardiography: implications for the determination of aortic valve area. Echocardiography, 2007, 24: 860-866.

[12] Ozkan M, Gündüz S, Yildiz M, et al. Diagnosis of the prosthetic heart valve pannus formation with real-time three-dimensional transesophageal echocardiography. Eur J Echocardiogr, 2010, 11 (4): E17.

[13] Shapira Y, Vaturi M, Sagie A. Obstructive left-sided prosthetic valve thrombosis. Acute Card Care, 2009, 11 (3): 160-168.

第八章

冠状动脉旁路移植术

赵晓琴

经食管超声心动图（TEE）用于冠状动脉旁路移植术（CABG）中，对于了解术中各阶段的心功能改变具有重要作用[1]。因此，术中为了更好的麻醉管理和手术决策的制订，弥补肺动脉导管（PAC）等其他监测的不足，需要用TEE进行以下方面的评估：

评估心脏功能
    心室收缩功能
    心室舒张功能
    局部室壁运动
    预测心肌存活，鉴别心肌缺血、心肌顿抑、心肌休眠和心肌梗死

心脏解剖结构
    各心腔大小及前负荷
    室壁厚度
    瓣膜功能与病变
    室壁瘤
    升主动脉硬化和粥样斑块

血流动力学不稳定的原因判断

体外循环（CPB）前和脱离CPB前的评估
    主动脉插管及阻断位置
    脱离CPB前：心脏前负荷
             左心室和右心室功能
             心内排气情况
             移植血管（桥）是否通畅

胸腔镜手术时指导各种插管的放置、术中监测其位置
    冠状静脉窦逆行灌注管
    主动脉内管
    股静脉管
    肺动脉引流管
    主动脉球囊反搏管

第一节 心脏功能的评估

术中肺动脉导管（PAC）是连续评估心脏功能的常用方法，但对心室的舒张功能和局部室壁运动不能进行评估，肺毛细血管楔压（PCWP）对左室功能的评估有时存在不正确的现象（见本章末病例），需应用 TEE 详细全面并正确评估心室功能。

一、心室收缩功能的评估

1. 2D 超声心动图：通过肉眼对多个平面（ME four chamber，ME two chamber，ME LAX 和 TG mid SAX 平面）进行动态观察，评估左心室收缩功能并估计左心室射血分数（LVEF）。有 TEE 经验的麻醉医生，术中通过 TG mid SAX 平面，可快速评估左心室整体收缩功能、射血分数和前负荷。

通过食管中段四腔心平面、ME RV inflow-outflow 平面和 TG RV inflow 平面，动态观察右心室的收缩功能。

2. M 型超声测定 EF：通常选 TG mid SAX 平面，用 M 型超声测定 LVEF（图 3-1）。存在局部室壁运动异常时，该方法不宜采用，因为如果选择运动正常的室壁测定，导致高估 LVEF；选择运动损害的室壁测定，则导致低估 LVEF。

3. 频谱多普勒测定计算每搏量（SV）和心输出量（CO）：在 ME LAX 平面测定左心室流出道（LVOT）直径（D）（图 3-2A），用于计算 LVOT 面积。在 TG LAX 或 deep TG LAX 平面的 LVOT 获取 PW，通过"trace" PW 频谱图，得到经过 LVOT 血流速度-时间积分（VTI）（图 3-2B），用公式计算 SV 和 CO：

$$SV = LVOT_{面积} \times VTI_{LVOT}$$
$$SV = \pi (D/2)^2 \times VTI_{LVOT}$$
$$CO = SV \times HR（心率）$$

冠状动脉旁路移植术后，TEE 发现心室收缩功能严重减退时，应及早使用增加心肌收缩力的药物（如多巴胺或多巴酚丁胺），或根据情况采用主动脉内球囊反搏（IABP）或左、右心辅助。

二、心室舒张功能的评估

（一）舒张功能的测定

1. 频谱多普勒

（1）二尖瓣前向血流的脉冲多普勒：在食管中段四腔心平面或食管中段二腔心平面，用 PW 获得二尖瓣前向血流的 PW 频谱图，测定 E/A（图 3-6）。在 TG LAX 或 deep TG LAX 平面，取样点放在二尖瓣，用 PW 同时获取到舒张期二尖瓣的前向血流和收缩期左心室流出道的前向血流，测定 E/A 和等容舒张时间（IVRT）（图 8-1）。

（2）肺静脉血流的脉冲多普勒：在食管中段四腔心平面或在两房腔静脉平面，观察到左

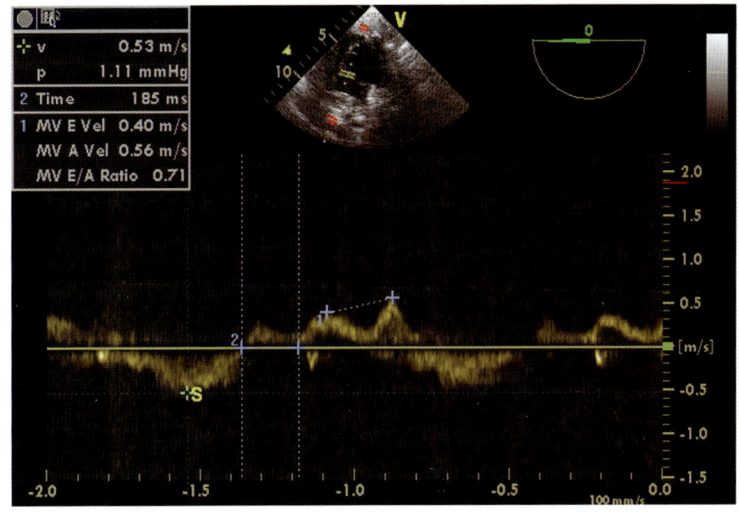

图 8-1　胃底长轴平面，取样点在二尖瓣的 PW 频谱图。显示舒张期的二尖瓣前向血流（方向向上）和收缩期的左心室流出道血流（方向向下）。测定 E/A 和等容舒张时间（IVRT），左上角的测定数据 2 为测定的 IVRT（185ms），1 为测定的舒张早期血流速度 E、舒张晚期的血流速度 A 和 E/A 值（0.71）。S，收缩期经过左心室流出道的前向血流。

上肺静脉，用彩色多普勒观察肺静脉血流，采用 PW 在离肺静脉口 1~2cm 处的肺静脉内获取肺静脉血流的频谱图，显示心室收缩期血流（S）、舒张期血流（D）和心房收缩期反向血流（A）。测定收缩期血流（S）速度、舒张期血流（D）速度、反向血流（A）速度和心房收缩期反向血流时间（PV_{AR-dur}）（图 3-7）。

2. 组织多普勒（TDI）：在食管中段四腔心平面，取样点放在左室侧壁的二尖瓣环位置，采用 TDI 得到心肌组织的运动频谱图，测定 E'/A' 和等容舒张时间（IVRT）（图 8-2）。

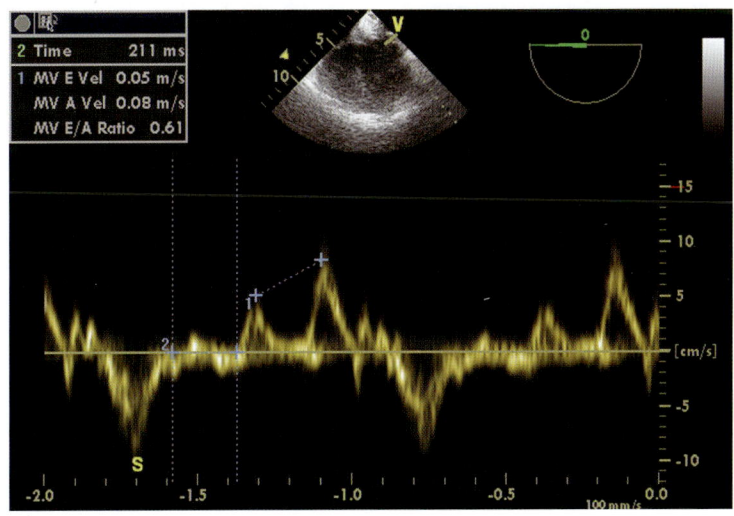

图 8-2　食管中段四腔心平面。组织多普勒测定 E'/A' 和等容舒张时间（IVRT）。2 为测定的 IVRT（211ms），1 为测定的 E'/A'（0.61）。S，收缩期。

3. 二尖瓣前向血流的彩色 M 型多普勒超声：利用彩色和 M 型多普勒，获取二尖瓣前向血流的彩色 M 型多普勒图谱，测定从二尖瓣环到心室 4cm 处的舒张早期血流斜率，即为血流传播速度 Vp（图 3-8）。

（二）舒张功能不全

心室舒张功能不全包括舒张功能减弱、舒张功能假性正常和限制性舒张功能损害三种情况。不同舒张功能状态的评估诊断标准见表 3-5。

三、局部室壁运动异常

心肌缺血、心肌顿抑、心肌休眠和心肌坏死均可表现为局部室壁运动异常。局部室壁运动异常对诊断心肌缺血比心电图和 PAC 对心肌缺血的诊断更敏感[2-3]。

（一）心室壁的冠状动脉供血分布

心肌供血来自起源于左冠状动脉窦的左冠状动脉（左主干）和起源于右冠状动脉窦的右冠状动脉。左主干分出前降支和回旋支。

左冠状动脉→前降支（LAD）：发出对角支（D），对左心室前壁和前间隔壁心肌供血。

回旋支（Cx）：发出钝缘支（OM），对左心室侧壁心肌供血。

右冠状动脉（RCA）：对右心室心肌供血。约 80% 患者为右优势，即由右冠状动脉发出后降支（PDA），提供左心室下壁和下间隔壁心肌的血供。而 20% 患者为左优势，即由左冠状动脉的回旋支发出后降支，供血给左心室下壁和下间隔壁心肌。

左心室后壁的供血可能来源于右冠状动脉的左心室延伸支（LVE），也可能来源于左冠状动脉的回旋支发出的钝缘支（图 8-3）。

心尖部的血供来源于前降支或后降支，常见由前降支和后降支同时供血。

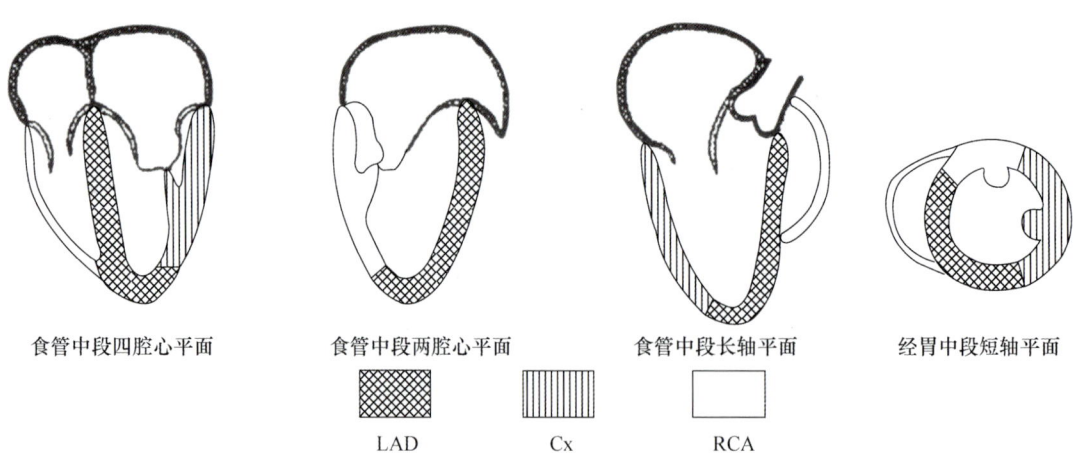

图 8-3　左心室各节段心肌经典血供来源分布图。LAD，左前降支；Cx，回旋支；RCA，右冠状动脉。

（二）室壁运动的分段（16 段）

从房室交界的左心室基底部到左心室的心尖部，按横断面将左心室分为基底部、心室中段和心尖部。在左心室基底和中段的横断面，从室间沟朝后方按顺时针方向旋转，将左心室壁依次分为前间隔壁、下间隔壁、下壁、后壁、侧壁和前壁六部分。左室心尖分为间隔壁、下壁、侧壁和前壁四部分（图8-4）。

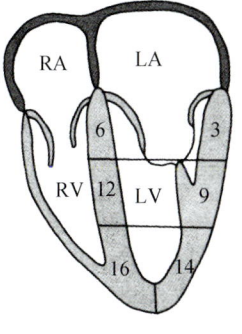
A.食管中段四腔心切面

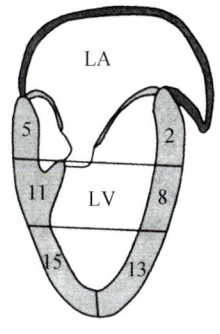
B.食管中段二腔心切面

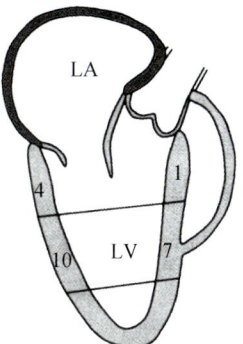
C.食管中段长轴切面

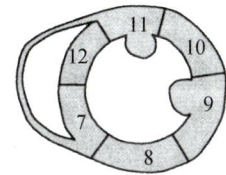
D.经胃中段短轴切面

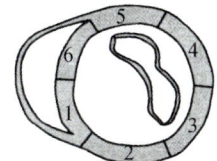
E.经胃基底短轴切面

图8-4　左心室16节段划分模型。A. 四腔心切面显示间隔和侧壁的三节段划分。B. 二腔心切面显示前壁和后壁的三节段划分。C. 左心室长轴切面显示前间壁和后壁的两节段划分。D. 左心室短轴中部切面显示中部六节段的划分。E. 左心室短轴基底部切面显示基底部六节段的部分。1-前间隔基底部；2-前壁基底部；3-侧壁基底部；4-后壁基底部；5-下壁基底部；6-下间隔基底部；7-前间隔中段；8-前壁中段；9-侧壁中段；10-后壁中段；11-下壁中段；12-下间隔中段；13-前壁心尖部；14-侧壁心尖部；15-下壁心尖部；16-间隔壁心尖部。

（三）冠状动脉病变与室壁运动异常

1. 前降支病变：左心室基底或/和中段的前壁、前间隔壁以及心尖的前壁运动异常。如果心尖部均由前降支供血，则整个心尖部运动异常。

2. 回旋支病变：左心室侧壁和后壁运动异常。左心室下壁和下间隔壁运动异常（左优势患者）。

3. 右冠状动脉病变：右心室游离壁心肌运动异常。左心室下壁、下间隔壁运动异常（右优势患者），也可见后壁异常。

4. 后降支病变：80％发自右冠状动脉，20％发自左冠状动脉的回旋支。出现左心室下壁和下间隔壁运动异常。

（四）观察心肌供血的TEE平面

1. 食管中段四腔心平面（ME four chamber）：左心室侧壁基底部、左心室侧壁中段和侧壁心尖；左心室间隔壁基底部、左心室间隔壁中段和间隔壁心尖（图8-5）。

2. 食管中段两腔心平面（ME two chamber）：左心室前壁基底部、左心室前壁中段和前壁心尖；左心室下壁基底部、左心室下壁中段和下壁心尖（图8-6）。

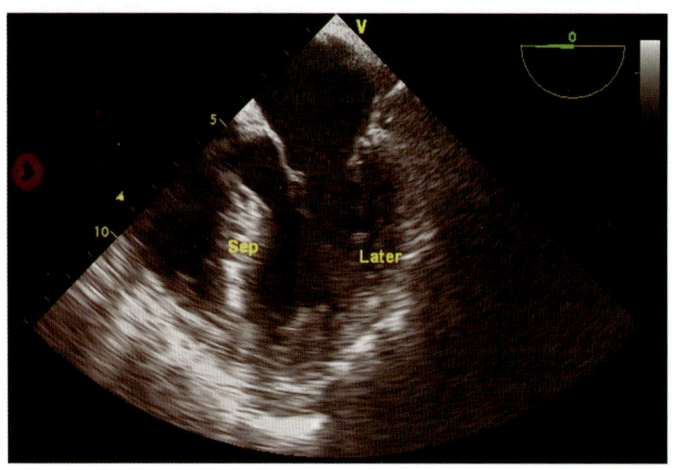

图 8-5　食管中段四腔心平面。Later，侧壁；Sep，间隔壁。

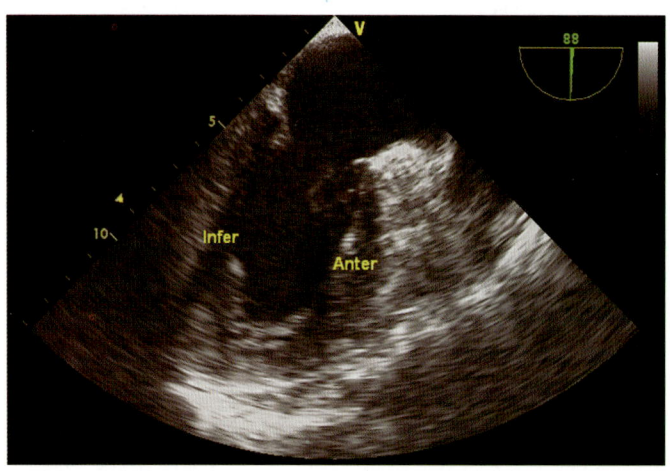

图 8-6　食管中段两腔心平面。Anter，前壁；Infer，下壁。

3. 食管中段长轴平面（ME LAX）：左心室前间隔壁基底部和中段；左心室后壁基底部和中段（图 8-7）。

4. 经胃短轴中段平面（TG mid SAX）：左心室中段的前壁、前间隔壁、下间隔壁、下壁、后壁和侧壁（图 8-8）。

5. 经胃两腔心平面（TG two chamber）：左心室前壁基底部和中段；下壁基底部和中段（图 8-9）。

（五）室壁运动评分

通过上述 5 个食管超声平面，对收缩期心内膜的运动方向和幅度以及心室壁的增厚程度进行全面肉眼观察，对 16 个段面的收缩期节段室壁运动按 5 分制进行定量评估（表 8-1）。

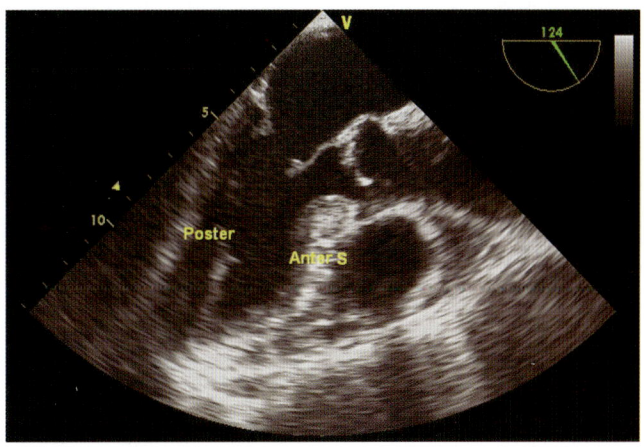

图 8-7　食管中段长轴平面。Anter S，前间隔壁；Poster，后壁。

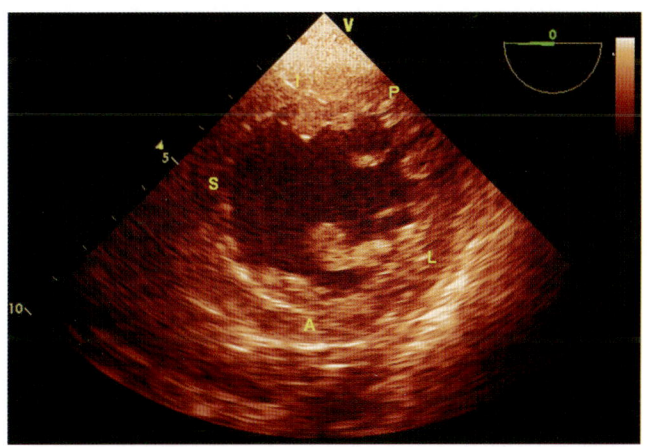

图 8-8　经胃短轴中段（mid）平面。A，前壁；L，侧壁；P，后壁；I，下壁；S，间隔壁（包括靠近前壁的前间隔壁和靠近下壁的下间隔壁两部分）。

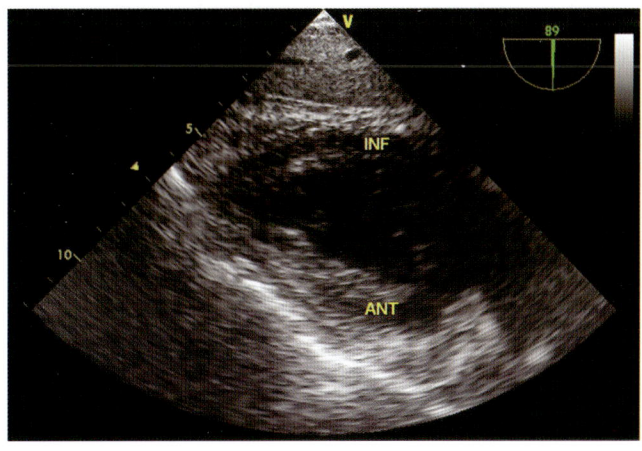

图 8-9　经胃两腔心平面。ANT，前壁；INF，下壁。

表 8-1　收缩期室壁节段运动评分标准

评　分	室壁节段运动	心内膜运动方向与幅度（%）	室壁增厚程度（%）
1	正常	向心腔中心运动，幅度>30	>30
2	轻度减弱	向心腔中心运动，幅度10～30	10～30
3	严重减弱	向心腔中心运动，幅度<10	<10
4	不运动	无运动，即运动幅度为0	<10
5	反向运动	向心腔外运动	无增厚或变薄

（六）局部室壁运动异常（RWMA）的原因

心肌供血减少，导致氧供和氧需失平衡，出现局部心室壁运动异常。束支传导阻滞和起搏心律时，也可出现室壁运动异常。

1. 心肌缺血：急性心肌供血减少，导致室壁功能出现可逆性减弱。

2. 心肌顿抑：缺血再灌注后出现的可逆性心肌收缩功能异常称心肌顿抑，此时的冠状动脉血流恢复正常或接近正常（灌注-收缩不匹配）。

3. 心肌休眠：心肌休眠时由于冠状动脉血流减少而保护性代谢及功能减低，受损的心肌功能在血流改善或氧需减少时得到恢复即为休眠心肌。

4. 心肌梗死：心肌因缺血出现坏死，心功能不能恢复。

四、预测心肌存活

心肌功能严重受损的患者，存活心肌能减少CABG术后的危险和死亡率，改善患者的预后[4-6]，术中判断受损心肌的功能恢复有助于围术期的处理。

术前心功能严重受损的冠状动脉粥样硬化患者，如果受损的心肌为存活心肌，CABG后心肌血供改善将使心肌功能立即得到改善[7-8]。

（一）术中TEE多巴酚丁胺试验（DSE）

术中TEE通过小剂量［<20μg/（kg·min）］多巴酚丁胺试验观察室壁运动的变化，可预测心肌存活，预测休眠心肌和麻醉后发生的缺血顿抑心肌的功能在CABG后的立即恢复。多巴酚丁胺开始剂量为5μg/（kg·min），以后剂量按1μg/（kg·min）进行增加。每一剂量泵入3min后，用TEE对5个观察左心室节段室壁运动的平面进行2D图像的动态收缩运动评估，室壁运动评分变化1分及以上的心肌视为运动改变。评估完成后，停多巴酚丁胺5min，再进行下一剂量的评估。RWMA的不同变化所代表的意义见表8-2。

表 8-2　局部室壁运动及评分变化的意义

运动改善	运动恶化	运动双向改变	运动无改变
评分减少1分或以上	评分增加1分或以上	小剂量多巴酚丁胺时减少1分或以上；增大多巴酚丁胺后评分增加1分或以上	评分不变
心肌存活	心肌缺血 心肌缺血损害加重	心肌存活	心肌坏死

与心肌灌注代谢的改善相比较，心肌功能的恢复更依赖于存活心肌的数量。在 RWMA 的节段，至少需要有 50% 的存活心肌才会对多巴酚丁胺产生收缩反应[9]。舒张末室壁厚度（EDWT）随存活心肌数量的减少而变薄。DSE 结合 EDWT > 0.5cm 评估心肌功能恢复具有高的敏感性[10]和特异性[11]，而 DSE 结合 EDWT > 0.6cm 对心肌功能恢复预测虽然特异性较高但敏感性减小[12]。

（二）心肌超声造影（myocardial contrast echocardiography）

利用注射的声学造影剂随冠状动脉血流进入心肌，使室壁产生回声增强的 2D 图像，根据室壁显像的均匀完整程度，了解心肌血流灌注，评估心肌微循环的完整性，预测心肌存活。心肌声学造影超声显像预测局部室壁运动恢复具有高敏感性，但特异性较超声心动图的多巴酚丁胺试验小。声学造影的不同显像结合室壁运动分析，鉴别不同的心肌状态和存活情况（表 8-3）。

表 8-3　不同心肌状态的声学造影显像和室壁运动

	心肌造影室壁显像	局部室壁运动	心肌存活情况
正常心肌	均匀	正常	
心肌顿抑	均匀	减弱	存活
心肌休眠	不均匀	减弱	存活
心肌缺血或移植血管阻塞	不均匀或缺失	减弱	存活
心肌梗死	缺失	不运动或反向运动	坏死

第二节　心脏解剖结构的评估

一、并存其他心脏畸形与术中管理

1. TEE 发现汇入冠状静脉窦的左上腔静脉时，禁止通过冠状静脉窦逆行灌注停跳液。

2. TEE 发现存在卵圆孔未闭（PFO）或因心肌梗死出现室间隔穿孔时，应避免引起肺动脉压增高和静脉输液进气，这两个因素加起来可因右向左分流导致气栓。

二、心室腔大小与前负荷

利用 2D 超声心动图，测定左、右心房和左、右心室腔大小。通过左心室腔的大小评估前负荷的量是否恰当。心腔过度增大可能伴有心室功能损害，补充容量时，注意用 TEE 监测前负荷是否与心功能和心腔大小相适应。脱离体外循环前，调整平衡循环时，如果左心功能严重受损，减流量使心室正常充盈时，TEE 可见左室胀（心室充盈显示为过度）伴心室收缩功能严重减退。此时，应在给予增强心肌收缩功能药物的情况下继续辅助循环，用 TEE 动态观察，待心功能改善后，逐步调整循环至脱离体外循环，必要时采用 IABP 或心室辅助。最简单和常用的观察平面是 TG mid SAX 平面。

三、室壁瘤

TEE 显示的室壁瘤特点是室壁变薄、扩张的反向运动区域（图 8-10）。利用 2D 超声心动图测定瘤体大小和正常心腔的大小，评估瘤体切除范围（图 8-10）。仔细观察有无心室附壁血栓。若存在心室附壁血栓（图 8-11），必须在体外循环下切开室壁瘤，清除血栓，切除室壁瘤。若室壁瘤不大且无心室附壁血栓，可采用非体外循环冠状动脉旁路移植术（OP-CABG）同时行室壁瘤折叠术。

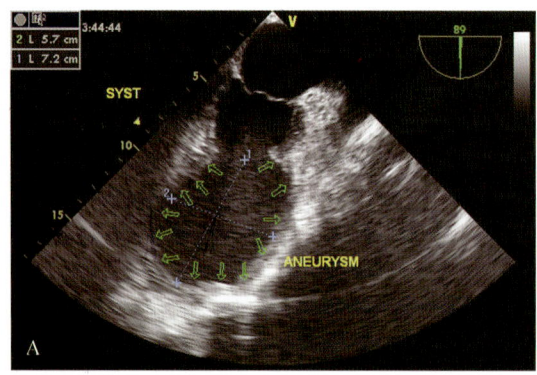 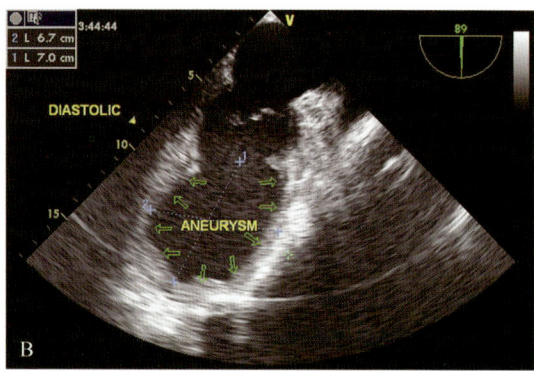

图 8-10　测定室壁瘤大小。A. 收缩期室壁瘤的大小。B. 舒张期室壁瘤的大小。ANEURYSM，室壁瘤；SYST，收缩期；DIASTOLIC，舒张期。

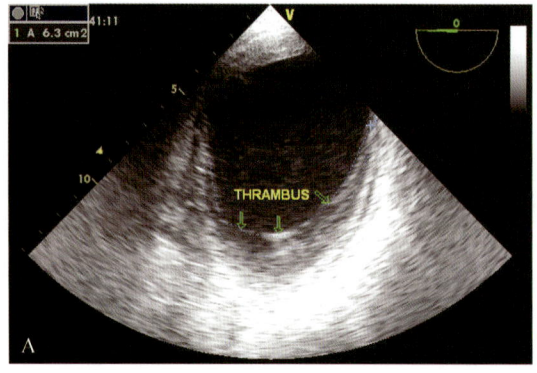 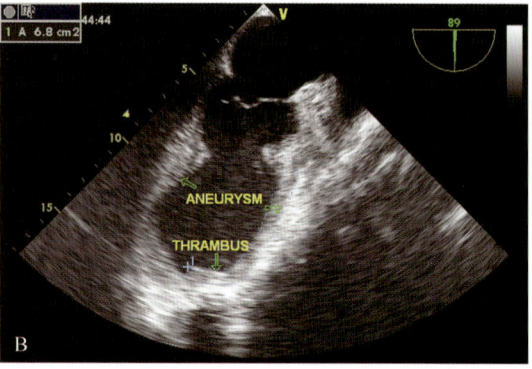

图 8-11　左心室附壁血栓。A. 附壁血栓。B. 室壁瘤内存在附壁血栓。ANEURYSM，室壁瘤；THRAMBUS，附壁血栓。

四、室壁厚度

冠心病患者往往合并有高血压，长期高血压可导致左心室壁增厚。利用 2D 超声心动图的 TG mid SAX 平面观察和测定左心室壁不同部位的厚度（图 8-12）。室壁过度增厚时，应注意心肌保护。采用 OPCABG 时，应避免低血压并维持血压在较高的水平。采用体外循环下冠状动脉旁路移植术（on pump CABG）时，灌注停跳液应充分，间隔时间不宜过长，开放循环前行温血停跳液灌注，避免心肌的缺血-再灌注损伤。对于 PET 检查诊断有存活心肌的局部室壁运动异常，如果室壁厚度<0.5cm，可能预示术后心肌血流改善但仍然不能改善局部室壁运动。

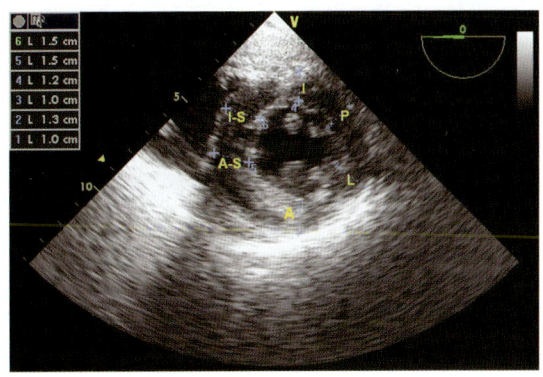

图 8-12 经胃中段短轴平面测定左心室壁厚度。A（测定1），前壁；L（测定2），侧壁；P（测定3），后壁；I（测定4），下壁；A-S（测定5），前间隔壁；I-S（测定6），下间隔壁。

五、瓣膜功能与病变

冠心病可伴二尖瓣反流。原因有：①左心室扩大致二尖瓣环扩大，导致二尖瓣反流（图8-13）；②二尖瓣附着的乳头肌缺血坏死导致二尖瓣腱索活动受限，引起二尖瓣反流（图8-14）；③腱索断裂，左心室收缩时二尖瓣叶过度活动入左房，导致二尖瓣反流（图8-15）。TEE对瓣膜是否需要手术治疗及治疗方案和治疗效果的判断具有重要的指导意义[13]。

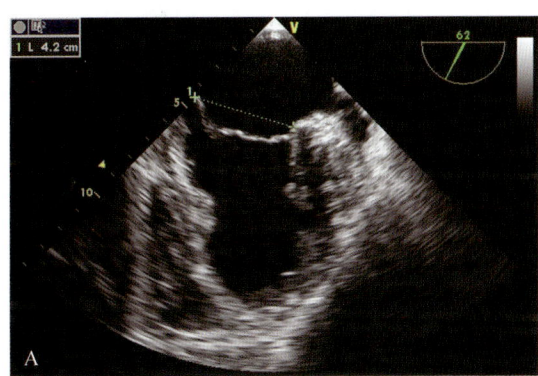 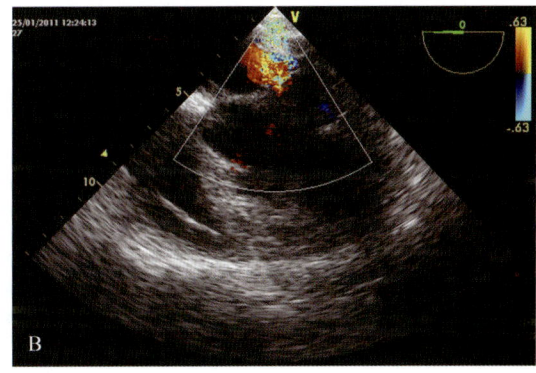

图 8-13 二尖瓣结构与功能。A. 二尖瓣环扩大。B. 二尖瓣少量中心性反流。

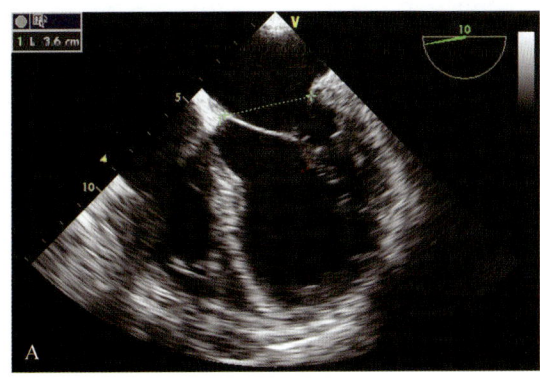 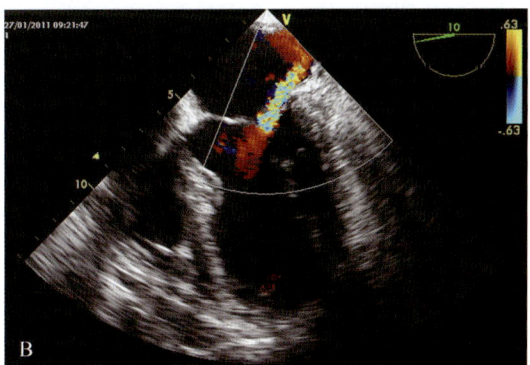

图 8-14 二尖瓣结构与功能。A. 二尖瓣环无明显增大。B. 收缩期二尖瓣后叶活动受限，导致二尖瓣偏心性反流。

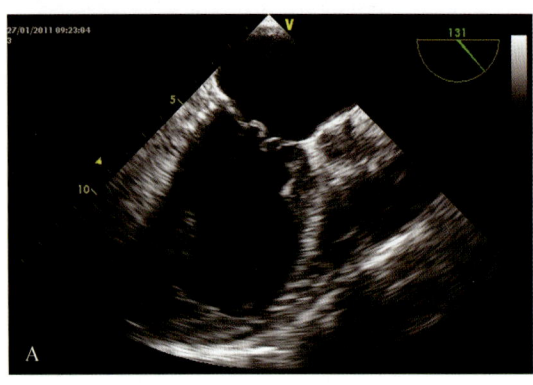

图 8-15 二尖瓣结构与功能。A. 连接二尖瓣瓣叶边缘的小腱索断裂,导致二尖瓣叶边缘部分收缩期活动过度入左心房。B. 二尖瓣少、中量反流。

六、升主动脉硬化和粥样斑块

体外循环下行冠状动脉旁路移植术,需在升主动脉放置阻断钳;冠状动脉旁路移植术的近端吻合口在升主动脉,如果升主动脉硬化和存在粥样斑块,将增加手术困难,手术操作不注意将引起栓塞并发症,尤其脑及神经系统并发症[14-15]。为了避免这类危险,应利用 TEE 观察升主动脉有无硬化和粥样斑块、存在具体部位、严重程度。TEE 通常采用 Katz 等[16]的 5 分制分级来评估动脉粥样硬化的严重程度(表 8-4)。

表 8-4 动脉粥样硬化严重程度分级

评分	评判标准
1 分	主动脉无增厚或无明显增厚(主动脉壁厚度<3mm)
2 分	主动脉内膜增厚,主动脉壁厚度>3mm(图 8-16)
3 分	主动脉粥样斑块突入管腔<5cm(图 8-17)
4 分	主动脉粥样斑块突入管腔>5cm(图 8-18)
5 分	主动脉存在活动的粥样斑块(TEE 见斑块在管腔中来回飘动)

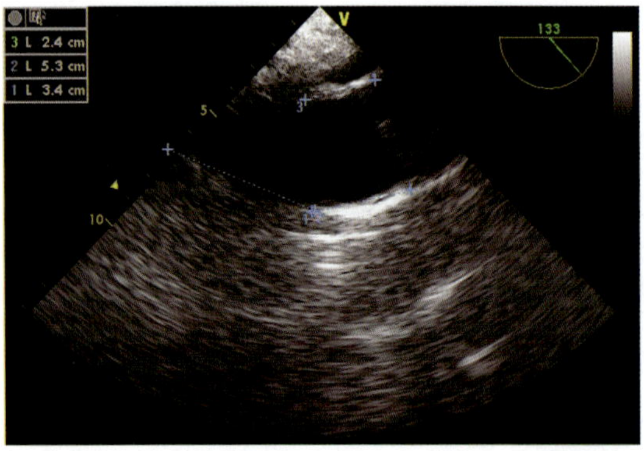

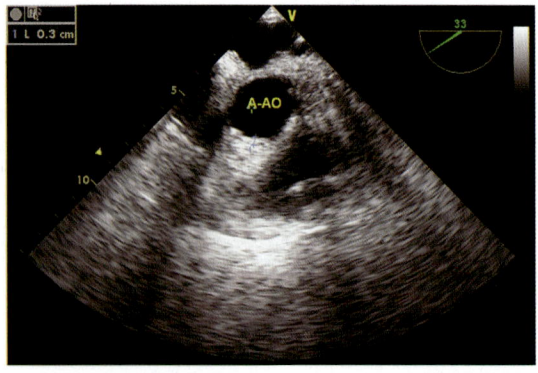

图 8-16 升主动脉硬化。升主动脉前壁大约距主动脉瓣 5.3cm 处有长 3.4cm 的硬化斑(增厚、钙化),升主动脉后壁存在长 2.4cm 的硬化斑(增厚、钙化)。

图 8-17 升主动脉短轴。升主动脉突出的粥样斑块<0.5cm。

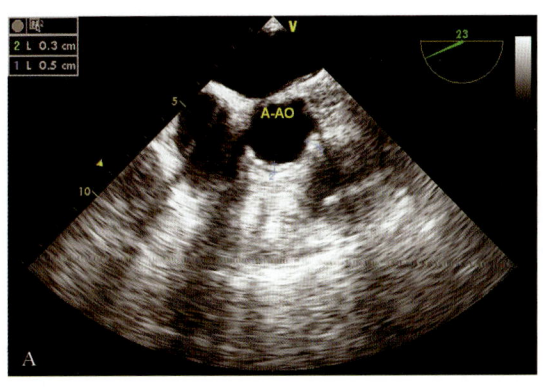 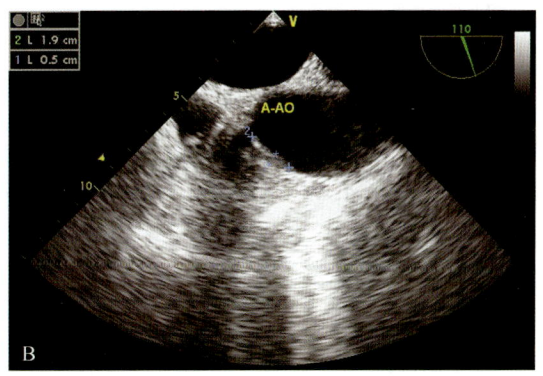

图 8-18 升主动脉突出的粥样斑块。A. 升主动脉短轴。主动脉根部前壁见大片粥样斑块，图像左前方斑块突出为 0.5cm。B. 升主动脉长轴。粥样斑块从主动脉根部沿升主动脉壁向远端延伸长度为 1.9cm。

升主动脉存在严重硬化及粥样斑块时，通过改变主动脉插管和阻断位置、选择非体外循环冠状动脉旁路移植术、选择适当的冠状动脉移植血管的近端吻合口部位以及采用 no-touch 技术等，减少栓塞并发症[17]。

第三节　判断血流动力学不稳定的原因

一、术前

TEE 评估前负荷、左心室及右心室的收缩功能、左心室舒张功能与心率的关系、局部室壁运动、心脏瓣膜功能。

二、术后

术后出现血流动力学不稳定时，应采用 TEE 进行以下方面的评估：
- 左心室整体收缩功能及 EF。
- 局部室壁运动：术前评估的存活心肌，如果手术后局部室壁运动无改善甚至运动异常加重，表明血管桥的血流量不通畅或存在心肌顿抑。手术后如果出现新的局部室壁运动异常，表明该局部室壁存在心肌缺血。
- 右心室收缩功能。
- 左心室舒张功能与心率的关系。
- 前负荷。
- 心脏瓣膜功能：左心室明显肥厚，术后在前负荷不足或心脏收缩功能明显增强的情况下，可出现 SAM 征，导致二尖瓣反流。术前存在少、中量二尖瓣反流，而术前评估心肌存活，术中心功能恢复能使二尖瓣反流减轻，往往不需行手术矫正二尖瓣反流，但术后应重新评估二尖瓣功能，了解二尖瓣反流是否减轻，反流程度是否可以接受。

麻醉医生对于术后评估发现存在的问题应及时进行相应的矫正治疗。如果与外科治疗有关，如节段室壁运动异常怀疑血管桥流量不通畅或瓣膜功能出现异常而非麻醉医生可以矫正时,应及时与外科医生沟通,使异常问题得到及时矫正。

病例分析

病例1,冠状动脉粥样硬化性心脏病

【病史】 9年前出现胸闷、心前区疼痛,常在活动时发作,持续3~5min,休息或服用硝酸甘油可缓解,于前降支置入2枚支架。7年前再发胸闷、心前区疼痛,在右冠状动脉中段和后降支置入2枚支架。一个月前,再次出现心前区疼痛,向背部放射,休息和活动时均有发生。

【冠状动脉造影报告】 冠状动脉三支病变,累及前降支、回旋支和右冠状动脉,支架后再狭窄。

【超声心动图】 LVEDD 64mm,室间隔厚度 6mm,EF 33%,二尖瓣少量反流。

【X线胸片】 两肺纹理偏重,主动脉结偏宽,心脏各房室不大。心胸比0.47。

【心电图】 窦性心律,HR 64次/分,正常心电图。

【化验】 总胆红素和直接胆红素偏高。

【术前诊断】 冠状动脉粥样硬化性心脏病(CAD)
　　　　　　　劳力+自发性心绞痛
　　　　　　　陈旧性右室心肌梗死
　　　　　　　陈旧性广泛前壁心肌梗死
　　　　　　　心脏扩大
　　　　　　　二尖瓣轻度关闭不全
　　　　　　　经皮冠状动脉球囊扩张术及支架术后
　　　　　　　心功能Ⅲ级(NYHA分级)

【拟行】 冠状动脉旁路移植术(CABG)

术前拟备IABP

【术中经过及问题】

麻醉诱导插管后,BP 102/60(75)mmHg,HR 70次/分,SpO$_2$ 100%。放置肺动脉管(PAC),PCA资料显示肺动脉压(PAP)29/9(16)mmHg,PCWP 8mmHg,CVP 2mmHg,连续心排血量(CO)监测示CO为6.2L/min。

问题:

1. CO与术前EF不符合,心脏功能实际情况?
2. 术前未行PET检查,心肌存活情况?
3. 术前拟备IABP,是否还需备IABP?

术中TEE监测所见:

心室功能
　　左心室 EF 25%~30%(动态评估)
　　左心室局部室壁运动异常
　　右心室游离壁收缩功能轻度减弱
室壁厚度:左心室各节段室壁厚度均>7.0mm
心腔大小:左心室增大
二尖瓣结构与功能:结构正常;二尖瓣轻、中度反流,可能因左心室增大所致(图8-例1.1)

TEE 证实左心室收缩功能严重减弱，排除了 PAC 得到的假性正常心功能结果，但由于左心室运动减弱的各节段心肌厚度＞7.0mm，未见心肌变薄和瘢痕组织，故预测心肌存活，术后心功能可能改善，因此决定：①不用 IABP；②二尖瓣轻、中度反流不行手术处理。

体外循环下行前降支、回旋支、第一对角支和后降支冠状动脉旁路移植术，开放升主动脉后心脏自动复跳。CPB 时间 63min，阻断 46min，辅助循环 15min。脱离 CPB 后 BP 83/45（59）mmHg，PAP 25/7（15）

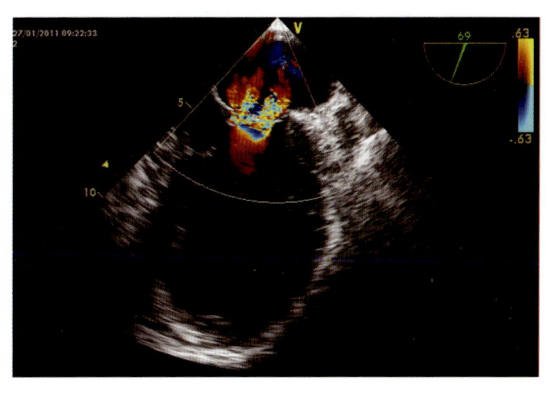

图 8-例 1.1　左室增大导致二尖瓣轻、中量反流。

mmHg，CVP 3mmHg，HR 74 次/分。测各血管桥流量好。但 TEE 示 EF 35%，术前存在节段室壁运动异常的心肌收缩功能未见明显改善，二尖瓣反流程度未减轻，怀疑心肌顿抑。泵多巴酚丁胺 3μg/（kg·min），TEE 示左心室收缩功能改善，二尖瓣反流量减少（微少量反流），BP 130～138/70～70mmHg，PAP 28/5（14）mmHg，HR 84 次/分。停用多巴酚丁胺后，BP 104/62mmHg，HR 68 次/分，但左心室收缩功能回到改善前，决定继续泵多巴酚丁胺 3μg/（kg·min）。手术结束时 BP 138/78mmHg。HR 80 次/分。

病例 2，左心室室壁瘤

【病史】　2 个月前突发心前区为主的胸部不适，伴大汗淋漓。当地医院诊断为急性广泛前壁心肌梗死，住院期间出现心室颤动，除颤后恢复窦性心律。超声心动图示：左心室节段性功能障碍，左心室心尖部室壁瘤，心尖部血栓，EF 32%。PET 报告：左心室心尖部、前壁近心尖部、间壁心肌梗死，有部分心肌存活。

【超声心动图】　LVEDD 63mm，室间隔厚度 9mm，EF 30%，二尖瓣微量反流。

左心室前壁、前间隔壁及心尖部变薄，收缩运动明显减弱至消失，左心室心尖部向外膨出，范围 48mm×57mm，可见反向运动，其内可见附壁血栓。

【冠状动脉造影报告】　右冠状动脉后降支中段 50% 狭窄，左冠状动脉前降支中段 90% 狭窄而远端 100% 闭塞。心腔增大，EF 20%，前侧壁运动轻度减弱，隔面运动严重减弱，心尖部无运动。无附壁血栓。

【MRI 报告】　左室明显扩大，横径 65mm，除左心室基底段室壁厚度及收缩功能大致正常外，其余各左心室壁变薄，运动明显减弱。心尖部瘤样膨出，反向运动，室壁瘤占左心室腔的 2/3，心尖部可见厚 8mm 的大面积附壁充盈缺失。左心室 EF 25.6%，CO 6.15L/min。各瓣膜功能大致正常。

【X 线胸片】　两肺纹理大致正常，主动脉结偏宽，左心室增大，心胸比 0.57。

【化验】　NT-PROBNP 1031.3 fmol/ml

【术前诊断】　冠状动脉粥样硬化性心脏病（CAD）
　　　　　　陈旧性广泛前壁心肌梗死
　　　　　　室壁瘤形成（心尖部）
　　　　　　心脏扩大

心功能Ⅰ级（Killip 分级）

高血压病 3 级（极高危）

2 型糖尿病

高脂血症

【拟行】 室壁瘤切除术

拟备 IABP

【术中监测、经过及问题】

麻醉诱导气管插管后，BP 110/64（80）mmHg，HR 70 次/分，SpO$_2$ 100%。放置 PAC 管，放置食管超声探头。

PAC 资料：PAP 12/3（6）mmHg，PCWP 2mmHg，CVP 3mmHg，连续 CO 监测示 CO＞5.0L/min。

TEE 监测所见：

左心室功能
　　左心室 EF 20%～30%
　　左心室节段室壁运动异常
左心室巨大室壁瘤，室壁瘤占左心室 2/3（图 8-10）
左心室室壁瘤以外的心肌运动基本正常，但正常运动部分构成的心腔小（图 8-例 2.1）
左心室较大范围的附壁血栓（图 8-11）
二尖瓣结构正常，二尖瓣微量反流（图 8-例 2.2）

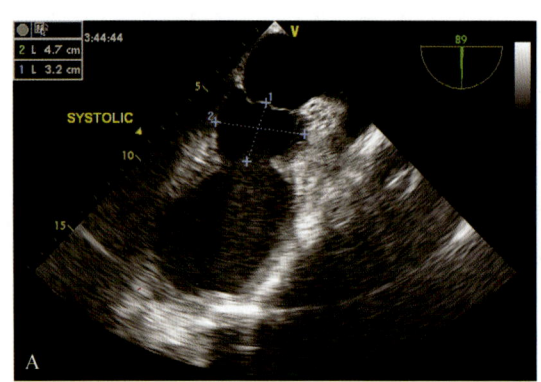
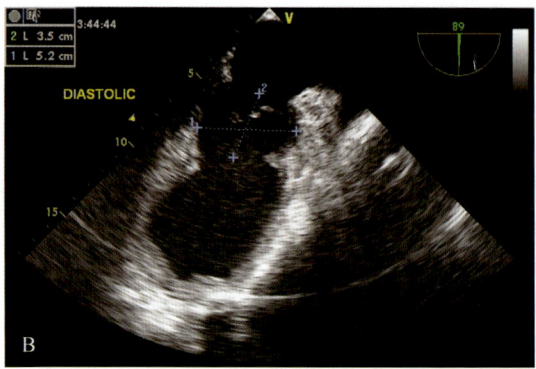

图 8-例 2.1　存在室壁瘤时，测定室壁运动正常的心腔大小。A. 收缩期正常室壁运动的心腔大小。B. 舒张期正常室壁运动的心腔大小。

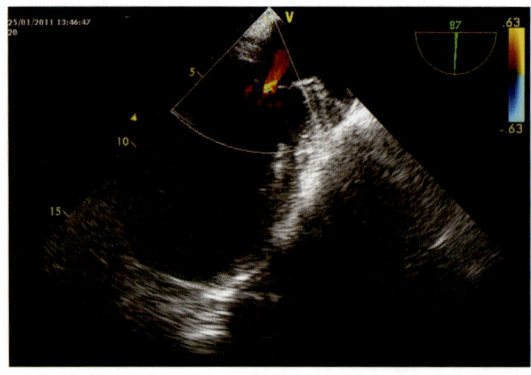

图 8-例 2.2　二尖瓣微量反流

问题：
1. PAC 能否真实反映左室收缩功能？
2. 左心室正常运动心腔的大小与室壁瘤切除范围？
3. 是否需要备 IABP？
4. 室壁瘤切除后如何判断前负荷？

据麻醉诱导插管后的 PAC 管与 TEE 监测的结果比较，PCWP 和 CO 未反映出真实的左心室收缩功能。

根据 TEE 所见，决定：①体外循环下切开室壁瘤，清除附壁血栓。②因室壁瘤以外的左心室心肌组织运动正常，故不备 IABP。③室壁瘤切除范围不能过大，根据 TEE 所测室壁厚度，保留一部分临近正常心肌的壁较厚而非瘢痕（说明有存活心肌）的室壁瘤心肌组织，以提供术后足够的左心室心腔。

体外循环 58min，阻断升主动脉 35min，开放升主动脉后心脏自动复跳，辅助循环 15min 后停机。脱离体外循环后 BP 100/58（71）mmHg，PAP 15/4（7）mmHg，PCWP 1mmHg，CVP 1mmHg，HR 90 次/分。虽然 CVP 低，TEE 动态观察，示左心室前负荷已足够，泵多巴胺 3μg/（kg·min），关胸期间用 TEE 监测左心室前负荷，在适合左心室腔的大小与功能的前负荷下，BP 109~120/60~66mmHg，PAP 16/3（7）mmHg，CVP 1mmHg。

参考文献

[1] Winter M, Sobkowicz B, Zajac B, et al. Value of intraoperative transesophageal echocardiography in monitoring left ventricular function in patients undergoing elective coronary artery bypass grafting. Kardiol Pol, 2009, 67（5）：496-503.

[2] Smith JS, Cahalan MK, Benefiel DJ, et al. Intraoperative detection of myocardial ischemia in high-risk patients: electrocardiography versus two-dimensional transesophageal echocardiography. Circulation, 1985, 72: 1015-1021.

[3] van Daele ME, Sutherland GR, Mitchell MM, et al. Do changes in pulmonary capillary wedge pressure adequately reflect myocardial ischemia during anesthesia? A correlative preoperative hemodynamic, electocardiographic, and transesophageal echocardiographic study. Circulation, 1990, 81: 865-871.

[4] Allman KC, Shaw LJ, Hachamovitch R, et al. Myocardial viability testing and impact of revascularization on prognosis in patients with coronary artery disease and left ventricular dysfunction: a meta-analysis. J Am Coll Cardiol, 2002, 39: 1151-1158.

[5] Afridi I, Grayburn PA, Panza JA, et al. Myocardial viability during dobutamine echocardiography predicts survival in patients with coronary artery disease and severe left ventricular systolic dysfunction. J Am Coll Cardiol, 1998, 32: 921-926.

[6] Senior R, Kaul S, Lahiri A. Myocardial viability on echocardiography predicts long-term survival after revascularization in patients with ischemia congestive heart failure. J Am coll Cardiol, 1999, 33: 1848.

[7] Topol EJ, Weiss JL, Guzman PA, et al. Immediate improvement of dysfunctional myocardial segments after coronary revascularization: detection by intraoperative transesophageal echocardiography. J Am Coll Cardiol, 1984, 4: 1123.

[8] Beaupre PN, Kremer PF, Cahalan MK, et al. Intraoperative detection of change in left ventricular segmental wall motion by transesophageal two-dimensional echocardiography. Am heart J, 1984, 107: 1021.

[9] Nagueh SF, Mikati I, Weilbaecher D, et al. Relation of the contractile reserve of hibernating myocardium to myocardium to myocardial structure in humans. Circulation, 1999, 100: 490.

[10] La Canna G, Rahimtoola SH, Visioli O, et al. Sensitivity, specificity, and predictive accuracies of noninvasive test, single and in combination, for diagnosis of hibernating myocardium. Eur Heart J, 2000, 21 (16): 1358-1367.

[11] 赵晓琴, 王伟鹏, 史春霞, 等. 术中多巴酚丁胺负荷经食道超声心动图预测冠状动脉旁路移植术后心肌存活的评价. 中华麻醉学杂志, 2009, 29 (10): 869-872.

[12] Zaglavara T, Pillay T, Karvounis H, et al. Detection of myocardial viability by dobutamine stress echocardiography: incremental value of diastolic wall thickness measurements. Heart, 2005, 91: 613-617.

[13] Sheikh KH, Bengtson JR, Rankin JS, et al. Intraoperative transesophageal Doppler color flow imaging used to guide patient selection and operative treatment of ischemic mitral regurgitation. Circulation, 1991, 84 (2): 594-604.

[14] Mackensen GB, Ti LK, Phillips-Bute, et al. Cerebral embolization during cardiac surgery. Impact of aortic atheroma burden. Br J Anaesth, 2003, 91: 656.

[15] Roach GW, Kanchuger M, Mangano CM, et al. Adverse cerebral outcomes after coronary bypass surgery. Multicenter Study of Perioperative Ischemia Research Group and the Ischemia Research and Education Foundation Investigators. N Engl J Med, 1996, 335: 1857.

[16] Katz ES, Tunick PA, Rusinek H, et al. Protruding aortic atheromas predict stroke in elderly patients undergoing cardiopulmonary bypass: experience with intraoperative trasesophageal echocardiography. J Am Coll Cardiol, 1992, 20: 70.

[17] Grossi EA, Bizekis CS, Sharony R, et al. Routine intraoperative transesophageal echocardiography identifies patients with atheromatous aortas: impact on "off-pump" coronary artery bypass and perioperative stroke. J Am Soc Echocardiogr, 2003, 16 (7): 751-755.

第九章

心脏肿物

赵晓琴

对于心脏肿物的诊断，经食管超声心动图（TEE）优于经胸超声[1-3]。术中TEE能诊断肿物的大小、位置、个数以及对血流动力学的影响，并帮助对肿物的性质（黏液瘤、肿瘤、血栓、赘生物）进行鉴别诊断[4]，术前对肿物诊断具有高的准确性[1,5]。手术切除后，了解手术切除是否彻底以及有无手术并发症。

第一节　心腔内肿物

心腔内常见肿物的种类：
- 心脏肿瘤：
(1) 良性肿瘤：以黏液瘤最多见。
(2) 恶性肿瘤：分原发性和继发性两种。
- 血栓
- 感染赘生物

一、黏液瘤

黏液瘤可以起源于心腔内的各个部位，包括二尖瓣和三尖瓣[6-8]。最常见部位在左心房，发生频率为右心房的3~4倍[9-10]。也可见于右心房，而发生在左心室或右心室较少见。黏液瘤在超声图像中表现为瘤体透光度不均匀的较亮肿物，表面可有完整的包膜或包膜不完整（图9-1）。黏液瘤易碎，尤其包膜不完整时，容易发生部分脱离，导致器官栓塞，应尽快进行手术。术中TEE对黏液瘤需进行以下观察：

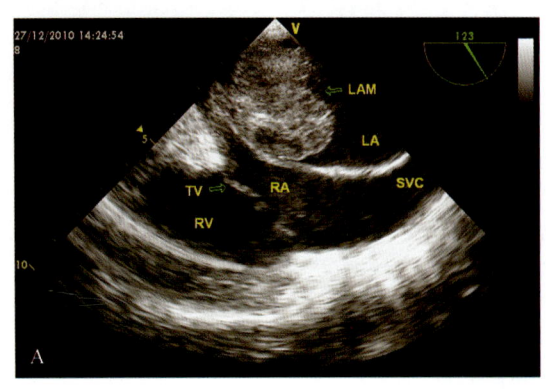 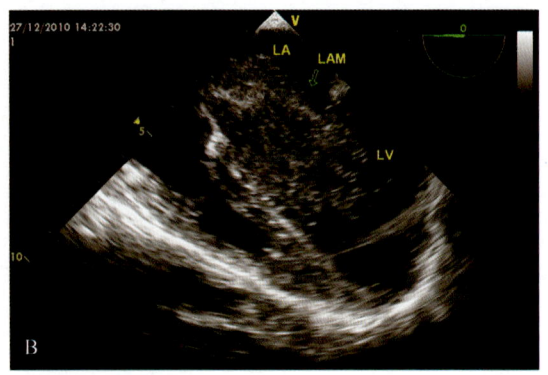

图 9-1　透光度不均匀的左房黏液瘤。A. 食管中段两房腔静脉平面，显示附着在房壁且带蒂的左房黏液瘤，黏液瘤包膜完整。LAM，左房黏液瘤（箭头所指）；LA，左心房；RA，右心房；RV，右心室；TV，三尖瓣；SVC，上腔静脉。B. 食管中段四腔心平面，显示包膜不完整的左房黏液瘤。LAM，左房黏液瘤（箭头所指）；LA，左心房；LV，左心室。

1. 瘤体部位：了解瘤体在哪个心腔，如果在左心房，应观察与二尖瓣的距离、与肺静脉的距离和关系；如果在右心房，应观察与三尖瓣的距离、与腔静脉的距离和关系。

2. 瘤体大小：是否导致心腔容量明显减小。

3. 瘤体附着部位及附着面积，有无蒂及蒂的长度。

4. 活动程度，是否导致心脏瓣膜梗阻。

5. 瘤体表面是否有飘动易脱离的小瘤体，如果存在，手术操作应避免导致其脱离，导致栓塞。

6. 术后观察黏液瘤是否切除干净和有无手术并发症，如残留的房间隔缺损，瓣膜功能损害[8]。

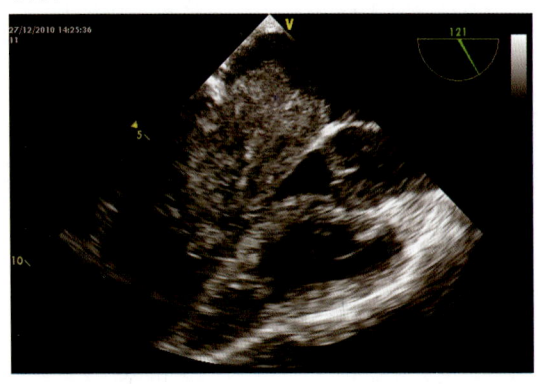

图 9-2　食管中段长轴平面，左房黏液瘤紧靠二尖瓣，巨大的瘤体导致二尖瓣阻塞

黏液瘤发生在左心房，如果无蒂且瘤体附着面大，则瘤体的活动度小，部位离二尖瓣有一定距离时，不会导致二尖瓣阻塞；如果紧靠二尖瓣，则可能导致二尖瓣口狭窄或/和关闭不全（图 9-2）；瘤体巨大将导致左心房有效腔减小（图 9-3）。如果有蒂且较长，则瘤体活动度大，随心室舒张可阻塞二尖瓣口，导致二尖瓣口狭窄（图 9-4）。TEE 除 2D 超声外，利用彩色多普勒和频谱多普勒能判断瓣膜阻塞导致的狭窄程度和瓣膜关闭不全。瘤体阻塞二尖瓣口后，可导致血压下降。

麻醉诱导后，突然出现血压下降，应用 TEE 监测是否因黏液瘤导致二尖瓣口阻塞所致，尤其瘤蒂较长且头位较高时，可能出现瘤体固定阻塞于二尖瓣口，采用头低位可减轻梗阻程度。右房黏液瘤发生率小于左房黏液瘤，同样需要了解瘤体大小、位置、是否带蒂、对三尖瓣开放和关闭的影响以及对上、下腔静脉回流的影响。如果采用三维（3D）TEE，将能更全面、更准确地观察瘤体大小（体积）和与周围组织结构的空间关系[11-14]。

第九章 心脏肿物

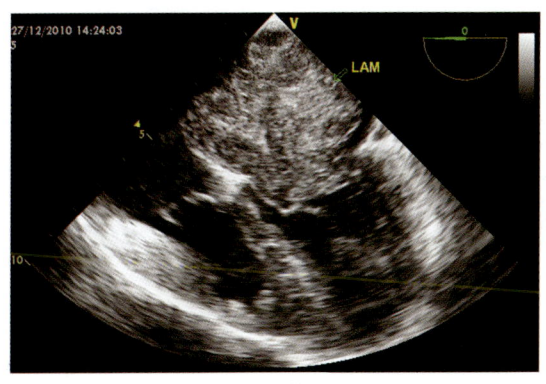 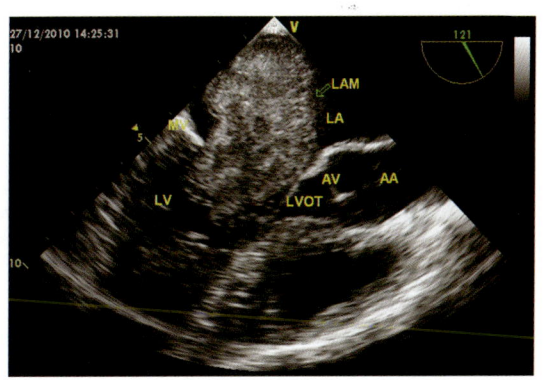

图 9-3 食管中段四腔心平面,巨大左房黏液瘤导致左心房有效腔减小。LAM,左房黏液瘤。

图 9-4 食管中段长轴平面,显示带蒂的黏液瘤在舒张期阻塞二尖瓣口。LAM,左房黏液瘤(箭头所指);LA,左心房;LV,左心室;MV,二尖瓣;LVOT,左心室流出道;AV,主动脉瓣;AA,升主动脉。

黏液瘤切除后,应通过 TEE 的 2D 超声判断黏液瘤是否清除干净,通过彩色多普勒判断心脏瓣膜是否有反流以及反流程度。对反流量较大的瓣膜,应进行瓣膜成形术;成形术后,再用 TEE 判断手术效果。

二、心腔内血栓

1. 血流速度减慢导致的心腔内血栓:二尖瓣狭窄时,由于血流缓慢,容易在左心房产生血栓,最常见发生部位在左心耳。TEE 应采用多平面 2D 超声观察(图 9-5),了解血栓的具体部位、大小、是否有新鲜血栓形成、有无飘动的易脱离血栓等,手术清除血栓后,TEE 应观察血栓清除程度。

2. 心肌坏死或室壁瘤形成时,可出现心室附壁血栓(图 9-6):有心梗史的冠状动脉旁路移植术患者,术中 TEE 应观察有无心室附壁血栓,血栓的具体位置、大小、血栓新鲜或陈旧、有无活动易脱离的血栓,这将影响手术操作和治疗方案,以避免栓塞的发生。陈旧附壁血栓,尤其血栓面积较广时,应采用体外循环手术方式完全清除附壁血栓;对于新鲜血栓,为避免其脱离,可先溶栓治疗。手术后,TEE 应检查血栓是否清除干净。

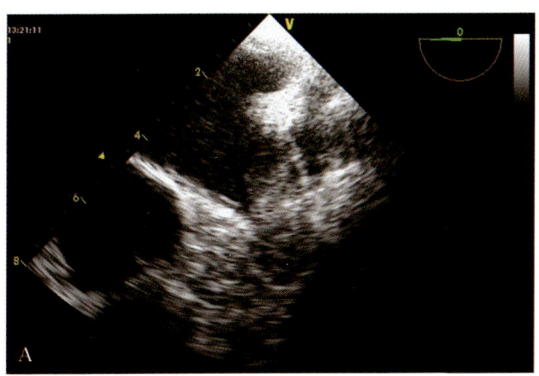 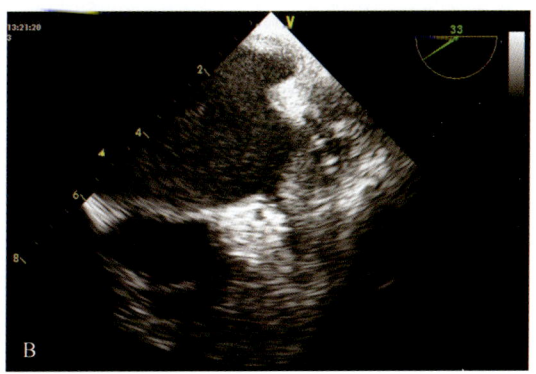

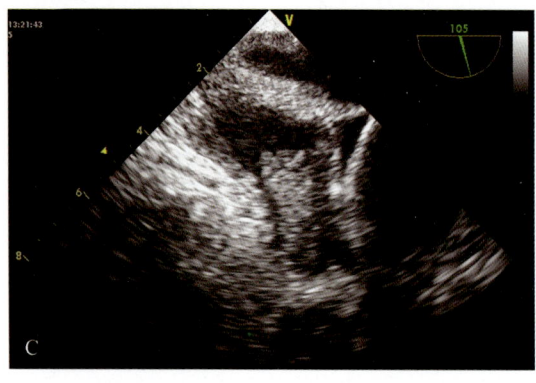

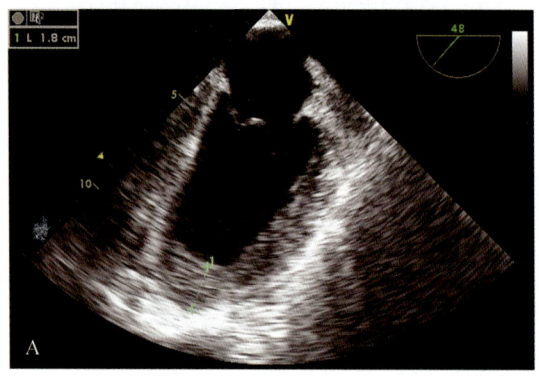
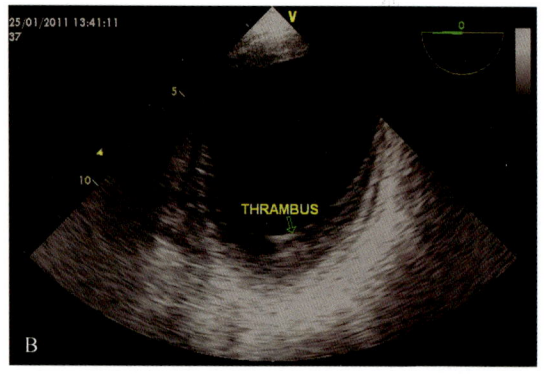

图 9-5 二尖瓣狭窄患者，TEE 食管中段不同多平面角度显示的左心耳血栓。A. 0°探及左心耳内低回声血栓。B. 33°探及左心耳内低回声血栓。C. 105°探及左心耳内低回声血栓。

图 9-6 左心室附壁血栓。A. 二腔心切面显示左心室心尖部及前侧壁的附壁血栓。B. 左心室短轴显示的前壁、前侧壁和前间隔壁附壁血栓（箭头所指）。THRAMBUS，血栓。

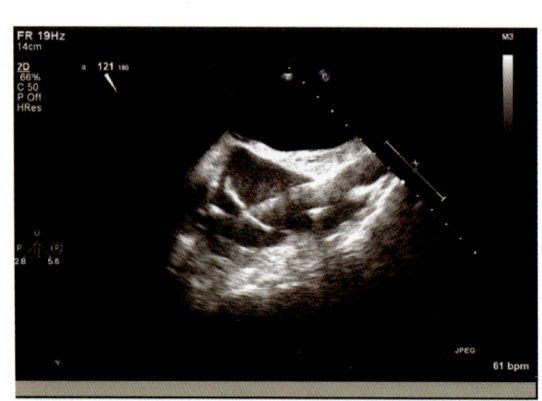

图 9-7 食管中段双房腔静脉平面，附着在右心房内起搏导线上的血栓

3. 心内导线或管道引起的血栓：长期放置在心腔内的导线（如起搏器导线）和管道，容易引起血栓的形成[15-16]。长期安装有起搏器的患者，术中应采用 TEE 观察起搏器导线的位置以及导线上有无附着的血栓，这类血栓一般较细小（图 9-7）。如果病情需要放置肺动脉管时，应先采用 TEE，观察导线上是否有血栓等肿物，如果存在血栓，尤其漂浮的血栓，应尽量不放肺动脉管或在 TEE 指导下放置肺动脉管，避免放置导丝和肺动脉管时导致血栓脱离而引起栓塞。

4. 机械人工瓣膜血栓：置换人工机械瓣后，如果抗凝不足，机械瓣周围可出现血栓性肿物，导致瓣膜功能异常和血流动力学改变。有时，术中 TEE 鉴别肿物是血栓还是感染性赘生物有一定困难。2D 超声重点观察肿物的附着位置、大小、是否为新鲜血栓以及血栓的活动度，彩色多普勒和频谱多普勒判断瓣膜功能障碍的性质（开放受阻或/和关闭障碍）和程度。新鲜血栓引起的瓣膜功能异常，可采用溶栓治疗[17-19]，陈旧血栓导致的瓣膜功能异常则必须手术。手术清除血栓后，瓣膜功能即可恢复正常，不需要瓣膜再置换。手术后，用 TEE 的 2D 超声判断血栓是否清除干净，用超声多普勒和频谱多普勒判断瓣膜功能是否完全恢复正常。

三、感染赘生物形成

1. 心内导线或管道引起感染：长期放置在心腔内的导线和管道，除容易引起血栓形成外，还可引起感染，导致赘生物形成[20-21]。TEE 诊断心腔内肿物为赘生物时，应撤出导线或管道，才能利于感染的控制。

2. 瓣膜赘生物：感染导致赘生物形成，赘生物常附着在瓣膜上（图 9-8）或在瓣膜周围（图 9-9），导致瓣膜的功能障碍。术中 TEE 通过 2D 超声寻找赘生物的位置、活动度和累及损害的瓣膜，利用彩色多普勒和频谱多普勒判断瓣膜功能损害的性质和程度。

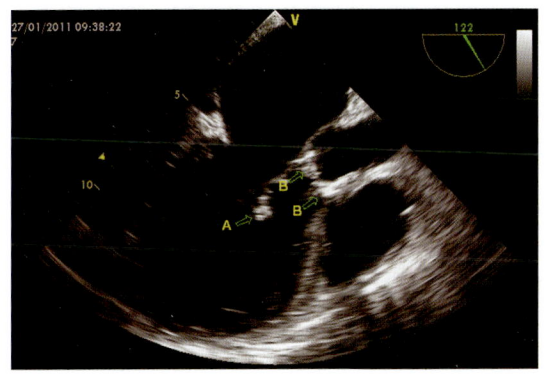

图 9-8　食管中段长轴平面，附着在二尖瓣（箭头 A）和主动脉瓣（箭头 B）的赘生物

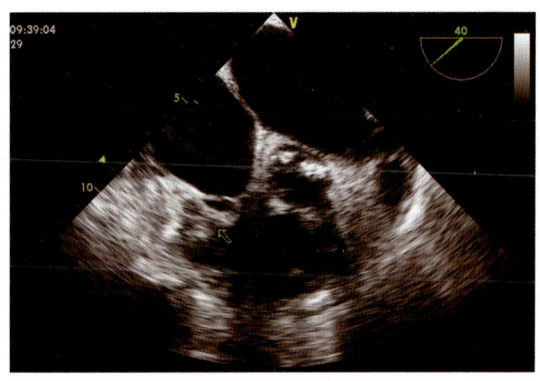

图 9-9　附着在三尖瓣下右心室的赘生物（箭头所指）

感染赘生物导致的瓣膜损害需要进行瓣膜置换，而彻底清除赘生物才能利于术后的感染控制。手术后，TEE 的 2D 超声观察赘生物是否清除干净，用彩色多普勒和频谱多普勒判断置换的瓣膜功能是否正常以及有无瓣周漏。

心腔内气体堆积表现为肿物状（图 9-10）应与心腔内肿物鉴别。气体堆积肿物表现为较强的超声回声，TEE 监测下，心腔内有足够的前负荷时，变动体位并轻摇心脏，可观察到堆积物变成气泡回声漂浮在心腔内，并逐渐减小直至消失。

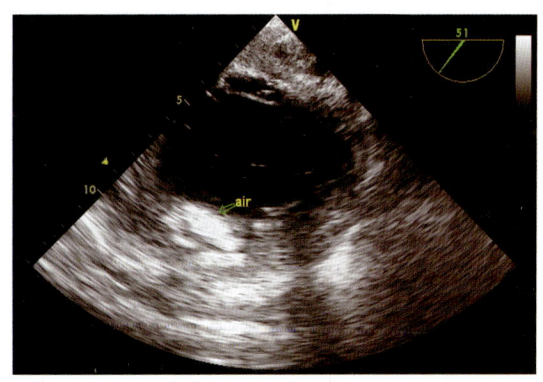

图 9-10　2D 超声心动图示左心室内附壁气栓堆积成肿物状（箭头所指）。air，气栓。

右心系统存在肿物的患者，如果因心功能不全术中需肺动脉管监测时，应在 TEE 指导下放置肺动脉管，避免操作造成肿物脱离引起肺栓塞。

第二节 心腔内的正常解剖变化

心腔内的部分正常解剖结构因过度明显，容易被误诊为异常结构。常见的容易误诊的结构变化如下：

1. 界嵴（crista terminalis）：在右心房与上腔静脉交界处，向下腔静脉方向伸出一肌性组织（图 9-11），容易被误诊为右心房肿物。

2. 欧氏瓣（eustachian valve，又称 chiari network）：在右心房与下腔静脉交界处伸入到右心房腔的静脉瓣（图 9-12），是胚胎静脉瓣的残留物，大部分在 2D 超声心动图上表现为长条状。

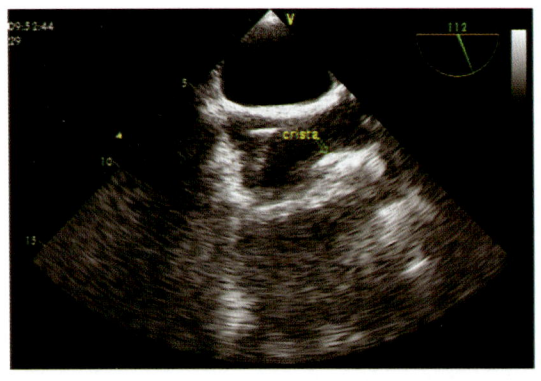
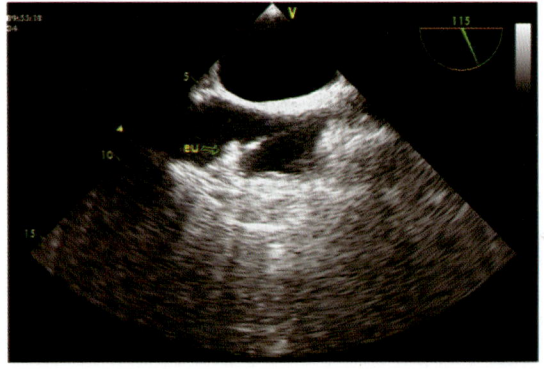

图 9-11 食管中段双房腔静脉平面的 2D 超声心动图显示的界嵴（箭头所指）。crista，界嵴。

图 9-12 食管中段双房腔静脉平面的 2D 超声心动图显示的欧氏瓣（箭头所指）。eu，欧氏瓣。

3. Coumadin 嵴（coumadin ridge）：在左心耳与左上肺静脉之间的肌性嵴（图 9-13）。

4. 房间隔脂肪样肥厚：在房间隔卵圆窝的上、下两侧（靠上腔静脉和下腔静脉），由于脂肪渗透而增厚（图 9-14）。

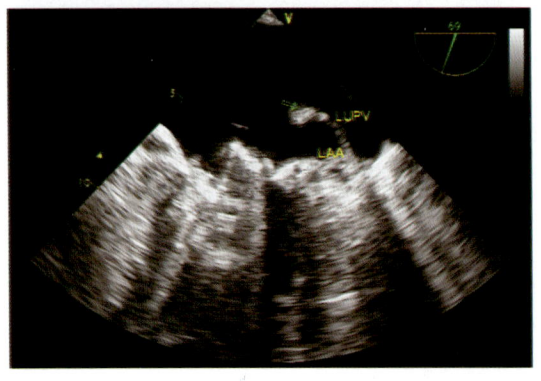
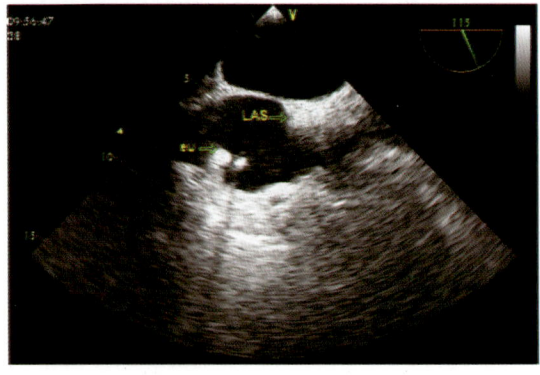

图 9-13 2D 超声心动图显示在左心耳左上肺静脉交界处的 coumadin 嵴（箭头所指）。LAA，左心耳；LUPV，左上肺静脉。

图 9-14 食管中段双房腔静脉平面的 2D 超声心动图显示的房间隔脂肪样肥厚和欧氏瓣。LAS，房间隔脂肪样肥厚；eu，欧氏瓣。

5. 右心室调节束（moderator band）： 发自右心室游离壁（图 9-15），容易被误诊为右心室内肿物。

6. Lambl 赘生物（lambl excrescence）： 老年人，2D 超声心动图可见附着在主动脉瓣上的一细小纤维束，容易被误诊为感染性赘生物。

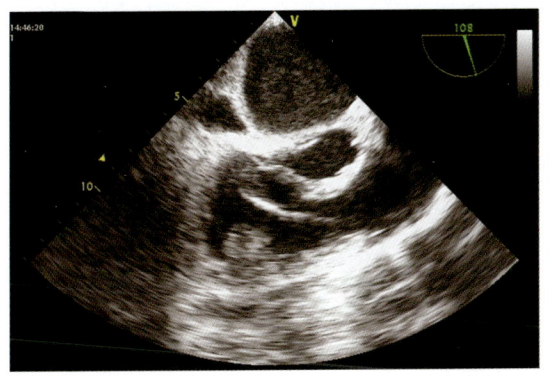

图 9-15 食管中段右心室流入-流出道平面，2D 超声心动图显示起自右心室游离壁并突入右心室腔的调节束，容易被误诊为心内肿物。右心室腔内条状物为肺动脉管。

第三节 心腔外的肿物

一、假性室壁瘤

假性室壁瘤是指心室破裂后由心包包裹形成的囊状肿物。2D 超声特点是在瘤体与心室之间有一窄的破口，破口直径与瘤体最大直径的比例＜0.5。瘤腔内可见自发性显影和血栓。彩色多普勒和频谱多普勒可见收缩期血流由心室进入瘤体，而舒张期血流从瘤体进入心室，吸气期血流速度增大。

二、肺动脉栓塞

肺动脉栓塞累及大的肺动脉，如左右肺动脉主干或肺叶开口处，可行手术治疗。为了围术期对肺动脉压的连续监测，需放置肺动脉管。但因肺动脉内存在栓子（图 9-16），放置肺动脉管具有很大的危险性，麻醉医生在全麻气管插管后，必须在 TEE 监测下放置肺动脉管。由于肺动脉内的栓子或近端肺动脉扩张（大于肺动脉管气囊直径），不能得到肺动脉楔压。

肺动脉栓塞导致肺动脉压增高，慢性病程的肺动脉高压因右心室压增大，在 2D 超声心动图上表现为收缩期室间隔扁平、室间隔增厚、右心室扩大、右心房增大和右心室收缩功能减弱[22]。彩色多普勒可见三尖瓣中、大量反流。术前左心室容量负荷减少，手术后，因增加的前负荷可导致左心室舒张功能功能减弱。手术后，随大量肺动脉内栓子的清除（图 9-17），肺动脉压减低，三尖瓣反流自然得到改善[23]。

肺动脉栓塞术中 TEE 评估的指标、超声平面和方法见表 9-1。

表 9-1　肺动脉栓塞的 TEE 评估

TEE 评估	TEE 监测平面和方法
肺动脉血栓	食管中段升主动脉短轴（ME asc aortic SAX）2D
右心室扩张、收缩功能减弱	食管中段四腔心（ME four chamber）2D
	食管中段右心室流入-流出道（ME RV inflow-outflow）2D
	经胃右心室流入道（TG RV inflow）2D
室间隔扁平和反向运动	食管中段四腔心（ME four chamber）2D
	经胃中段短轴（TG mid SAX）2D
右心室肥厚	同右心室扩张、收缩功能减弱的观察平面 2D
三尖瓣和肺动脉瓣反流	食管中段右心室流入-流出道（ME RV inflow-outflow）的彩色多普勒
肺动脉高压	CW 测定三尖瓣反流的血流速度，估计肺动脉压
左心室舒张功能	PW 测定二尖瓣前向血流速度，E/A

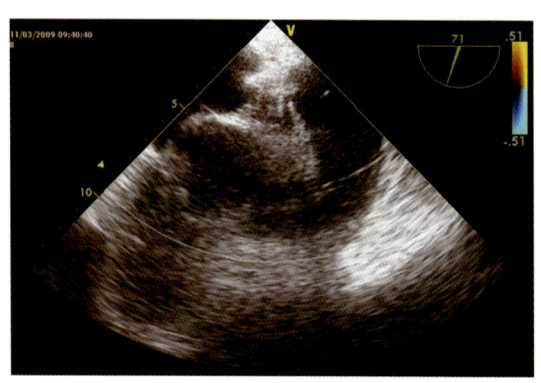

图 9-16　升主动脉短轴平面 2D 超声心动图，显示右肺动脉开口的栓子（图像上方）

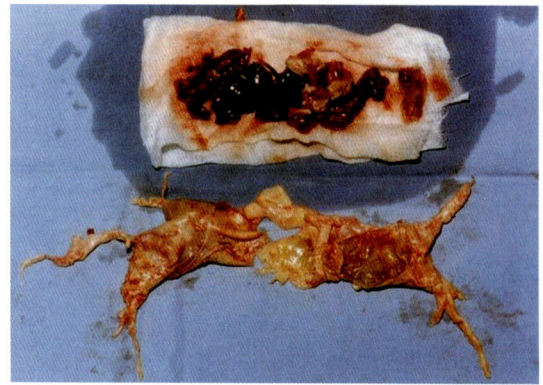

图 9-17　被清除的左、右肺动脉内大量栓子

参考文献

[1] Vincelj J, Sutlic Z, Biocina B, et al. Diagnostic accuracy of transesophageal echocardiography for detection of atrial masses. Acta Med Croatica, 2001, 55: 47-51.

[2] Leibowitz G, Keller NM, Daniel WG, et al. Transesophageal versus transthoracic echocardiography in the evaluation of right atrial tumors. Am Heart J, 1995, 130: 1224-1227.

[3] Matsumura M, Takamoto S, Kyo S, et al. Advantages of transesophageal color Doppler echocardiography in the diagnosis and surgical treatment of cardiac masses. J Cardiol, 1990, 20: 701-714.

[4] Goldman JH, Foster E. Transesophageal echocardiographic (TEE) evaluation of intracardiac and pericardial masses. Cardiol Clin, 2000, 18: 849-860.

[5] Vincelj J, Sokol I, Biotcić S, et al. Significance of transesophageal echocardiography in the diagnosis of atrial tumor. Med Arh, 2005, 59: 235-237.

[6] Yoon JH, Kim JH, Sung YJ, et al. Cardiac myxoma originating from the anterior mitral valve leaflet. J Cardiovasc Ultrasound, 2011, 19: 228-231.

[7] Park MY, Kwon SU, Lee SY, et al. Tricuspid valvular myxoma: unusual case of tricuspid valve myxoma mimicking thrombus after pulmonary artery embolectomy and tricuspid annuloplasty in pulmonary thromboembolism patient. J Cardiovasc Ultrasound, 2011, 19: 207-210.

[8] Erdoes G, Reineke D, Basciani R, et al. Left atrial myxoma attached to the anterior mitral leaflet with symptoms suggestive of infective endocarditis. Eur J Echocardiogr, 2010, 11: E8.

[9] Buksa M, Gerc V, Dilic M, et al. Clinical, echocardiographic and echophonocardiographic characteristics of the atrial myxomas in 22 years period. Med Arh, 2009, 63: 320-322.

[10] Zamorano J, Vilacosta I, Almería C, et al. Contribution of transesophageal echocardiography in the assessment of cardiac myxomas. Rev Esp Cardiol, 1994, 47: 17-22.

[11] Müller S, Feuchtner G, Bonatti J, et al. Value of transesophageal 3D echocardiography as an adjunct to conventional 2D imaging in preoperative evaluation of cardiac masses. Echocardiography, 2008, 25: 624-631.

[12] Asch FM, Bieganski SP, Panza JA, et al. Real-time 3-dimensional echocardiography evaluation of intracardiac masses. Echocardiography, 2006, 23: 218-224.

[13] Ahmed S, Nanda NC, Miller AP, et al. Volume quantification of intracardiac mass lesions by transesophageal three-dimensional echocardiography. Ultrasound Med Biol, 2002, 28: 1389-1393.

[14] Tolstrup K, Shiota T, Gurudevan S, et al. Left atrial myxomas: correlation of two-dimensional and live three-dimensional transesophageal echocardiography with the clinical and pathologic findings. J Am Soc Echocardiogr, 2011, 24: 618-624.

[15] Korkeila PJ, Saraste MK, Nyman KM, et al. Transesophageal echocardiography in the diagnosis of thrombosis associated with permanent transvenous pacemaker electrodes. Pacing Clin Electrophysiol, 2006, 29: 1245-1250.

[16] Grote J, Lufft V, Nikutta P, et al. Transesophageal echocardiographic assessment of superior vena cava thrombosis in patients with long-term central venous hemodialysis catheters. Clin Nephrol, 1994, 42: 183-188.

[17] Lengyel M, Vandor L. The role of thrombolysis in the management of left-sided prosthetic valve thrombosis: a study of 85 cases diagnosed by transesophageal echocardiography. J Heart Valve Dis, 2001, 10: 636-649.

[18] Koca V, Bozat T, Sarikamis C, et al. The use of transesophageal echocardiography guidance of thrombolytic therapy in prosthetic mitral valve thrombosis. J Heart Valve Dis, 2000, 9: 374-378.

[19] Lengyel M, Horstkotte D, Völler H, et al. Recommendations for the management of prosthetic valve thrombosis. J Heart Valve Dis, 2005, 14: 567-575.

[20] Lo R, D'Anca M, Cohen T, et al. Incidence and prognosis of pacemaker lead-associated masses: a study of 1,569 transesophageal echocardiograms. J Invasive Cardiol, 2006, 18: 599-601.

[21] Shapiro MA, Johnson M, Feinstein SB. A retrospective experience of right atrial and superior vena caval thrombi diagnosed by transesophageal echocardiography. J Am Soc Echocardiogr, 2002, 15: 76-79.

[22] Bossone E, Duong-Wagner TH, Paciocco G, et al. Echocardiographic features of primary pulmonary hypertension. J Am Soc Echocardiogr, 1999, 12 (8): 655-662.

[23] Menzel T, Kramm T, Wagner S, et al. Improvement of tricuspid regurgitation after pulmonary thromboendarterectomy. Ann Thorac Surg, 2002, 73 (3): 756-761.

第十章

心肌病的评估

赵晓琴　王伟鹏

原发性（或特异性）心肌病分为三种类型：肥厚型心肌病（HCM）、扩张型心肌病（DCM）和限制型（或渗透性）心肌病（RICM）。原发性心肌病发病率较低，在非心脏手术患者麻醉时偶可遇到。HCM患者出现左心室流出道（LVOT）受阻时，需要心脏外科手术解除LVOT梗阻，扩张型心肌病或限制型心肌病晚期需要心脏移植。

第一节　肥厚型心肌病

一、肥厚型心肌病（HCM）的病理改变与术中TEE评估指标

HCM由于心室壁异常增厚而导致LVOT梗阻，被称为肥厚型梗阻性心肌病（HOCM）。病理改变包括心室壁增厚、心腔小、收缩期LVOT狭窄、收缩期二尖瓣前叶前向运动（SAM征）加重LVOT梗阻并导致二尖瓣反流、舒张功能受损、晚期伴收缩功能受损出现心功能失代偿。除原发性心肌病外，严重主动脉瓣狭窄（AS）和高血压也可导致心室肥厚，并出现上述病理改变。术中超声评估指标及观察平面见表10-1。

表10-1　HCM术中TEE评估指标及观察平面

TEE评估	TEE观察平面
心脏解剖结构	
室壁厚度	经胃中段短轴平面
心腔大小	经胃中段短轴平面
排除主动脉瓣狭窄病因	食管中段主动脉长轴和短轴平面

续表

TEE 评估	TEE 观察平面
血流动力学影响	
左心室流出道梗阻	
2D 图像	食管中段长轴平面
连续多普勒测定血流速度和压差	经胃长轴或胃底长轴平面
前负荷	经胃中段短轴平面
SAM 征（2D 和彩色多普勒）	食管中段主动脉长轴或五腔心平面
舒张功能	见第三章
收缩功能	经胃中段短轴等多个平面

二、术中 TEE 评估

（一）诊断和评估左心室肥厚及病因

1. 左心室肥厚与病因：引起左心室肥厚的原因除 HCM 外，还有严重的 AS 和高血压。应全面观察包括左心室基底、中段和心尖的不同室壁部位的厚度。TEE 测定室壁厚度＞11cm，诊断为心室肥厚。HCM 或 HCOM 通常为不对称性心室肥厚，可仅见室间隔增厚（非对称室间隔肥厚），少数表现弥散性或向心性肥厚[1]，但室间隔增厚明显于左心室其他游离壁的增厚，室间隔厚度是其他室壁厚度的 1.3 倍以上（图 10-1）。AS 和高血压引起的左心室肥厚大多为左心室均匀的向心性肥厚，心腔明显缩小。肥厚型心肌病分为四种类型：

（1）Ⅰ型：前间隔壁增厚。

（2）Ⅱ型：前间隔壁和下间隔壁均增厚。

（3）Ⅲ型：除后壁基底段外，其他左心室壁均增厚（弥散性增厚）。

（4）Ⅳ型：心尖部增厚。

严重心室肥厚（厚度＞20mm）使围术期心肌梗死和突然死亡的发生率增加。

2. 心腔大小：局限性室间隔增厚，左心室腔大小正常。弥漫性或向心性室壁增厚则导致左心室心腔缩小（图 10-2）。当伴有二尖瓣反流时，左心房可增大。

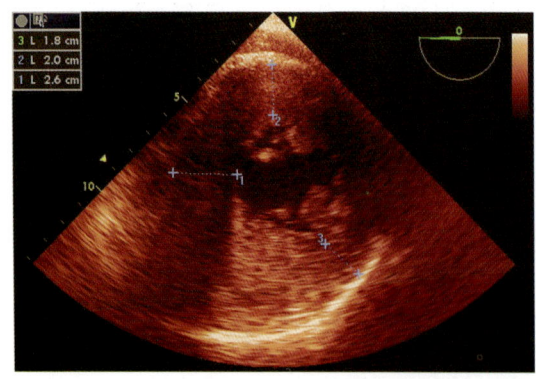

图 10-1　肥厚型心肌病。室间隔增厚更明显

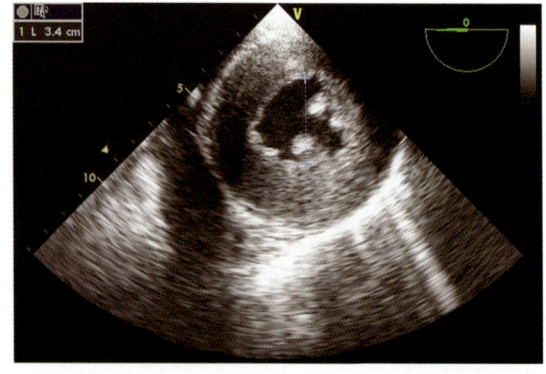

图 10-2　重度主动脉瓣狭窄，左心室均匀的向心性肥厚，心室腔缩小

（二）诊断左心室收缩期血流梗阻部位及梗阻严重程度

左心室壁增厚的部位和累及范围不同导致收缩期左心室血流排出受阻的部位不同。

1. LVOT梗阻：室间隔基底段增厚，导致LVOT梗阻（图10-3）。由于梗阻部位的血流速度加快，出现压差，采用连续多普勒（CW）在经胃长轴或胃底长轴测定LVOT的血流速度和压差，评估梗阻的严重程度（图10-4）。由于收缩期LVOT的血流受阻，主动脉瓣的M型超声显示主动脉瓣在收缩期提前关闭（图10-5）。

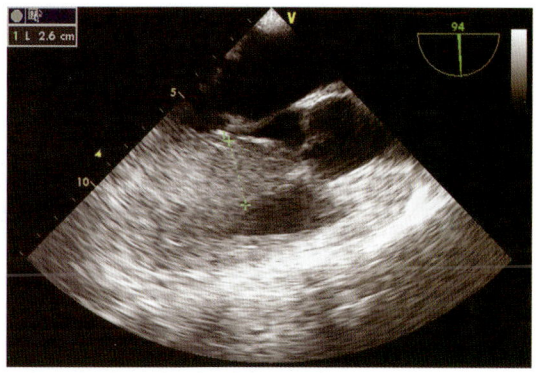

图10-3 室间隔基底段增厚，左心室流出道狭窄

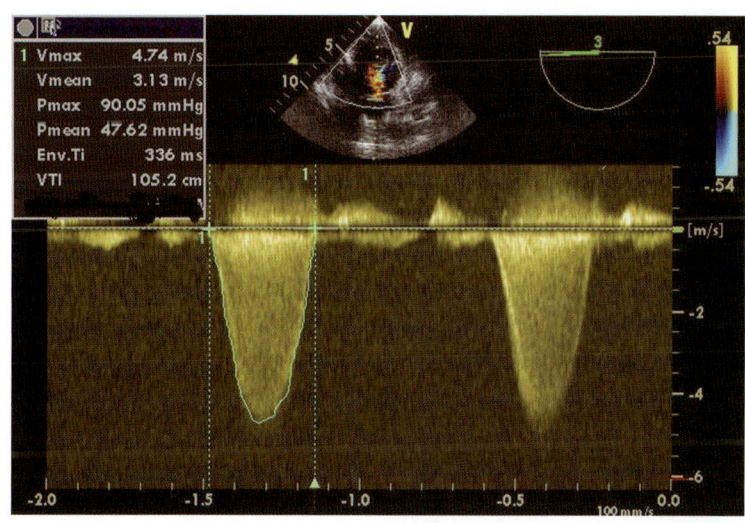

图10-4 胃底长轴，连续多普勒测定左心室流出道（LVOT）血流的流速和压差

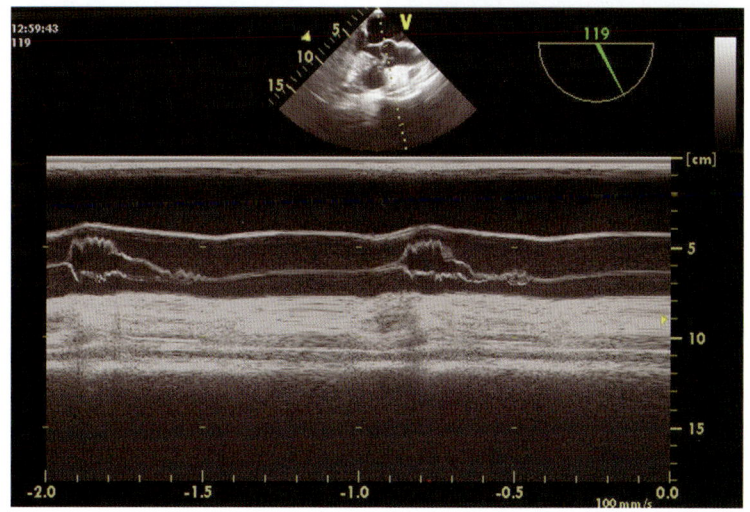

图10-5 M型超声显示主动脉瓣在收缩期提前关闭

2. 左心室中段梗阻：室间隔中段或左心室中段增厚，导致左心室腔中段收缩期血流受阻。当弥散性心室增厚时，同时出现 LVOT 和左心室中段血流受阻，CW 提示出现两个部位的血流速度加快（图 10-6）。

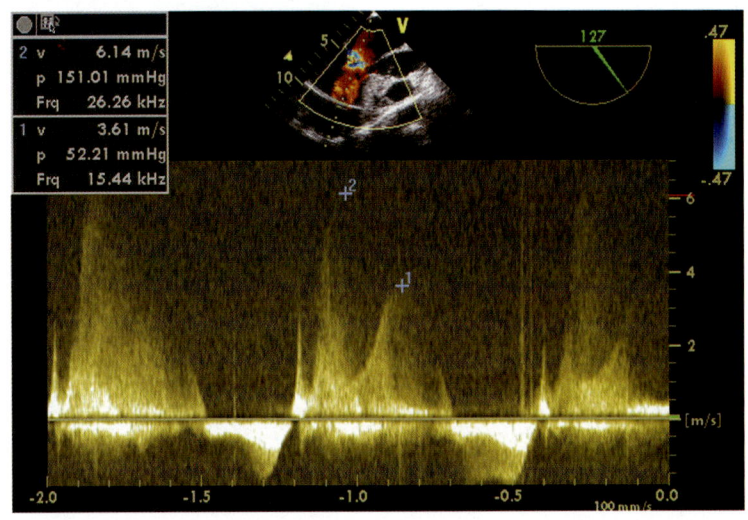

图 10-6　连续多普勒显示左心室中段和 LVOT 血流速度均受阻。左心室中段血流速度为 6.14m/s，LV-OT 的血流速度为 3.61m/s（LVOT 的血流与超声束不完全平行，血流速度被低估）。

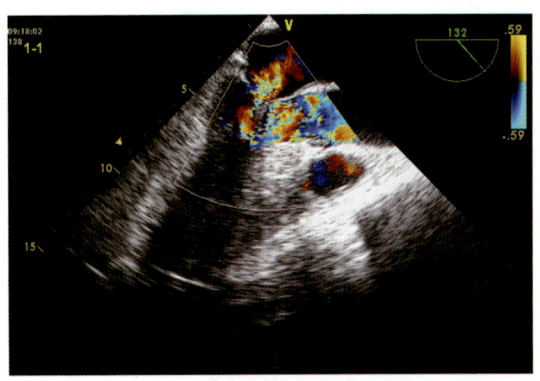

图 10-7　彩色多普勒显示最严重的梗阻部位在室间隔靠近二尖瓣前叶处

3. 测定 LVOT 梗阻最严重的部位及相应的室壁厚度：对于行左心室流出道疏通术的患者，为了避免疏通不满意或过度切除导致室间隔穿孔或/和严重的心脏传导阻滞，术中需测定 LVOT 最严重的梗阻部位。当引起 SAM 征时，最严重的梗阻部位应在二尖瓣前叶靠近室间隔的位置（图 10-7），标出该部位距离主动脉瓣环的距离并测定最严重梗阻部位室壁厚度（图 10-8），指导手术切除室间隔的深度和厚度[2]。

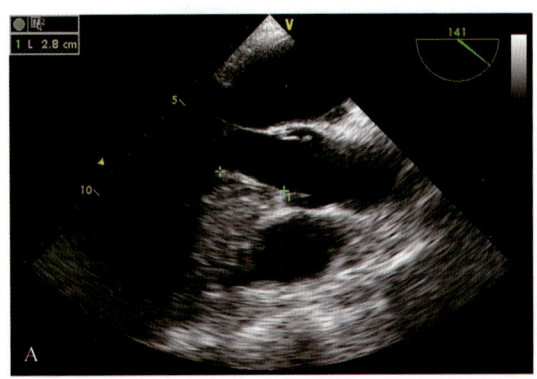 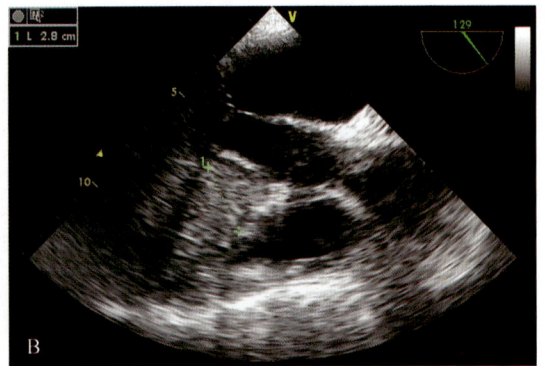

图 10-8　A. 测定最严重梗阻部位在主动脉瓣环下的距离。B. 测定最严重梗阻部位的室间隔厚度。

（三）诊断及评估瓣膜功能异常及严重程度

1. SAM 征：增厚的室间隔可引起收缩期二尖瓣前叶前向运动即 SAM 征（图 10-9A），加重 LVOT 梗阻并导致二尖瓣反流（MR）（图 10-9B 和 10-9C）。

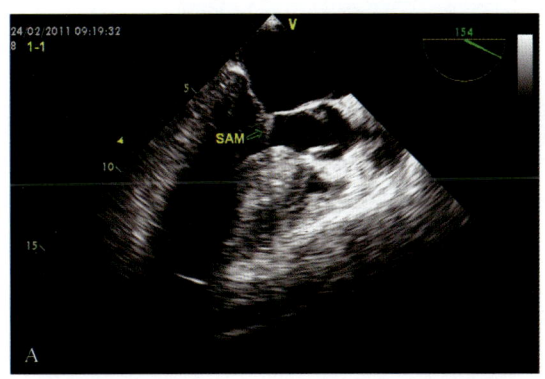
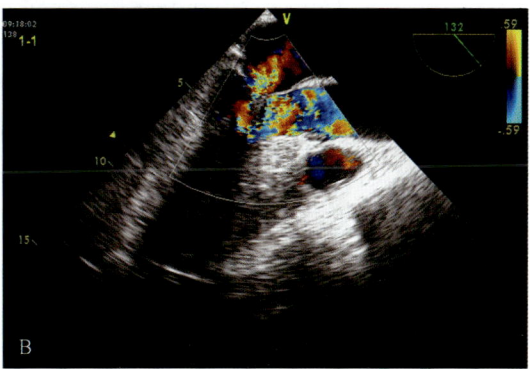
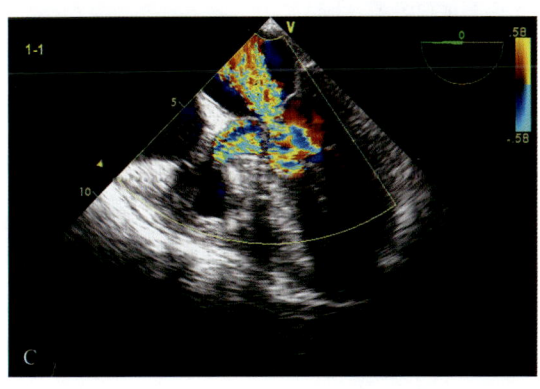

图 10-9　A. 收缩期二尖瓣前叶前向运动（SAM 征）。B. 食管中段主动脉瓣长轴平面，SAM 征导致的二尖瓣反流。C. 食管中段五腔心平面，显示 SAM 征时的二尖瓣反流。

2. 导致 SAM 征的其他危险因素：除室间隔肥厚导致 SAM 征外，了解其他容易引起 SAM 的特点，将有利于术中麻醉对血流动力学的管理。

（1）在食管中段五腔心或食管中段长轴，测定收缩期二尖瓣前叶与后叶的闭合点距离室间隔的距离（C-Sept），若 C-Sept＜25mm，容易引起 SAM 征[3]。

（2）左心室乳头肌移位，尤其向前内移位；二尖瓣前叶（AL）过大或二尖瓣后叶（PL）过大均容易引起 SAM 征，收缩期二尖瓣前叶长度＞18mm，被视为发生 SAM 征的高危状态[4-5]。

（四）评估左心室功能

1. 舒张功能评估：心室肥厚往往合并舒张功能损害，四种舒张功能损害类型及测定方法详见第三章舒张功能的测定。

当存在二尖瓣大量反流时，二尖瓣前向血流和肺静脉血流的频谱多普勒对舒张功能的评估不准确。二尖瓣血流的彩色 M 型超声测定的血流传播速度（Vp）也不准确。二尖瓣环的组织多普勒测定比较客观反映舒张功能情况。

2. 收缩功能评估：肉眼评估或 M 型超声评估左心室射血分数（EF）。肥厚型心肌病的 EF 往往正常（＞55%）（图 10-10）或增高，表现为高动力（EF＞65%）。当 EF 下降，不管是否伴有左心室腔扩大，均提示晚期或终末期心肌病。

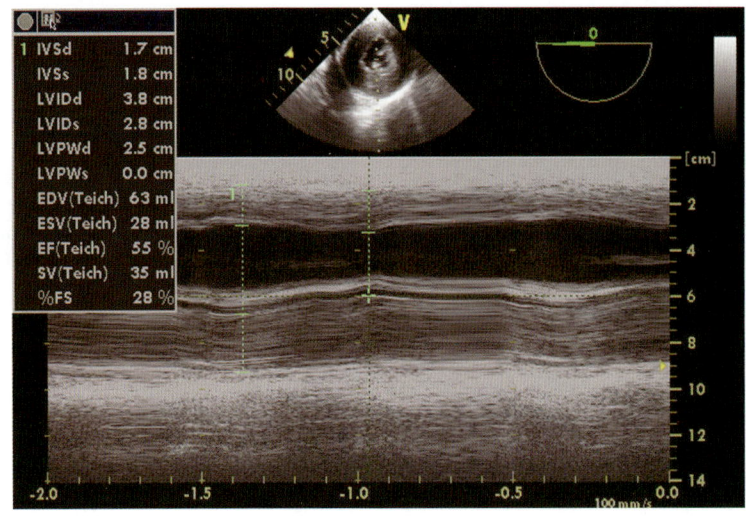

图 10-10　M 型超声测定左心室射血分数（EF）

（五）左心室流出道疏通后的 TEE 评估

肥厚型梗阻性心肌病如果行左心室流出道疏通术，术后应了解 LVOT 的疏通情况，SAM 征是否解除（图 10-11），左心室的收缩功能和舒张功能，左心室前负荷。

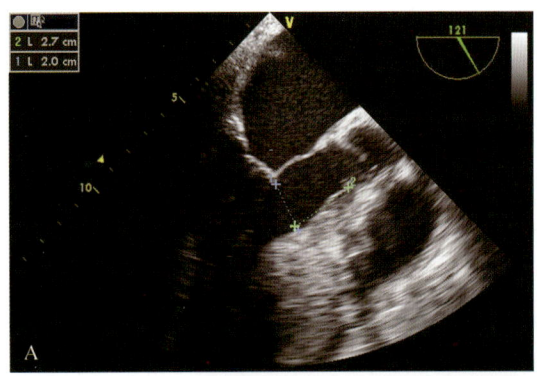
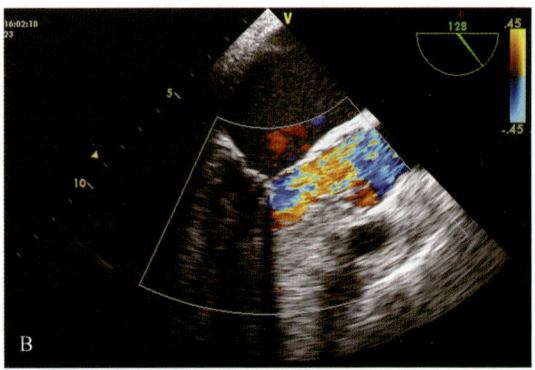

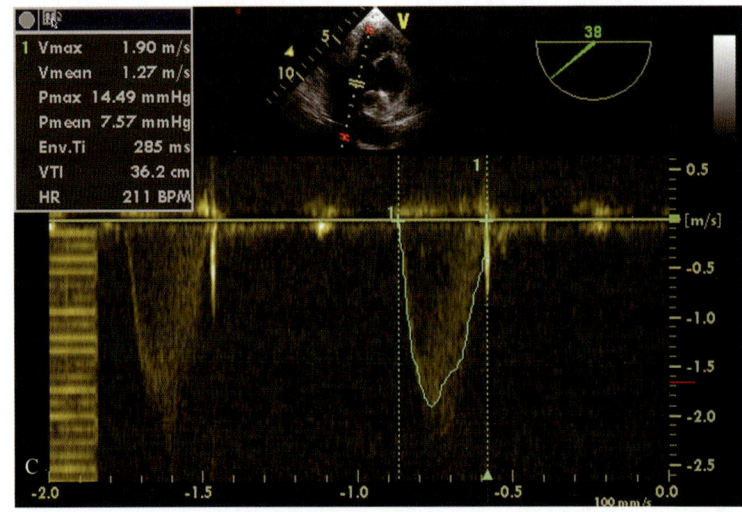

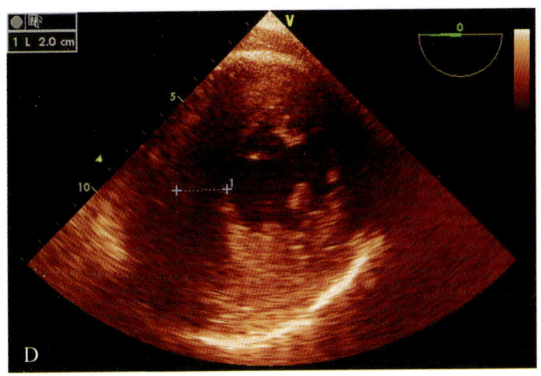

图 10-11 左心室流出道（LVOT）疏通术后。
A. 2D 显示，距离主动脉瓣下最狭窄处已疏通。
B. 彩色多普勒显示 LVOT 无梗阻，SAM 征消失，二尖瓣反流（MR）消除。C. 脉冲多普勒测定显示，LVOT 的最大压差和平均压差明显减小（术前最大压差 90.05mmHg，平均压差 47.62mmHg）。D. 经胃中段短轴显示室间隔厚度被切除了 0.6cm。

三、TEE 评估与麻醉管理

HCOM 常伴有二尖瓣反流（MR）、心肌缺血、房性或室性心律失常（房颤较多见）和心衰。病史包括呼吸困难、运动受限、心绞痛、头晕眼花、晕厥。患者可能发生突然死亡。

1. 前负荷与麻醉管理：肥厚型心肌病当为弥漫性心室壁增厚时，因心腔小，同时心室舒张功能减弱甚至舒张性心衰，心脏对增加前负荷的耐受性较差；如果同时并存 SAM 征，前负荷减少又会加重 SAM 征，增加 MR。因此，术中需要 TEE 监测前负荷，维持前负荷在适当的水平。

2. SAM 征与麻醉管理：前负荷减少、后负荷减少和心肌收缩力增强均会加重 SAM 征，导致 MR 量增大，使每搏量减少，血压下降。术中 TEE 发现有 SAM 征时，应避免前负荷减少、避免使用增加心肌收缩力的药物。出现血压下降时，适当给予前负荷；给予去甲肾上腺素，提高血压的同时可减轻 SAM 征，增加前向血流量。心率过快时，给予 β 受体阻滞剂。

3. 舒张功能与麻醉管理：左心室肥厚的患者，心室舒张功能均受到损害，部分患者出现舒张性心衰。麻醉管理中注意：①适当前负荷；②避免心率过快，必要时给予 β 受体阻滞剂。心率过快时，心室充盈时间减少，快速充盈期与心房收缩充盈期重叠（图 10-12），对于心室肥厚导致舒张功能损害的患者，将出现血压下降。

4. 心室肥厚与心肌保护和麻醉管理：心室肥厚患者往往存在心肌缺血，对术中 TEE 提

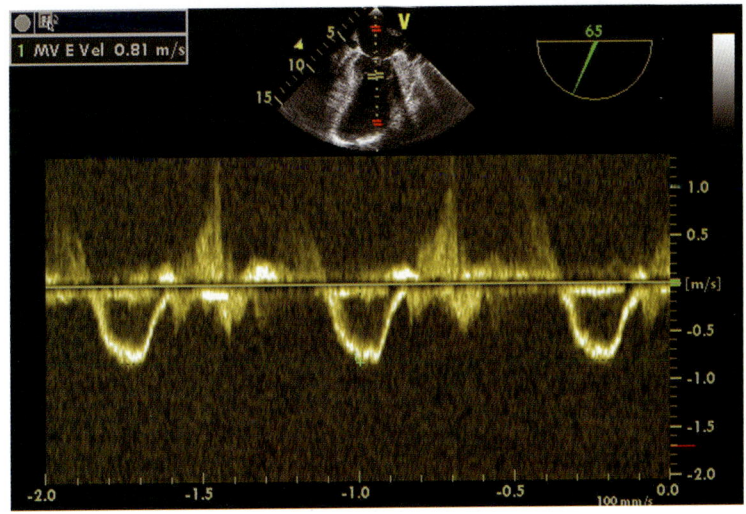

图 10-12 左心室舒张功能受损，左心室充盈时间缩短，二尖瓣前向血流的脉冲多普勒显示 E 波与 A 波重叠。

示心室明显肥厚患者（图10-3），应保证心肌供血的灌注压，避免血压过低。心室肥厚患者行体外循环手术，开放循环后患者容易反复心室颤动（简称"室颤"）或室性心律，灌注停跳液时，应保证心肌完全停跳静止，并在开放升主动脉前再次灌注半钾温血停跳液，提高心脏复跳成功率。当出现顽固性室颤或室性心律，各种药物处理及再次心肌停跳液灌注无效而怀疑存在心肌缺血-再灌注损伤时，可阻断升主动脉，在半钾停跳液中加入尼卡地平灌注心肌，使心脏在开放升主动脉后复跳。

5. 体外循环后的麻醉管理： 左心室流出道疏通术后，SAM征消除，对于弥散性心室肥厚患者，心室舒张功能不全仍然存在。体外循环后，采用TEE监测心脏前负荷，观察心室收缩与舒张功能。如果需要，可给予增加心肌收缩力的药物，但应避免心率过快，必要时给予β受体阻滞剂。在不影响血压的情况下，可给予米力农改善心室舒张功能。

第二节　扩张型心肌病

扩张型心肌病（dilated cardiomyopathy，DCM）是以左心室（多数）或右心室有明显扩大，且均伴有不同程度的心肌肥厚，心室收缩功能减退，以心脏扩大、心力衰竭、心律失常、栓塞为基本特征的心脏病。病因除原发性外，还包括中毒性（如酒精中毒）、感染性炎性反应（如病毒、细菌感染）、非感染性炎性反应（如自身免疫性疾病、移植后的排斥反应）、代谢性（如营养不良、内分泌疾病）等。DCM的诊断率逐渐增加，年诊断率约为8/10万，患病率约为37/10万，其中半数患者年龄在55岁以下，约1/3患者心功能为Ⅲ～Ⅳ级（纽约心脏病协会分级标准）。但部分未被诊断的轻型患者可能会使实际患病率更高。

一、扩张型心肌病的病理、病理生理改变

心肌及心内膜都有纤维化，心脏外观呈苍白色，心腔内有附壁血栓。光镜下，心肌纤维常明显变粗、变性、坏死及纤维化。电镜下，心肌细胞内肌原纤维含量减少，线粒体增大、增多，嵴断裂或消失，肌浆网扩张，糖原增多。组织化学检查，琥珀酸脱氢酶、磷酸酯酶和糖原不同程度减少，钙依赖性ATP酶、马来酸脱氢酶、谷氨酸脱氢酶和5-核苷酸酶减少，可能与血流动力学失代偿有关。

DCM患者因心肌病变，使心脏收缩功能障碍，心排血量减少，心脏残余血量增多，左心室舒张末压升高，心腔被动扩张，肺循环与体循环淤血，产生顽固性心力衰竭的表现。由于心腔极度扩张，房室瓣环周径增大引起房室瓣关闭不全。若病变持续发展，左心房压和肺动脉压相继升高，最后出现右心衰，心室腔扩大，心壁内张力增加，氧耗增多，心肌肥厚，心率加速导致心肌相对缺血，而心肌摄取氧的能力已达极限，因而可发生心绞痛。心肌病变累及起搏和传导系统时可引起各种心律失常。归纳DCM的病理改变如下[6]：

- 心腔扩大，心室收缩末期和舒张末期的容积增大。
- 室壁厚度正常或增厚，但厚度的改变明显小于心腔容积的增大。
- 收缩功能减弱，左心室射血分数（LVEF）<45%，每搏量和心输出量减小。
- 因心腔和瓣环扩大，导致二尖瓣和三尖瓣关闭不全。
- 心腔附壁血栓：心腔扩大和收缩功能受损，使血流速度缓慢、淤滞所致。

- 伴心室舒张功能减弱。左心室舒张末压增高。
- 肺动脉压增高：左心房压增高导致肺淤血，引起肺动脉压增高。

二、超声心动图特点与诊断

（一）超声心动图具有以下几项特点

"一大"：全心腔扩大，尤以左心室扩大为显著，左心室舒张期末内径>50~55mm，或≥2.7cm/m²。

"二薄"：室壁、室间隔变薄。

"三弱"：室壁、室间隔运动普遍性减弱。

"四小"：瓣膜口开放幅度小。

左心室射血分数（LVEF）降低、舒张功能减弱、肺动脉高压，有时可见心腔内附壁血栓。

（二）诊断

1980年世界卫生组织指出本病为不明原因的左心室或双心室扩大，心室收缩功能受损，伴或不伴有充血性心力衰竭和心律失常，须排除其他原因后方能作出本病的诊断。1995年中华心血管病学会组织专题研讨会，提出本病的诊断参考标准如下：

1. 临床表现为心脏扩大、心室收缩功能减低伴或不伴有充血性心力衰竭，常有心律失常，可发生栓塞和猝死等并发症。

2. 心脏扩大，X线检查心胸比>0.5，超声心动图示全心扩大，尤以左心室扩大为显，左心室舒张期末内径≥2.7cm/m²，心脏可呈球型。

3. 心室收缩功能减低，超声心动图检测室壁运动弥漫性减弱，射血分数小于正常值。

三、外科治疗

1. 左心室减容手术：左心室减容术基于DCM患者左心室扩大、松弛，而减容手术后左心室腔减小，更趋于椭圆形，左心室壁局部应力减小，心室肌僵硬度减低，减少左心室后负荷（如收缩期室壁应力），进一步减少心室耗氧量，改善左心室泵功能。

2. 动态心肌成形术：1993年由Carpentier等首先报道。心导管显示肺动脉压、肺毛细血管楔压和左心室压无明显改变，当心脏移植禁忌时，此法可作为替代方法之一。该手术改善心功能的作用机制在于：①骨骼肌包绕心脏，起到缠绕效应，从而停止衰竭心肌的重构；②骨骼肌的主动收缩，辅助增强了衰竭心脏的收缩力。

3. 左心辅助装置（LVAD）：Cooley等首先提出临时机械循环支持用于等待心脏移植的晚期心衰患者的过渡时期。

4. 心脏移植：1967年Barnard首次完成同种异位心脏移植术。目前心脏移植技术日臻成熟，能提高患者存活率，改善心功能，提高生活质量。是晚期DCM患者有效治疗方法之一。

5. 自体骨骼肌卫星细胞移植术：是一种近年来发展起来的用于治疗扩张型心肌病、心肌梗死等疾病的新型手术方法。其基本原理是用具有多分化能力的骨骼肌干细胞，通过移植的方法，来代替功能低下或没有功能的心肌。移植细胞在心肌内分化、成熟为类似于心肌细胞收缩、结构、电生理特性的横纹肌细胞，并具有增强心功能效应。该方法处于实验研究阶段，其临床效果，尤其是远期疗效还未见报道。

四、术中 TEE 评估

目前主要进行的手术为心脏移植术。术中 TEE 评估 DCM 心脏主要为两个阶段：移植前确定和补充术前经胸超声心动图的诊断，估测麻醉后肺动脉压力；移植后评估供体心脏的功能、瓣膜形态和功能以及评估肺动脉和右心收缩功能[6-7]。术中超声评估指标及观察平面见表 10-2。

表 10-2 DCM 术中 TEE 评估指标及观察平面

TEE 评估	TEE 观察平面
心脏解剖结构	
心腔大小	食管中段四腔心平面，经胃中段短轴平面
室壁厚度	经胃中段短轴平面
心内附壁血栓	食管中段四腔心、两腔心等多个平面
心脏瓣膜功能	
二尖瓣功能	食管中段多个平面
三尖瓣功能	食管中段四腔心、食管中段右心室流入-流出道平面
血流动力学	
心室收缩功能	
心室舒张功能	
肺动脉压	食管中段四腔心、食管中段右心室流入-流出道平面

（一）评估心脏解剖结构改变

1. 心腔大小：心脏移植前，2D 超声显示的食管中段四腔心平面可见左心腔扩大，室间隔向右膨出，左心室收缩末期和舒张末期的容积均增大，可显球形（图 10-13A）。移植后左心室正常，右心室可增大，程度与患者肺血管阻力呈正相关（图 10-13B）。

2. 室壁厚度：2D 超声显示的经胃中段短轴平面可测定室壁厚度，室壁厚度正常或略增厚。

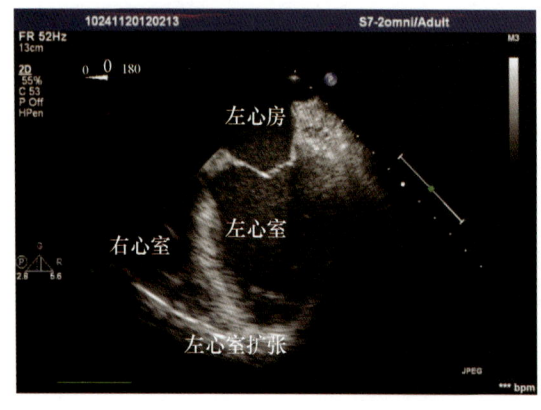

图 10-13A 移植前四腔心显示：受体（患者）心脏明显扩大，特别是左心扩大，室间隔向右膨出，全心呈"球"形，左心室可见自显影。

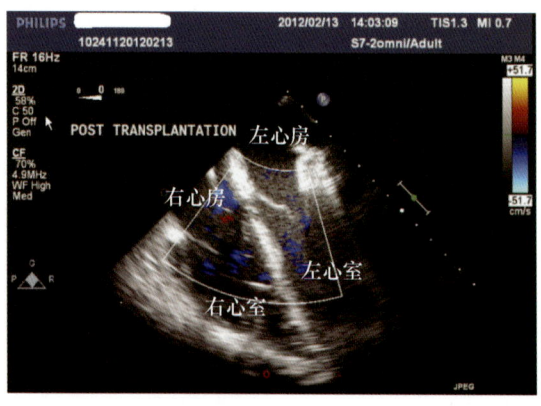

图 10-13B 移植后四腔心显示：供体心脏结构正常，右心室轻度增大。

3. 心内附壁血栓：食管中段四腔心平面的 2D 超声可见心腔内的血流自显影，显烟雾状，(图 10-13A)，说明心室内血流速度减慢，这是心室内形成血栓的主要原因。在食管中段的多个平面仔细观察，寻找是否存在心腔附壁血栓。附壁血栓常见于心尖部和左心耳。

（二）评估瓣膜功能

2D 超声显示的食管中段四腔心平面，用彩色多普勒观察二尖瓣（图 10-14A）、三尖瓣（图 10-14B）反流大小，方向，判断反流性质，测量跨瓣压差[8]。

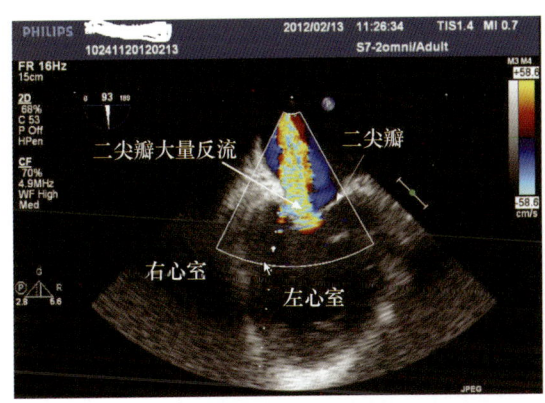

图 10-14A　移植前受体心脏二尖瓣大量反流

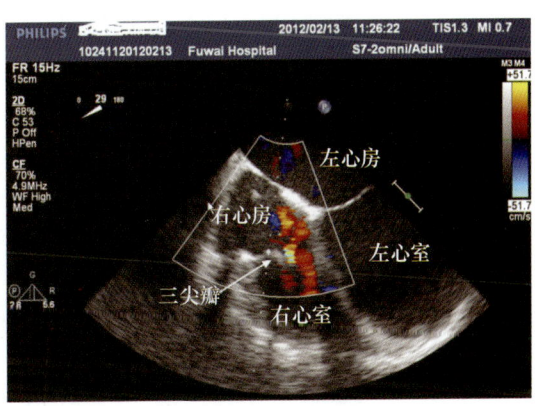

图 10-14B　移植前受体心脏三尖瓣反流

（三）评估心室收缩功能

2D 超声通过食管中段四腔心和经胃中段短轴等多平面观察心室，特别是左心室的收缩功能，评估左心室射血分数（图 10-15）。右心室功能监测对移植后供体心脏功能评价有重要意义，通过食管中段四腔心，将探头向右微旋可看到右心室、右心房和三尖瓣，通过测量大小，右心室收缩和舒张活动，室间隔形态位置、三尖瓣反流等综合判断右心功能。进一步较复杂的评估方法有三尖瓣环平面收缩游移（TAPSE）和心肌作功指数（MPI 或 Tei 指数），可更精确地评估右心室功能及其对治疗的反应。

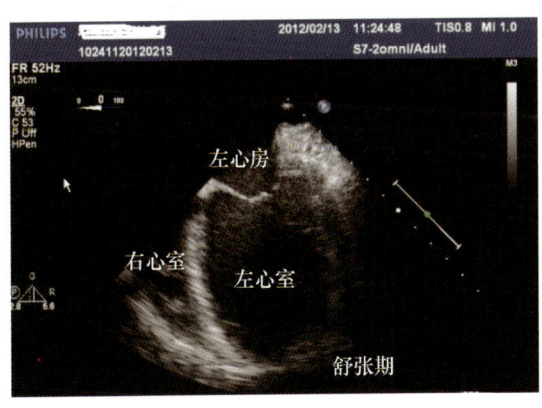

图 10-15A　移植前受体心脏舒张期

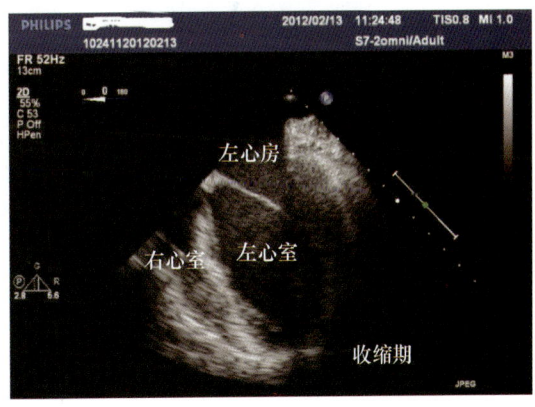

图 10-15B　移植前受体心脏收缩期

（四）评估心室舒张功能

心脏移植手术，术前评估心脏舒张功能意义不大，术后评估供体心脏的舒张功能及其变化对患者转归有一定意义[9-10]。TEE舒张功能的评估详见第三章。

（五）评估肺动脉压

临床上用超声估测肺动脉压可用肺动脉瓣反流和三尖瓣反流峰值计算出跨瓣压差（图10-16）。根据：压差（PG）＝肺动脉压（PA）－右室舒张末压（RVEDP）推导出：PA＝PG＋RVEDP，因为 RVEDP＝中心静脉压（CVP），所以 PA＝PG＋CVP。

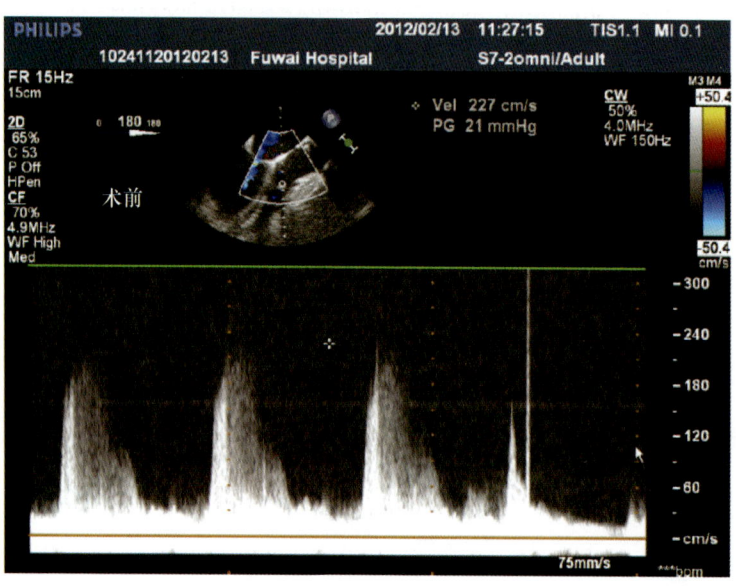

图10-16A　食管中段三尖瓣反流血流频谱图

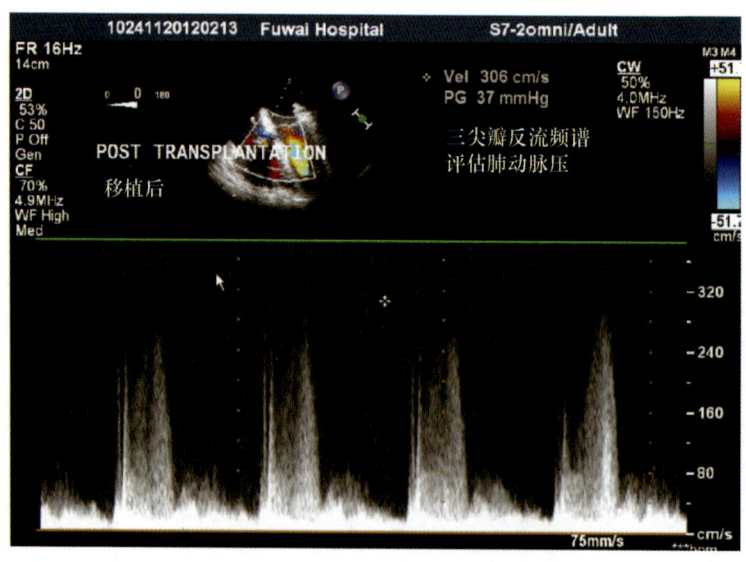

图10-16B　移植后，供体心脏三尖瓣反流血流频谱图

五、TEE 与麻醉管理

1. 容量负荷与麻醉管理：处于代偿或失代偿的心脏对容量负荷非常敏感，严格监测心脏容量变化，对维持心功能和其他器官灌注尤为重要。TEE 可直接通过四腔心、左心室短轴观察左心室的径线变化，实时获取心脏容量负荷和心室收缩变化的信息，维持与心功能相适应的前负荷。

2. 心室收缩功能：通过肉眼评估左心室 EF，快速实时了解心室收缩功能，心脏移植前，应尽最大努力维护好扩张心脏的收缩功能，以保证其他脏器的灌注和功能。心脏移植术后，可因肺动脉压增高导致供体心脏的右心功能损害，评估右心功能，为临床用药、处理提供依据[11-13]。

3. 评估肺动脉压：由于心脏移植前的左心功能严重损害，导致肺动脉压增高而影响右心功能，麻醉管理原则是维持好左心室收缩功能，避免因左心室功能的进一步损害导致肺动脉压进一步增高。心脏移植术后，若肺动脉压高，供体心脏的右心不能适应，会导致右心功能损害，应给予药物及时处理，降低肺动脉压。

参考文献

[1] Maron BJ, Clark CE, Henry WL, et al. Prevalence and characteristics of disproportionate ventricular septal thickening in patients with acquired or congenital heart disease: echocardiographic and morphologic findings. Circulation, 1977, 55: 489.

[2] Ashikhmina EA, Schaff HV, Ommen SR, et al. Intraoperative direct measurement of left ventricular outflow tract gradients to guide surgical myectomy for hypertrophic cardiomyopathy. J Thorac Cardiovasc Surg, 2011, 142 (1): 53-59.

[3] Nakatani S, Marwick TH, Lever HM, et al. Resting echocardiographic features of latent left ventricular outflow obstruction in hypertrophic cardiomyopathy. Am J Cardiol, 1996, 78: 662.

[4] Jiang L, Levine RA, King ME, et al. An integrated mechanism for systolic anterior motion of the mitral valve in hypertrophic cardiomyopathy based on echocardiographic observations. Am Heart J, 1987, 113: 633.

[5] Schwammenthal E, Nakatani S, He S, et al. Mechanical of mitral regurgitation in hypertrophic cardiomyopathy: mismach of posterior to anterior leaflet length and mobility. Circulation, 1998, 98: 856.

[6] Radovanovic N, Petrovic LJ, Zorc M, et al. Changes in left ventricular morphology and function in end-stage dilated cardiomyopathy after reductive annuloplasty of double mitral and tricuspid orifices. J Card Surg, 2002, 17 (3): 201-204.

[7] Cacciapouti F. Echocradiographic evaluation of right heart function and pulmonary vascular bed. Int J Cardiovasc Imaging, 2009, 25: 689-697.

[8] Filsoufi F, Salzberg SP, Anderson CA, et al. Optimal surgical management of severe

tricuspid regurgitation in cardiac transplant patients. J Heart Lung Transplant, 2006, 25 (3): 289-293.

[9] Matyal R, Skubas NJ, Shernan SK, et al. Perioperative assessment of diastolic dysfunction. Anesth Analg, 2011, 113 (3): 449-472.

[10] Klein AL, Canale MP, Rajagopalan N, et al. Role of transesophageal echocardiography in assessing diastolic dysfunction in a large clinical practice: a 9-year experience. Am Heart J, 1999, 138 (5 Pt 1): 880-889.

[11] Khan TA, Schnickel G, Ross D, et al. A prospective, randomized crossover study of inhaled nitric oxide versus inhaled prostacyclin in heart transplant and lung transplant recipients. J Thorac Cardiovasc Surg, 2009, 138: 1417-1424.

[12] Haddad F, Couture P, Toussignant C, et al. The right ventricle in cardiac surgery, a perioperative perspective: I. Anatomy, physiology, and assessment. Anesth Analg, 2009, 1008: 407-421.

[13] Ramiakrishna H, Jaroszweski DE, Arabia FA. Adult cardiac transplantation: a review of perioperative management—part I. Ann card Anaesth, 2009, 12: 71-78.

第十一章

主动脉疾病

赵晓琴

经食管超声心动图（TEE）评估主动脉时，能够清楚显示主动脉根部及升主动脉、主动脉弓远段和降主动脉。

术中 TEE 能够在不搬动患者的情况下快速、准确地诊断主动脉瘤，确定主动脉瘤的性质、部位和受累范围[1]，因无需造影剂而不损害肾功能，并兼有价廉的特点。这些优点对血流动力学不稳定的急诊患者尤为重要，成为首选甚至是术前唯一的诊断方法。TEE 还对手术方案的确定、手术矫正前、后的麻醉管理提供准确的信息[1-4]。缺点是不能显示升主动脉远段、无名动脉和主动脉弓近段，对左颈总动脉和左锁骨下动脉显示不够清楚和全面。主动脉瘤分为扩张性动脉瘤（真性动脉瘤）、假性动脉瘤和夹层动脉瘤。夹层动脉瘤的内膜剥脱可累及冠状动脉，因此，评估主动脉时需同时观察左、右冠状动脉。

TEE 能够诊断主动脉粥样斑块并对其严重性进行评估。

第一节　评估主动脉病变的常用 TEE 平面

1. 食管中段主动脉瓣短轴平面（ME AV SAX）：探头扫描角度向前 30°~60°，显示主动脉瓣的三个瓣叶（图 11-1A）。细微调整探头的深浅程度和扫描角度，分别显示起源于主动脉左冠窦的左冠状动脉（图 11-1B）和起源于主动脉右冠窦的右冠状动脉（图 11-1C）。

2. 食管中段主动脉瓣长轴平面（ME AV LAX）：探头扫描角度增加至 120°左右，观察主动脉瓣的无冠窦、右冠窦、窦管交界和升主动脉近端（图 11-2）。

3. 食管中段升主动脉短轴平面（ME asc aortic SAX）：在显示主动脉瓣短轴平面，将探头扫描角度调到 0°，略回抽探头，显示升主动脉短轴（图 11-3A）。

4. 食管中段升主动脉长轴平面（ME asc aortic LAX）：显示升主动脉短轴后，扫描角度向前调整 90°~120°，显示升主动脉长轴（图 11-3B）。

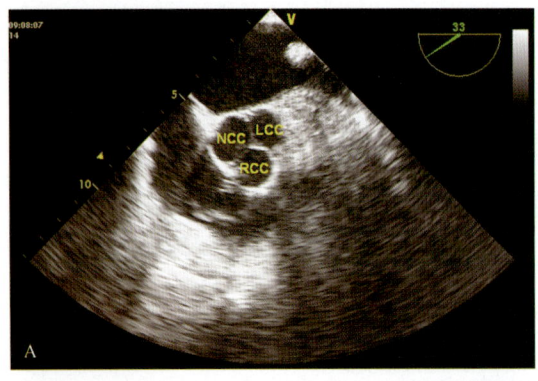
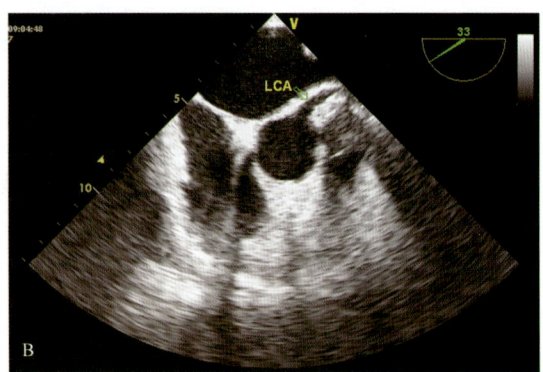
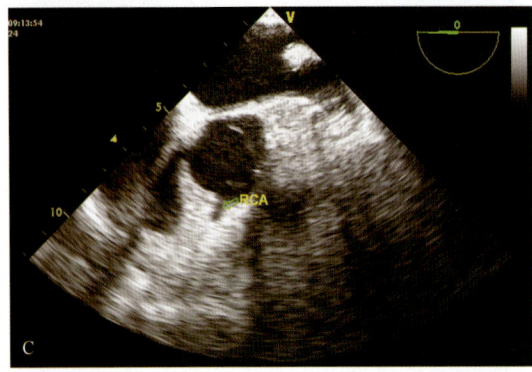

图 11-1 食管中段主动脉瓣短轴平面（ME AV SAX）。A. 主动脉瓣的三个瓣叶。B. 起源于主动脉左冠窦的左冠状动脉。C. 起源于主动脉右冠窦的右冠状动脉。NCC，无冠瓣；LCC，左冠瓣；RCC，右冠瓣；LCA，左冠状动脉；RCA，右冠状动脉。

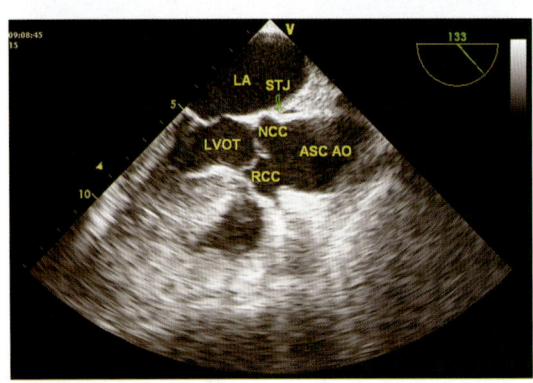

图 11-2 食管中段主动脉瓣长轴平面（ME AV LAX）。NCC，主动脉瓣的无冠窦；RCC，右冠窦；STJ，窦管交界；ASC AO，升主动脉；LVOT，左心室流出道；LA，左心房。

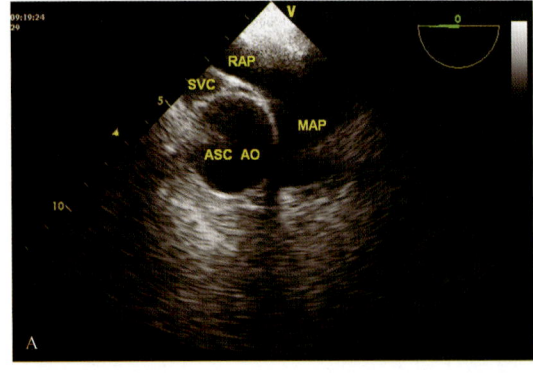
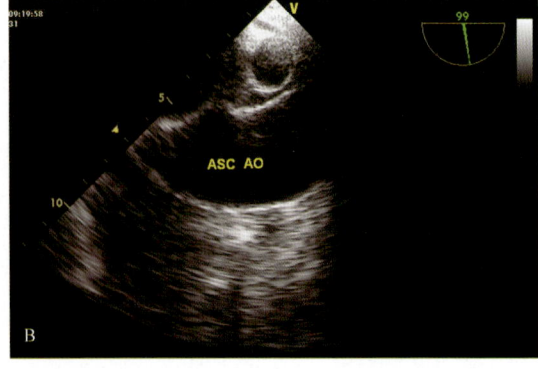

图 11-3 食管中段升主动脉平面。A. 升主动脉短轴平面（ME asc aortic SAX）。B. 90°时，显示升主动脉长轴平面。ASC AO，升主动脉；MPA，主肺动脉；RPA，右肺动脉；SVC，上腔静脉。

5. 降主动脉短轴平面（Desc aortic SAX）：探头扫描零度时，在食管中段升主动脉短轴水平，将探头向左后旋转，显示峡部降主动脉短轴平面（图 11-4A）。随着探头继续向深（向下）推进，可显示不同部位的降主动脉短轴。

6. 降主动脉长轴平面（Desc aortic LAX）：显示降主动脉短轴后，向前增加探头角度到 90°，显示降主动脉长轴（图 11-4B）。

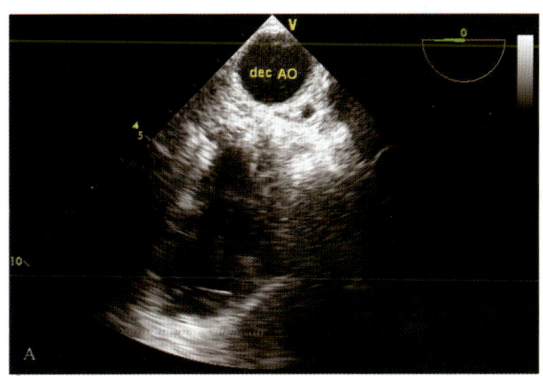 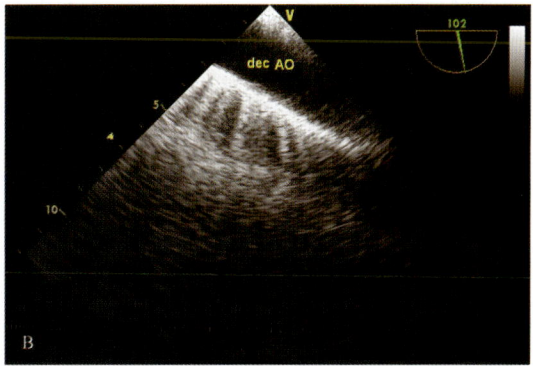

图 11-4 降主动脉平面。A. 降主动脉短轴平面（Desc aortic SAX）显示峡部降主动脉短轴。B. 降主动脉长轴平面。增加探头角度显示降主动脉长轴。dec AO，降主动脉。

7. 食管上段主动脉弓长轴平面（UE aortic arch LAX）：显示降主动脉短轴后，回抽探头至食管上段，向右旋转探头，显示主动脉弓中、远段长轴（图 11-5A）。

8. 食管上段主动脉弓短轴平面（UE aortic arch SAX）：显示主动脉弓长轴后，向前增大探头扫描角度至 90°左右，显示主动脉弓短轴和肺动脉长轴（图 11-5B）。

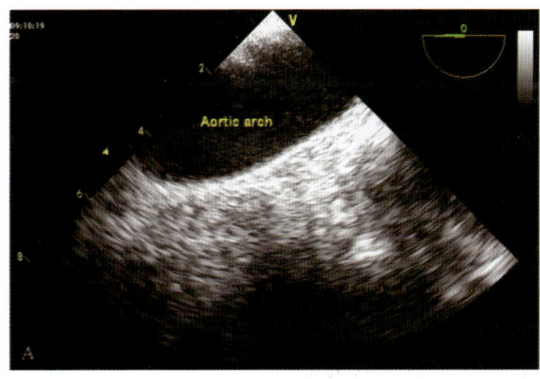 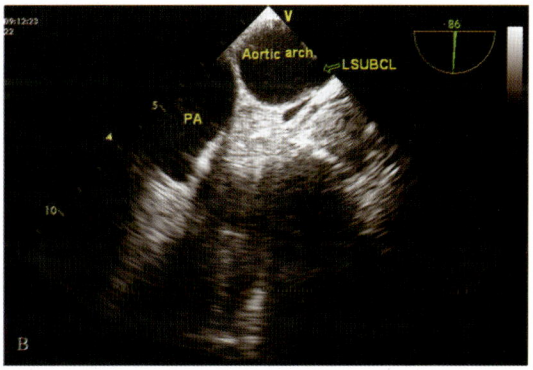

图 11-5 食管上段主动脉弓平面。A. 主动脉弓长轴平面（UE aortic arch LAX）。显示主动脉弓中、远段长轴。B. 主动脉弓短轴平面。90°左右，显示主动脉弓短轴和肺动脉长轴。Aortic arch，主动脉弓；LSUBCL，左锁骨下动脉开口；PA，肺动脉。

第二节 主动脉病变的 TEE 评估

主动脉病变的 TEE 评估内容见表 11-1。

表 11-1 TEE 评估主动脉病变

扩张性（真性）动脉瘤
血管直径
窦管交界处
升主动脉
降主动脉
主动脉瓣的功能、主动脉瓣环大小
左心室腔大小、左心室的收缩与舒张功能
假性动脉瘤
瘤体部位和大小
动脉破口部位及大小
夹层动脉瘤
血管受累范围及血管直径
窦管交界处
升主动脉
降主动脉
夹层动脉瘤分型
动脉内膜破片与真、假动脉腔
内膜破口位置及数量
左、右冠状动脉受累情况
主动脉瓣的功能、主动脉瓣环大小
左心室腔大小、左心室的收缩与舒张功能
主动脉粥样斑块与主动脉钙化

第三节 主动脉瘤

一、真性动脉瘤

动脉扩张，直径达正常值的 1.5 倍时，被称为动脉瘤。TEE 用于诊断真性主动脉瘤累及的部位和血管直径大小。升主动脉直径＞4cm（图 4-3A），胸降主动脉直径＞6cm，腹主动脉直径＞5cm 的动脉瘤，均应考虑外科治疗。

动脉瘤累及升主动脉时，TEE 应评估主动脉窦大小、主动脉瓣有无反流、主动脉瓣有无狭窄（见于主动脉瓣狭窄后扩张的动脉瘤）以及主动脉瓣环大小，帮助决定手术方式。

伴主动脉瓣严重狭窄时，应同时进行主动脉瓣替换；升主动脉瘤伴主动脉瓣环扩大导致主动脉瓣关闭不全，主动脉窦部正常时，采用升主动脉替换加主动脉瓣替换的 David 术式；升主动脉瘤伴主动脉瓣及瓣环和主动脉窦部均受累时，采用带瓣血管替换的 Bental 术式。

主动脉窦瘤是一组只涉及主动脉窦部扩张的动脉瘤，分先天性和后天性两种，后天性包括结缔组织疾病的马方综合征（Marfan syndrome）和感染性心内膜炎。马方综合征时，三个主动脉窦均扩张（图 11-6），手术常用带瓣人工血管置换。先天性的主动脉窦瘤发生在某个主动脉窦，通常在破裂后出现症状，常进行窦瘤破裂修补术。

TEE 还应评估左心室腔的大小和左心室的收缩与舒张功能。

胸腹主动脉瘤的 Crawford 分型：

Ⅰ型：从近端胸降主动脉至肾动脉开口以上的腹主动脉受累

Ⅱ型：从近端胸降主动脉至肾动脉开口以下的腹主动脉受累

Ⅲ型：远段 1/2 胸降主动脉至肾动脉开口以下的腹主动脉受累

Ⅳ型：仅腹主动脉受累

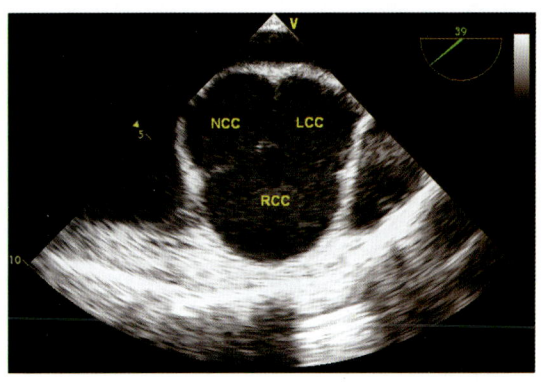

图 11-6　马方综合征患者三个扩张的主动脉窦。NCC，无冠窦；RCC，右冠窦；LCC，左冠窦。

腹主动脉瘤常合并胸主动脉粥样斑块。TEE 评估腹主动脉瘤时，应监测了解有无升主动脉钙化和斑块，为主动脉插管部位提供决策依据。TEE 评估腹主动脉有无粥样斑块，手术吻合口部位应避开斑块部位。

二、假性动脉瘤

假性动脉瘤的超声特点是主动脉壁上有一小的破口与主动脉壁大的瘤体相连，瘤体壁无动脉壁结构，瘤腔内可附着强回声附壁血栓。彩色多普勒可观察到收缩期有高速血流经过破口进入瘤腔，舒张期可有低速血流返回动脉内。瘤颈部的脉冲多普勒显双向血流频谱。

第四节　夹层动脉瘤

一、夹层动脉瘤的分型

TEE 观察夹层动脉瘤的部位及范围并进行分型。

1. DeBakey 分型

根据夹层动脉瘤累及部位分为三类：

Ⅰ型：从升主动脉到降主动脉均受累

Ⅱ型：升主动脉受累

Ⅲ型：锁骨下动脉以远的降主动脉受累

　　Ⅲ-A 型：仅胸降主动脉受累

　　Ⅲ-B 型：胸降主动脉及腹主动脉受累

2. Stanford 分型

根据夹层动脉瘤累及部位分两类：

Stanford A：病变累及到升主动脉的所有夹层动脉瘤

Stanford B：病变只累及降主动脉

二、主动脉发出的分支血管受累情况

1. 冠状动脉：TEE 可显示左冠状动脉开口和近段（图 11-1B）和右冠状动脉开口和近段（图 11-1C）。通过观察主动脉壁撕脱的内膜片与左、右冠状动脉开口的关系以及心室局部室壁运动情况，了解冠状动脉是否受累以及具体受累的冠状动脉，了解冠状动脉血流来源于夹层动脉瘤的真腔或是假腔。

2. 头臂血管：TEE 对头臂血管（无名动脉、左颈总动脉和左锁骨下动脉）的评估有一定困难。食管上段主动脉弓长轴和短轴平面二维（2D）超声观察夹层动脉瘤的内膜破片和真、假腔的部位以及与左颈总动脉和左锁骨下动脉的关系。彩色多普勒显像对分析左颈总动脉和左锁骨下动脉有部分帮助，可了解左颈总动脉和左锁骨下动脉血流来源于夹层动脉瘤的真腔或是假腔。

3. 脏器血管分支：TEE 一般不能清楚显示主动脉的脏器分支血管（肋间动脉、腹腔干、肾动脉）。根据 TEE 显示的降主动脉的内膜破片和真、假腔位置，结合临床症状和体征，可分析判断脏器血管的受累情况。

三、影响血流动力学因素的评估

1. 主动脉瓣评估：TEE 评估主动脉瓣有无反流以及反流程度、主动脉窦部是否受累、主动脉瓣环大小。

2. 左室评估：术中 TEE 评估心脏前负荷、心室整体收缩功能、心室局部室壁运动以及心室舒张功能。

3. 评估动脉插管是否位于主动脉真腔内：2D 超声显示假腔内可有自发显影或血栓，M 型超声显示收缩期真腔扩张。M 型彩色多普勒显示收缩期真腔出现血流早于假腔出现的血流。通过彩色多普勒区别夹层动脉瘤的真腔与假腔，彩色多普勒显示收缩期真腔内出现较早的前向血流（图 11-7），在破口部位，收缩期血流从真腔进入假腔（图 11-8）。

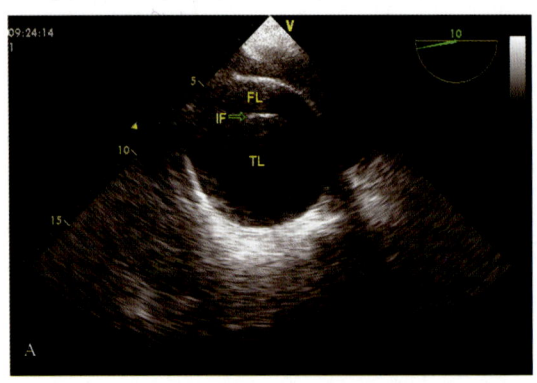 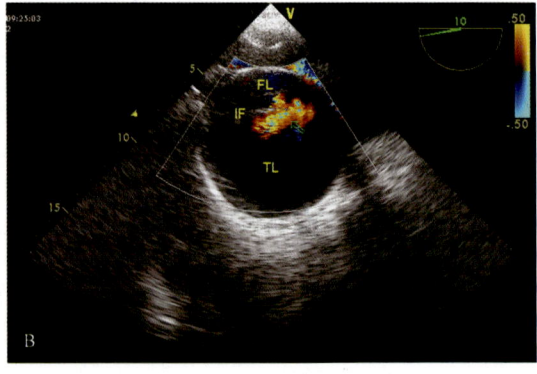

图 11-7 夹层动脉瘤的升主动脉短轴图像。A. 二维超声图像。FL，假腔；TL，真腔；IF，内膜破片。B. 彩色多普勒显示收缩期前向血流较早出现在真腔。

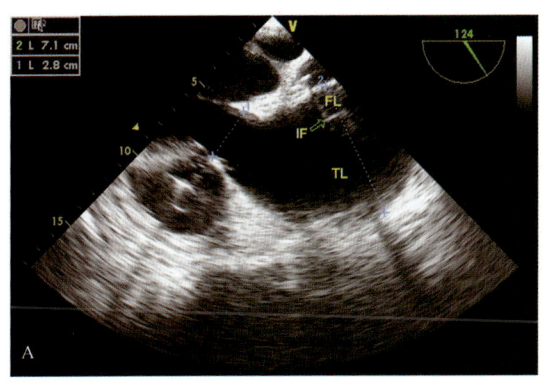 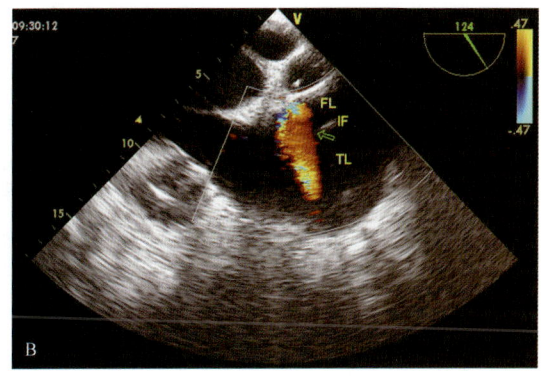

图 11-8　夹层动脉瘤的升主动脉长轴图像。A. 二维超声图像。FL，假腔；TL，真腔；IF，内膜破片。B. 彩色多普勒图像显示收缩期血流经破口（箭头所指）从真腔进入假腔。FL，假腔；TL，真腔；IF，内膜破片。

第五节　主动脉粥样斑块

主动脉任何部位的粥样斑块如果脱离，将导致大脑、腹腔脏器和肾等重要脏器栓塞。当术中需要动脉插管或在动脉进行手术操作时，应先用 TEE 观察包括升主动脉、主动脉弓、胸降主动脉和腹腔动脉在内的所有动脉壁有无钙化和粥样斑块，并对主动脉粥样斑块的严重程度进行评分[5]：

1 分：主动脉内膜无增厚

2 分：主动脉内膜增厚，厚度＞3mm

3 分：主动脉壁有粥样斑块，向腔内突出＜5mm

4 分：粥样斑块向腔内突出＞5mm

5 分：活动的粥样斑块

TEE 对粥样斑块（图 11-9）的评分越高，尤其存在于升主动脉的粥样斑块，围术期发生脑并发症的比例越大。术中应尽量避开在有明显粥样斑块及钙化的主动脉部位进行插管和手术操作。

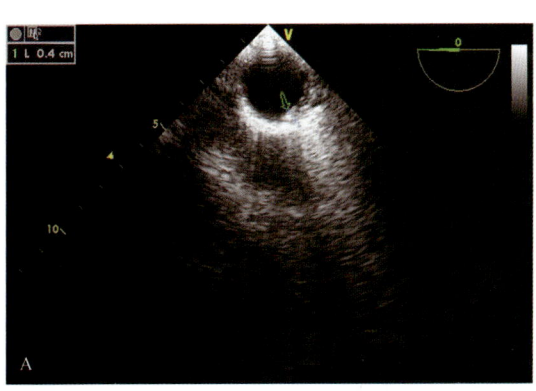 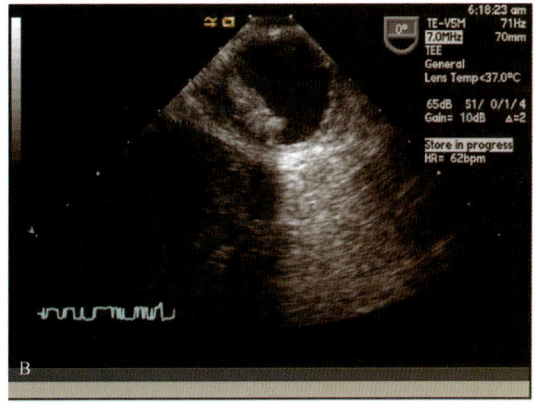

图 11-9　主动脉短轴切面显示主动脉粥样斑块。A. 突出于管腔 4mm 的动脉粥样斑块（箭头所指），评分为 3 分。B. 突出于主动脉管腔内的巨大动脉粥样斑块，评分为 4 分。

参考文献

[1] Nicosia A, Greco G, Felis S, et al. Diagnostic accuracy of transesophageal echocardiography in the diagnosis of aortic dissection: comparison with computerized axial tomography. Cardiologia, 1995, 40 (5): 329-339.

[2] Nicosia A, Barbagallo G, Felis S. et al. Value of intraoperative transesophageal echocardiography during repair of thoracic aorta dissection. Cardiologia, 1995, 40 (12): 941-946.

[3] Kyo S, Takamoto S, Omoto R, et al. Intraoperative echocardiography for diagnosis and treatment of aortic dissection. Utility of color flow mapping for surgical decision making in acute stage. Herz, 1992, 17 (6): 377-389.

[4] Mastrogiovanni G, Masiello P, Leone R, et al. Emergency surgical management of acute aortic dissection: role of transesophageal echocardiography. G Ital Cardiol, 1999, 29 (10): 1137-1141.

[5] Katz ES, Tunick PA, Rusinek H, et al. Protruding aortic atheromas predict stroke in elderly patients undergoing cardiopulmonary bypass: experience with intraoperative transesophageal echocardiography. J Am Coll Cardiol, 1992, 20: 70-77.

第十二章

先天性心脏病

段福建　赵晓琴

术中先天性心脏病（简称"先心病"）畸形矫正前，容量负荷的补充和血管活性药的应用应当与解剖结构异常引起的病理生理改变（如各心房、心室腔的大小等）相适应；手术后，畸形矫正是否满意、解剖结构是否正常以及血流动力学能否适应其改变，将明显影响术后循环的稳定。这种影响如果严重，药物调整将无法改善，需立即进行手术矫正。因此，先心病术中的麻醉管理很依赖对术前和术后结构改变的了解，术中经食管超声心动图（IOTEE）成为先心病（尤其是复杂先心病）术中监测的必不可少的工具。

IOTEE 检查可以应用于全部先心病，可对心内结构及功能进行直观评估。随着医疗水平的进步，先心病在很早的时间即可被发现，甚至在胎儿时期就可以检出。大部分先心病在婴幼儿时期就可进行满意的矫治，对于保证患儿的生长发育起到了关键的作用，因此，对于先心病的治疗时机越来越早。与此同时，对于先心病的诊断与评估技术也相应地提高了。然而，即便是应用于婴幼儿的全平面 TEE 探头问世以来，TEE 也只能应用于体重在 5kg 以上的患儿[1-2]。先心病种类繁多，解剖结构病变多样化，如果对所有的先心病进行解剖结构及功能的评估，需要对全部 20 个 TEE 切面（见第二章）熟练掌握。其中较为常见的病种有房间隔缺损、室间隔缺损、心内膜垫缺损、法洛四联症、右心室双出口、大动脉转位、流出道狭窄、肺动脉闭锁等。对于先心病，TEE 的作用包括以下几个方面：①心脏发育畸形的结构与功能的评估；②解剖矫治效果评估；③心脏功能的评估；④术后心内排气的监测等[3-9]。

由于篇幅所限，本章节仅对几种常见的先心病在手术前后的影像学监测进行归纳，总结了重要的观察切面和注意事项，读者可以将这些观察切面推广。这些切面适用于大部分先心病的术中监测。

第一节 房间隔缺损

房间隔缺损（ASD）为第二高发的先天性心脏病，占所有先心病的5%~10%，是左、右心房在胚胎期分隔时残存的孔洞。

一、分型

根据部位不同共分为四型：

1. 原发孔 ASD：约15%，也称为Ⅰ孔型 ASD，位于心内膜垫与房间隔交接处。常合并有二尖瓣前叶裂或三尖瓣隔瓣裂，此时称为部分型心内膜垫缺损（图12-1）。

2. 继发孔 ASD：约75%，也称为Ⅱ孔型 ASD，缺损位于房间隔中部即卵圆窝处（图12-2）。

3. 静脉窦型 ASD：是指 ASD 边缘紧邻上腔静脉开口，又称为上腔静脉型房间隔缺损（图12-3）。

4. 冠状静脉窦型 ASD：发病率最低，约1%~2%。冠状静脉窦间隔部分或者全部脱失，左心房与冠状静脉窦相通。又称为无顶冠状静脉窦。

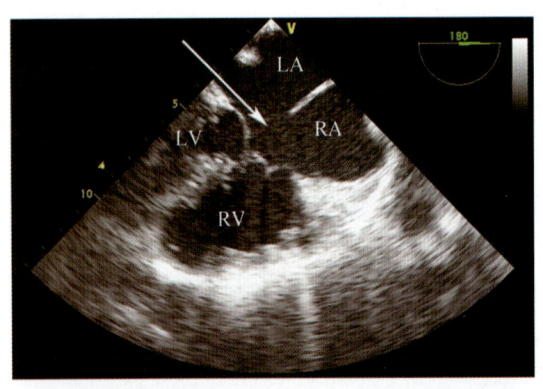

图12-1 食管中段四腔心切面图。箭头所指处的回声中断为Ⅰ孔型房间隔缺损。

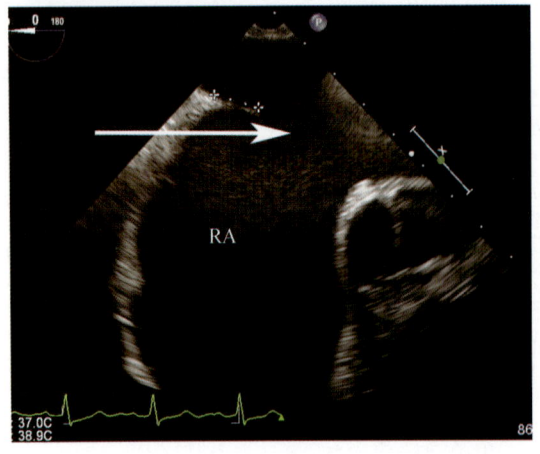

图12-2A ME AV SAX 切面图。箭头所指为Ⅱ孔型房间隔缺损的回声脱失。

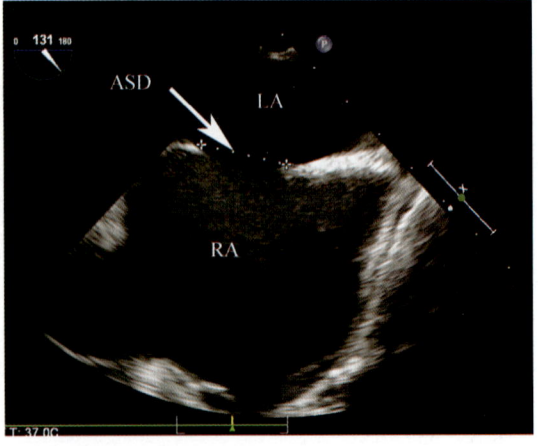

图12-2B 食管中段双房腔静脉切面图。箭头所指为Ⅱ孔型房间隔缺损回声脱失。

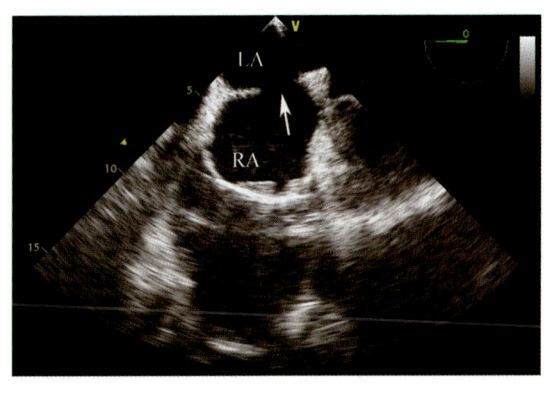

图 12-3 食管中段双房腔静脉切面图。箭头所指为静脉窦型房间隔缺损。

二、TEE 常用切面与方法

（一）TEE 常用切面

观察 ASD 最好的切面是食管中段主动脉瓣短轴（ME AV SAX）切面和食管中段双房腔静脉（ME Bicaval）切面，在这两个切面可以观察到绝大部分 Ⅱ 孔型 ASD 以及静脉窦型 ASD 的全貌。ME AV SAX 切面可以看 ASD 与主动脉的关系（图 12-2A），ME Bicaval 切面可以看 ASD 与上下腔静脉的距离（图 12-2B）。

Ⅰ 孔型房间隔缺损和冠状静脉窦型房间隔缺损需要在食管中段四腔心（ME four chamber）切面（图 12-1）观察。

（二）二维（2D）超声心动图

得益于清晰的经食管声窗条件，TEE 的图像质量通常明显好于经胸壁超声心动图，观察 ASD 的残端更加清晰，是精确评估 ASD 的首选方法。ME Bicaval 切面所显示的房间隔结构与超声声束的关系近乎于垂直，可以最大限度地避免假阳性，是 ASD 最重要的 TEE 检查切面。术前精确测量 ASD 的大小并不是术者最为关心的问题，ASD 的数目和位置对于术者才是最重要的信息。确切的房间隔缺损的数目可以帮助术者在修补时不会遗漏，而精确的位置信息则会提醒术者避免错误的手术操作。

（三）彩色多普勒与频谱多普勒

明确房水平分流的大小和方向（图 12-4）。大部分的 ASD 的房水平分流方向为左向右；重度右心系统高压，如重度肺动脉高压、合并重度肺动脉瓣狭窄或者合并完全型肺静脉异位引流时的 ASD 或者卵圆孔未闭，则为双向分流（频谱多普勒图像观察到两个方向的血流），部分病情较重的患者甚至表现为房水平右向左分流。

诊断 ASD，术中用 TEE 主要还应了解有无其他合并畸形；手术后了解有无并发症，如避免罕有的将腔静脉隔入左心房的错误，因此，术后必须在 ME Bicaval 切面观察到上、下腔静脉均汇入右心房方能排除此误操作。

很多先心病合并有 ASD，熟悉 ASD 的诊断要点可以最大可能地避免漏诊；某些其他心脏病患者同时存在卵圆孔未闭，明确卵圆孔未闭的诊断，可以避免存在右心系统高压时静脉输液引起的气栓；另外，某些复杂先心病的心内矫治会在心房水平做左、右心系统血流的调转，如矫正型大动脉转位的双调转矫治术。只有熟悉了正常的房间隔以及左、右心房结构，才能正确观察手术后的心房内血流是否矫治满意。

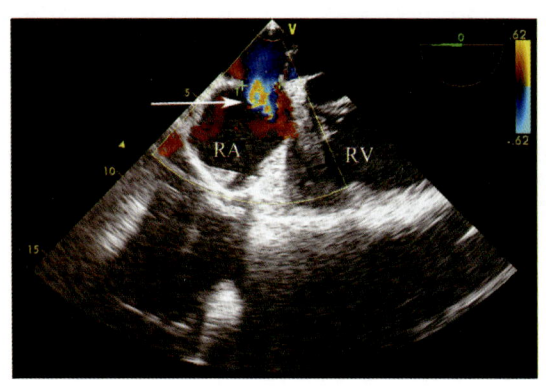 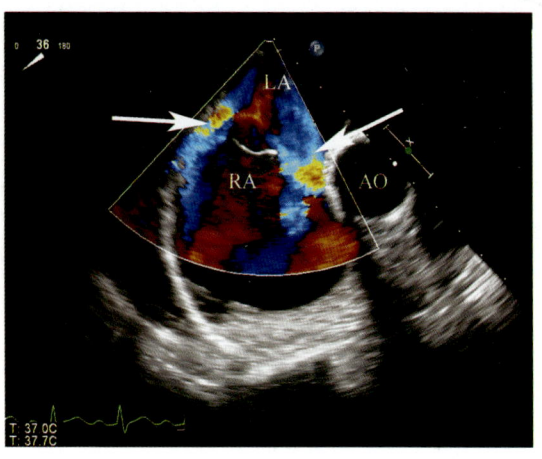

图 12-4A 食管中段双房腔静脉切面彩色多普勒图。箭头所指为Ⅱ孔型房间隔缺损，蓝色血流为房水平左向右分流。

图 12-4B 食管中段主动脉瓣短轴切面彩色多普勒图。箭头所指为两处房间隔缺损的左向右蓝色分流频谱。

第二节 室间隔缺损

室间隔缺损（VSD）是指位于心室间隔上的孔洞，是发生率最高的先心病。

一、分型

VSD 有可能出现在室间隔的任何部位，根据缺损部位的不同可分为四类：

1. **膜周部 VSD**：缺损发生在室间隔膜部，距离三尖瓣隔瓣较近。
2. **漏斗型 VSD**：位于主动脉瓣和肺动脉瓣瓣下，距离主动脉瓣右冠瓣较近的 VSD。
3. **流入道缺损（心内膜垫型 VSD）**：缺损位于流入道室间隔，靠近室间隔的后方。
4. **肌部 VSD**：位于室间隔肌部的缺损。

二、TEE 常用切面

单纯的 VSD 约 16%，另外，还有超过 50% 的其他先心病合并 VSD，加上室间隔缺损位置的多样性，术中 TEE 监测 VSD 的位置、大小及数量非常重要。TEE 监测 VSD 的常用切面有：

1. **食管中段主动脉瓣短轴（ME AV SAX）切面**：是检查室间隔缺损最常用的切面之一，可以观察到膜周部 VSD 和漏斗部 VSD 的位置、与肺动脉瓣环的距离、缺损的大小以及是否与三尖瓣有所粘连等，同时还可以观察右心室流出道是否合并狭窄。

2. **食管中段四腔心（ME four chamber）切面**：观察流入道缺损的最佳切面。ME four chamber 切面的 2D 图像中，靠近房室瓣环位置的 VSD 为流入道缺损，而靠近室间隔中段及心尖部的 VSD 为肌部 VSD。

3. **食管中段主动脉瓣长轴（ME AV LAX）切面**：观察漏斗型 VSD 最重要的切面，

VSD 接近肺动脉瓣环的位置为漏斗型 VSD 最常见位置，可测量缺损大小、观察是否存在主动脉瓣脱垂以及严重程度。

4. 食管中段右心室流入-流出道（ME RV inflow-outflow）切面：与 ME AV SAX 切面作用接近，是观察膜周部 VSD 和漏斗部 VSD 的最常用切面，同时可观察是否有异常肌束或室壁肥厚导致右心室流出道狭窄。

5. 经胃中段短轴（TG mid SAX）切面：观察一部分肌部 VSD，明确缺损的前后位置。

6. 经胃基底短轴（TG basil SAM）切面：观察基底段肌部 VSD 和心内膜垫型 VSD。

不同类型 VSD 的 TEE 监测切面见表 12-1。

表 12-1 不同类型 VSD 的 TEE 监测切面

类型	TEE 监测切面
膜周部 VSD	ME AV SAX 切面；ME RV inflow-outflow 切面；ME four-chamber 切面
漏斗部 VSD	ME AV SAX 切面；ME RV inflow-outflow 切面；ME AV LAX 切面；ME LAX 切面
流入道型 VSD	ME four-chamber 切面；TG basil SAM 切面；ME RV inflow-outflow 切面
肌部 VSD	ME four-chamber 切面；TG basil SAM 切面；TG mid SAM 切面

三、不同类型 VSD 的 TEE 监测

1. 膜周部 VSD

需要在 ME AV SAX 切面和 ME RV inflow-outflow 切面进行观察。利用 2D 超声心动图和彩色多普勒，明确 VSD 大小、与三尖瓣的关系以及对三尖瓣结构和功能的影响。

缺损一般位于图像左侧靠近三尖瓣隔叶的部位（图 12-5）。因距离三尖瓣隔叶很近，可与三尖瓣隔叶粘连而形成袋状瘤样结构（图 12-6）。由于袋状瘤的遮盖，使实际上很大的缺损变小，变小的 VSD 继发肺动脉高压的概率明显降低，如果粘连使得缺损分流完全消失，患者可以不需要手术矫治，但粘连可能会影响到三尖瓣的结构功能，进而改变治疗方案。对影响到三尖瓣功能的 VSD，术前进行 TEE 可仔细评估 VSD 与三尖瓣的关系，帮助制订手术方案，考虑修补 VSD 的同时，如何恰到好处地处理三尖瓣隔叶，避免术后出现中量以上的三尖瓣反流。手术完成后，需要观察三尖瓣的功能有无异常。

2. 漏斗部 VSD

干下部和嵴内部的室间隔缺损都属于漏斗部缺损（图 12-7），需在 ME AV SAX 切面、ME RV inflow-outflow 切面、ME AV LAX 切面和 ME LAX 切面进行观察。利用 2D 超声心动图和彩色多普勒，观察 VSD 大小、与主动脉瓣的关系以及主动脉瓣的形态和功能。

漏斗部 VSD，尤其是干下部 VSD，常合并主动脉瓣脱垂或者具有主动脉瓣脱垂的潜在发病因素，需要尽早地进行手术矫治。缺损通常位于两大动脉瓣下，距离主动脉瓣右冠瓣近，因右冠瓣下的瓣环失去支撑而导致主动脉瓣脱垂（图 12-8）。最轻微的脱垂仅仅是表现为右冠窦的不对称扩张，而主动脉瓣的关闭功能良好；脱垂加重时，表现为右冠窦的不对称扩张以及主动脉瓣偏心反流，在 ME AV LAX 切面的彩色多普勒可观察到反流束冲向二尖瓣前叶方向；最严重的脱垂，表现为右冠窦不对称扩张，主动脉右冠瓣明显脱垂入左心室流出道，瓣叶关闭不拢而出现中、大量主动脉瓣反流（图 12-9），左心室明显扩大，甚至左心

室收缩功能降低（室壁运动幅度下降），在修补 VSD 的同时，需要行主动脉瓣置换术（图 12-10）。对于主动脉瓣反流程度的评估，请参考本书第四章主动脉瓣反流与狭窄。

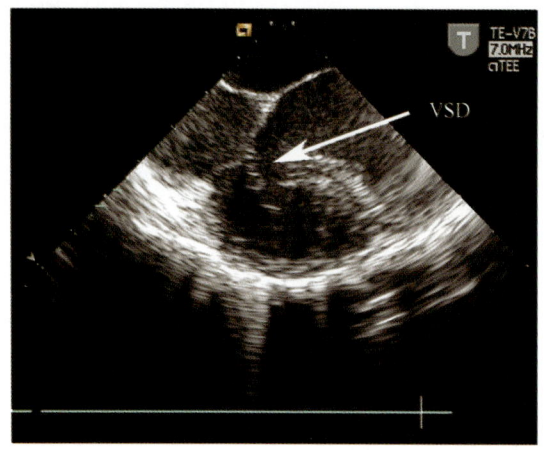

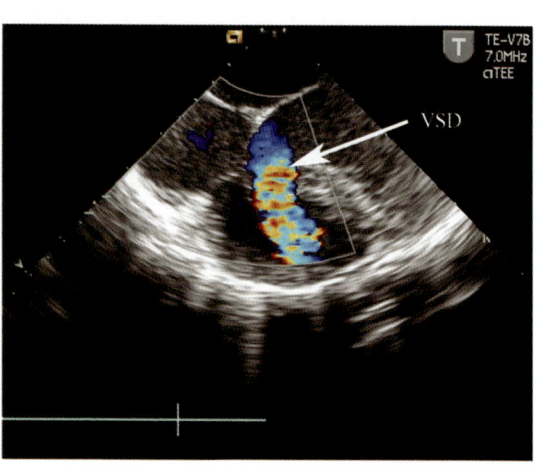

图 12-5A　食管中段四腔心切面图。箭头所指为膜周部室间隔缺损。

图 12-5B　食管中段四腔心切面彩色多普勒图。箭头所指为膜周部室间隔缺损的左向右的彩色分流信号。

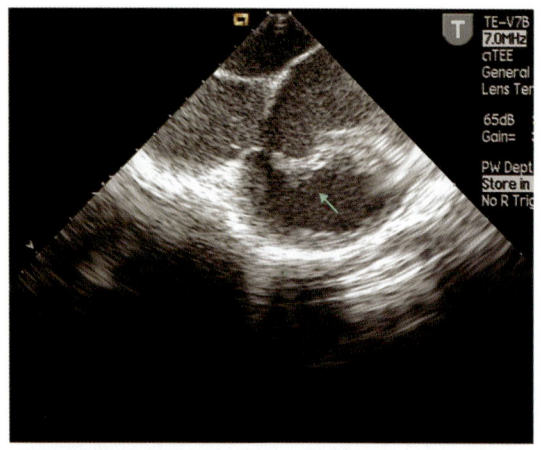

图 12-6　食管中段右心室流入-流出道切面图。箭头指示为室间隔膜周形成瘤样的囊袋状形态，称为膜部瘤。

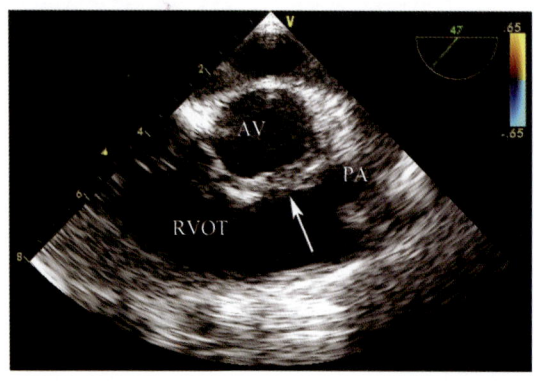

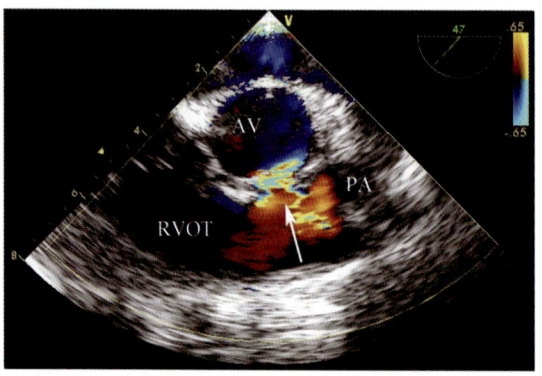

图 12-7A　ME AV SAX 切面图。箭头指示为干下部室间隔缺损，由于毗邻的主动脉窦部的遮挡，缺损的二维形态并不足够清晰。

图 12-7B　ME AV SAX 切面彩色多普勒图。箭头所指为左心室的血流高速通过干下部的室间隔缺损，直接进入肺动脉。

第十二章 先天性心脏病

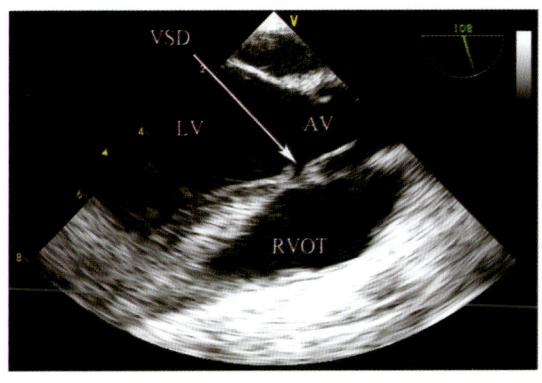

图 12-7C　ME AV LAX 切面图。箭头指示了紧邻于主动脉右冠瓣下方的回声脱失。

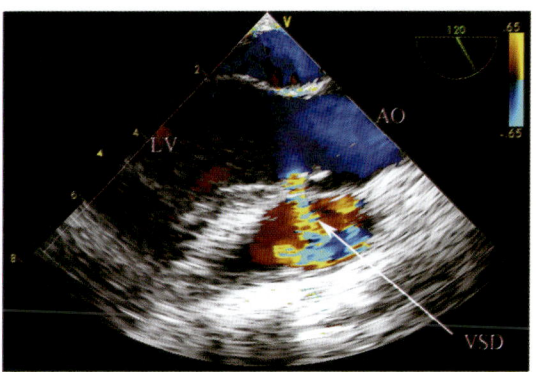

图 12-7D　ME AV LAX 切面彩色多普勒图。箭头指示了室水平左向右高速分流形成的花彩血流信号。

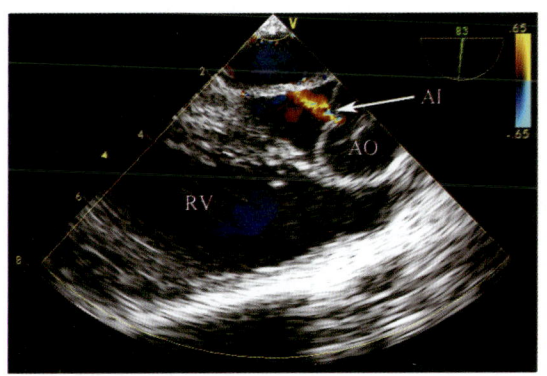

图 12-8　ME AV LAX 切面彩色多普勒图。箭头指示了干下型室间隔缺损容易造成主动脉瓣右冠窦脱垂，产生了少量的主动脉瓣偏心性反流信号。

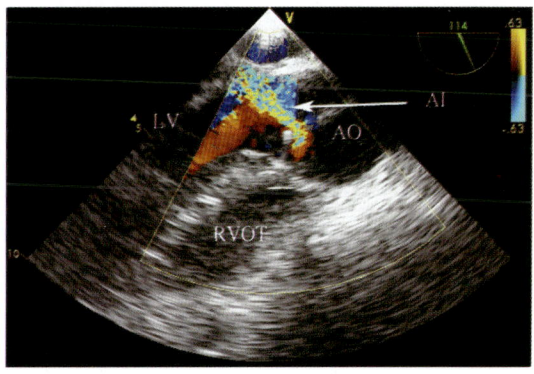

图 12-9　ME AV LAX 切面彩色多普勒图。箭头所指为室间隔缺损修补术后残余的主动脉瓣中量的偏心性反流信号。

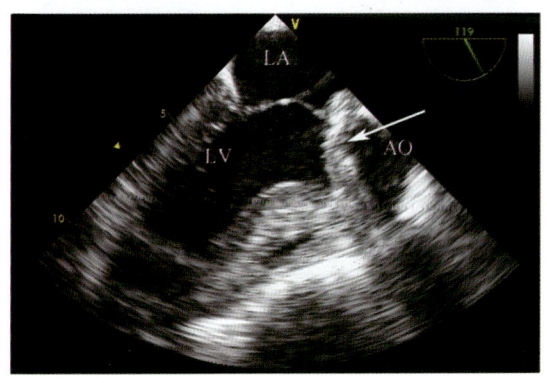

图 12-10　ME AV LAX 切面图。对残余中、大量主动脉瓣反流进行主动脉瓣置换术。箭头所指为机械瓣。

3. 流入道型 VSD

需在 ME four-chamber 切面、TG basil SAM 切面和 ME RV inflow-outflow 切面，通过 2D 超声心动图和彩色多普勒进行观察（图 12-11）。

单发的流入道型缺损，TEE 诊断相对比较简单，虽然有一定概率误诊为膜周部缺损，但是手术一般都能成功完成。

流入道缺损合并有膜周部缺损时，超声检查则很容易漏诊，因为膜周部缺损和流入道缺损的观察切面非常接近，都可以在 ME four-chamber 切面和 ME RV inflow-outflow 切面看到。而患儿的心脏较小，TEE 探头的轻微移动看到的不同的 VSD 会让观察者造成二者为同一个缺损的错觉，从而导致术后残余流入道室水平的分流。这一残余分流的位置往往位于室间隔的后下方，普通的心脏外科探查难以到达这一位置，需要术者更加仔细地深入操作方可修补成功。这两者的鉴别要点在于，流入道型缺损位于四腔心切面，而难以在五腔心切面探及，膜部缺损的位置则可以在五腔心切面探及，并且很容易在 ME AV SAX 切面观察到全貌。

VSD 远离型右心室双出口：流入道型 VSD 往往远离肺动脉和主动脉两大动脉，如果右心室双出口合并较大的流入道 VSD，通常是很难进行心内双心室解剖矫治的。VSD 远离型右心室双出口，如果术前没有明确指出，则麻醉后应当仔细进行 TEE 评估。一旦明确位置较远，并且有房室瓣腱索的跨位，应即刻重新评估治疗方案；如果是在杂交手术室，应当马上进行心血管造影详细评估解剖结构与病变，并制订进一步的治疗方案。

4. 肌部 VSD

肌部 VSD 可以出现在室间隔中下段的任何部位（图 12-12），可为单发，也可多发。TEE 需在 ME four-chamber 切面、TG basil SAM 切面、TG mid SAM 切面，通过 2D 模式和彩色多普勒模式，仔细寻找缺损，并确定缺损的部位、数量和大小。

单发的没有肺动脉高压的较小的肌部 VSD 比较容易检出。合并有其他部位的较大的 VSD 并伴有肺动脉高压时，容易漏诊肌部 VSD。这是因为，一方面 TEE 评估其他部位较大的 VSD 与肺动脉高压是相匹配的；另一方面，重度肺动脉高压使左、右心室的压力相近，肌部缺损在左、右心室之间的分流因为缺乏压力阶差而成为难以察觉的低速血流，失去彩色多普勒的支持，仅仅依靠 2D 图像观察，肌部 VSD 的检出极为困难。因此，术中 TEE 应当借助超声成像清晰的优点，特别留意有无肌部 VSD。

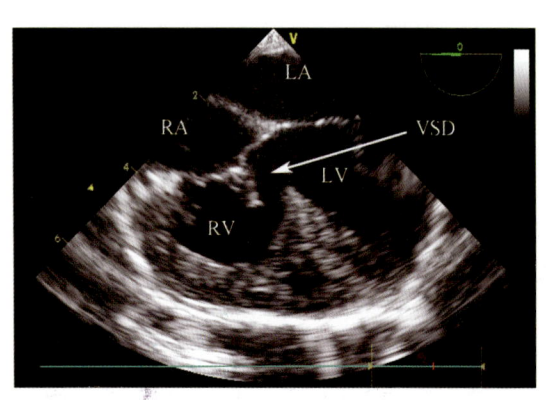 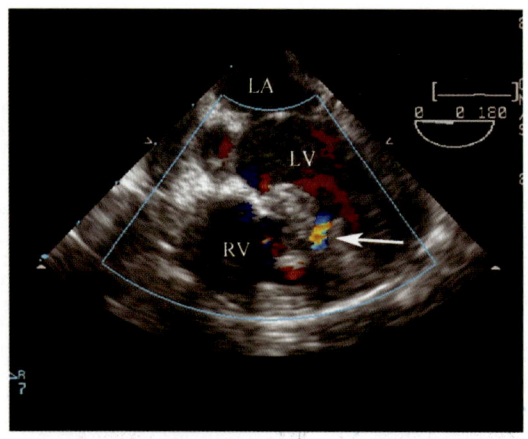

图 12-11　食管中段四腔心切面图。箭头所指为流入道室间隔缺损的回声脱失。

图 12-12　ME 四腔心切面。箭头所指为室间隔肌部左向右高速分流信号。

5. 多发 VSD

同时存在两个及以上的 VSD，缺损可以发生在室间隔的不同部位。

如果多发 VSD 中的每一个都比较小，室水平的左向右分流速度大于 3m/s 时，只要进行多个切面评估，一般不容易漏诊。

如果仅发现一个比较大的 VSD，室水平左向右分流速度比较低，同时合并肺动脉高压时，需要在 ME four chamber 和 ME LAX 的切面，通过 2D 超声仔细寻找心尖部肌部有无回声脱失，此时只能依赖 2D 超声影像，应当着重观察回声中断所形成光滑的肌性边缘。

四、VSD 修补术后的 TEE 评估

VSD 修补术后，TEE 评估很重要。由于左、右心室的压差比较高，手术中所做的补片将承受较大的压力，对于幼儿及其娇嫩的心肌组织，可能出现撕裂。VSD 可能为多发，手术后残留漏补的 VSD。

术后 TEE 评估内容：①室间隔补片周围有无残余分流；②室间隔其他部位有无术前未发现的多发缺损；③指导心房、心室腔内排气；④评估左、右心室腔的大小和收缩功能。VSD 补片过大，可能造成幼儿的心室腔或流入、流出道减小。

1. 评估室间隔补片有无残余分流：对于室间隔修补的方法有直接垫片缝针缝合和补片修补两种，成功的标志就是左、右心室间的分流消失（图 12-13）。左、右心室之间存在较大的压力阶差，使得室间隔补片面临着较大的压力考验，修补针脚间距过大或者某一针的撕裂都有可能出现室间隔缺损的残余分流。残余分流一般都是左向右的，对残余分流的评估须在心脏有足够前负荷之后。脱离体外循环前如果不能确定残余分流，需在脱离体外循环后，在体循环收缩压大于 60mmHg 时仔细观察补片周围，并进行多切面观察。一旦确定存在残余分流，必须对残余分流的部位精确定位。残余分流定位非常困难，但对于需要再次修补术很重要，帮助术者很快直接找到残余分流并进行修补，减少长时间体外循环对患儿肺的损伤。

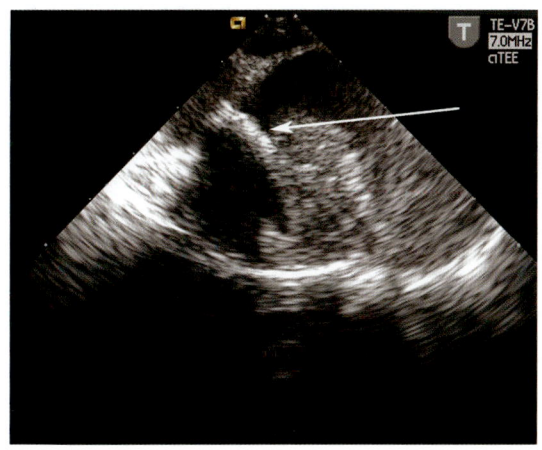

图 12-13A 食管中段四腔心切面图。箭头所指为膜周部室间隔缺损补片。

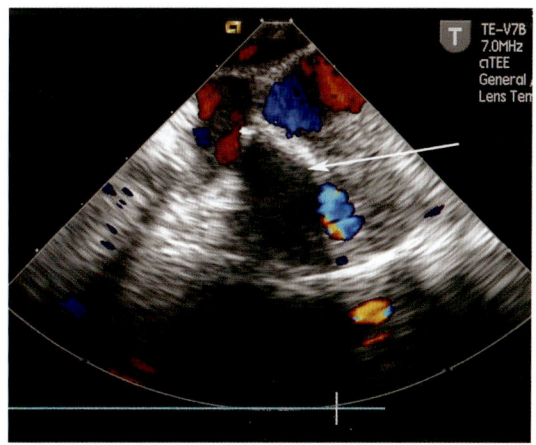

图 12-13B 食管中段四腔心切面彩色多普勒图。箭头所指显示室水平分流信号消失。

对于膜周部和干下部的残余分流，通过 ME RV inflow-outflow 切面和 ME AV SAX 切面判断残余分流与肺动脉瓣的远近关系，通过 ME AV LAX 切面判断残余分流在补片上方还是下方。一般情况下，超过 2mm 的残余分流需要再次修补，而小于 2mm（图 12-14）分流速度小于 2.5m/s 以及较小的心尖部残余分流则不需要再次修补。

2. 评估有无术前未发现的多发间隔缺损：这种情况多见于存在较大的 VSD 时。较大 VSD 的左、右心室压力相近，左右分流速度较低，同时合并的其他部位 VSD 因血流分流速度较低而被漏诊，被漏诊的 VSD 有时候迂曲走行于心肌内，很难被外科医生准确地找到（图 12-15）。较大 VSD 修补完成后，需在 ME RV inflow-outflow 切面仔细观察有无漏诊的三尖瓣隔瓣下缺损；在 ME four chamber 切面仔细观察有无漏诊的心尖部肌部 VSD。一旦发现大于 3mm 的遗漏的 VSD，应当结合患儿病情考虑是否需要再次修补。在小儿，漏诊 VSD 的发生率要远远小于 VSD 修补的残余漏。

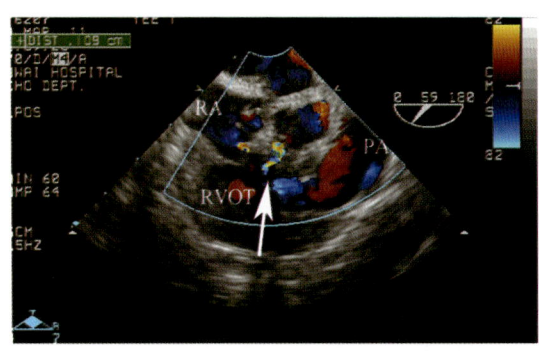 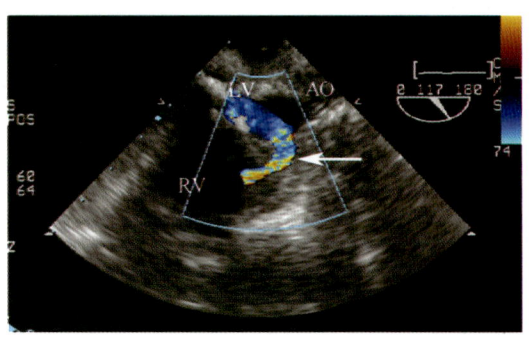

图 12-14　ME 主动脉短轴切面彩色多普勒图。箭头所指为室间隔缺损修补后少量残余左向右分流。

图 12-15　ME AV SAX 切面。箭头所指为修补后发现的迂曲走行在心肌组织内的残余室水平分流信号。

第三节　心内膜垫缺损

心内膜垫缺损是指连接房室间隔的中心组织即心内膜垫组织发育不全形成四个房室腔均相通的缺损，也称为房室间隔缺损。是由于心内膜垫在胚胎发育过程中未能融合及正常发育，导致上、下房室间隔及左、右房室瓣膜出现缺损。发病率约占先心病的 2%～4%。约 40% 的唐氏综合征（Down's syndrome）伴有心内膜垫缺损。

一、分型

心内膜垫缺损根据病变程度分为三型：

1. 部分型：原发孔 ASD 合并二尖瓣前叶裂或三尖瓣隔叶裂。二尖瓣环与三尖瓣环位于同一水平，但未形成共同房室瓣环（图 12-16）。

2. 过渡型：原发孔 ASD 并二尖瓣前叶裂或三尖瓣隔叶裂，同时还合并有小的流入道型 VSD。二尖瓣环与三尖瓣环形成共同房室瓣环（图 12-17）。二尖瓣前叶与三尖瓣隔叶及部分前叶融为一体称之为前共瓣，二尖瓣前叶的后半部分与三尖瓣后叶融为一体称之为后共瓣，前后共瓣保持相融。

3. 完全型：前共瓣与后共瓣完全离断，形成原发孔 ASD 与流入道型 VSD 相通。由于前后共瓣离断，其腱索的附着亦发生变化。Rastelli（1969 年）根据前共瓣附着点的不同将完全型心内膜垫缺损分为 A、B、C 三个亚型。

A 型：前共瓣的腱索附着在室间隔顶点。

B 型：前共瓣的腱索附着在室间隔右心室面的乳头肌。

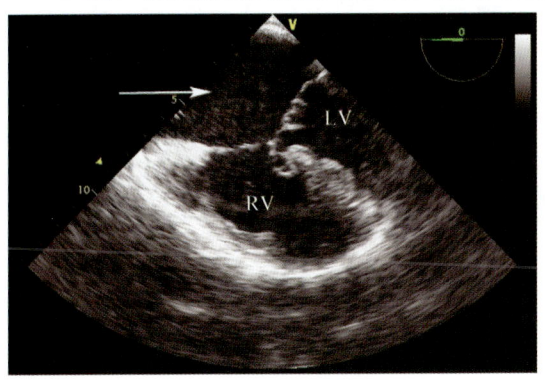

图 12-16A 食管中段四腔心切面图。箭头所指为较大的Ⅰ孔型房间隔缺损。

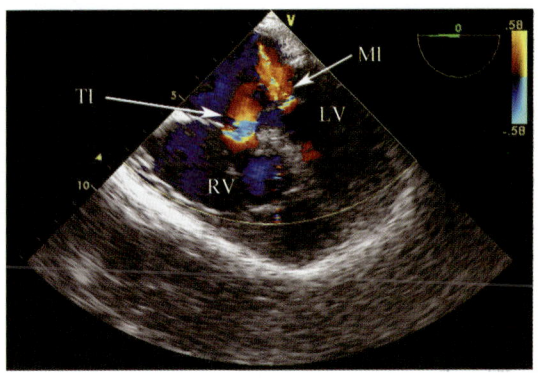

图 12-16B 食管中段四腔心切面彩色多普勒图。箭头所指分别为二尖瓣反流和三尖瓣反流。

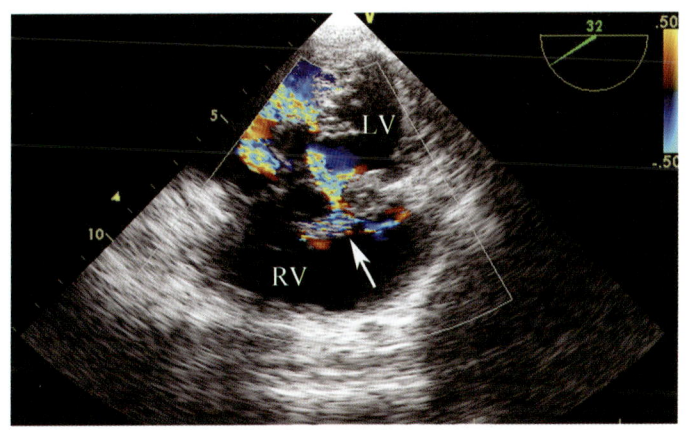

图 12-17 食管中段右心室流入-流出道切面彩色多普勒图。箭头所示为过渡型心内膜垫较小的室间隔缺损，蓝色五彩高速血流为室水平左向右分流。

C 型：前共瓣的大部分被右心室的前乳头肌所拉，而中心部没有任何的附着点，称之为自由漂浮瓣叶。

部分型心内膜垫缺损的生理学变化与 ASD 相同，合并房室瓣叶裂时，可见房室瓣反流。完全型心内膜垫缺损通常表现为全心扩大，右心往往更为显著。

非对称型心内膜垫缺损：大多数心内膜垫缺损，其左、右心室发育较为均衡，少数患者三尖瓣环或二尖瓣环骑跨在室间隔上，造成一侧心室发育不全，称为非对称型心内膜垫缺损，此类患者需要谨慎进行双心室矫治，或许将考虑行 Fanton 类手术治疗。

二、TEE 常用切面

1. 食管中段四腔心（ME four chamber）切面：是观察流入道型 VSD 的最佳切面，了解流入道型 VSD 的大小范围、二尖瓣与三尖瓣是否形成共瓣、前共瓣腱索的附着位置、房室瓣反流程度。在这个切面，常常需要轻轻地将探头向外拔出或者向下深入来清晰显示全部的房室瓣叶结构。

2. 食管中段二腔心（ME two chamber）切面和食管中段长轴（ME LAX）切面：将探头的角度旋转至 90°和 120°，连续观察二尖瓣和三尖瓣的瓣叶结构，以明确有无前后共瓣，并明确前共瓣附着的位置。在不同角度通过彩色多普勒评估房室瓣的反流量。估测房室瓣反流量的方法请参考第五章的二尖瓣反流和第六章的三尖瓣反流的评估。

三、心内膜垫缺损的 TEE 评估

（一）麻醉后的 TEE 评估

在 ME four chamber 切面，2D 超声评估缺损的大小、二尖瓣与三尖瓣是否形成共瓣、前共瓣腱索的附着位置。彩色多普勒评估缺损的大小、二尖瓣叶裂或三尖瓣叶裂、房室瓣反流及反流量。

（二）术后 TEE 检查

1. ASD 的修补：修补后的房间隔，2D 超声心动图显像无回声脱失（图 12-18），彩色多普勒显示无左、右心房之间的分流。常用 ME AV SAX 切面、ME bicaval 切面和 ME four chamber 切面。有的时候补片较为迂曲，必须应用彩色多普勒仔细观察有无房水平的残余分流。

2. 房室瓣成形的效果：二尖瓣和三尖瓣的成形修复术是这类疾病最重要的手术部分，包括对二、三尖瓣的分隔、对瓣叶裂的修补。常用 ME four chamber 切面、ME two chamber 切面和 ME LAX 切面，对二尖瓣和三尖瓣进行观察，用彩色多普勒明确是否残留有瓣膜反流以及反流量（图 12-19），并与术前反流量进行比较，明确有无改善。术后 TEE 评估瓣膜功能时，需要足够的心脏前负荷，最佳的观察 TEE 的收缩压是 60mmHg 或以上，此时的评估结果才最接近正常血流动力学状态下的瓣膜功能。

手术的目的是使瓣膜功能改善并接近正常，手术成功的标准为：修补后的瓣膜反流量少到可以维持患儿的循环稳定，最理想状态是微量或少量反流，少、中量反流如果可以维持患儿的循环稳定也可勉强接受。由于小儿二尖瓣成形术的成形效果不稳定，二尖瓣残余少中量反流是可以接受的，中量以上的反流则需要再次修补成形。

少量反流也不完全意味着安全。当少量的偏心性反流束冲击到某些坚硬的部位，形成的剪切力可能损坏大量的红细胞而造成溶血，这种情况下必须重新修复成形；如果溶血的情况不能解决，则需要考虑机械瓣膜置换术。

3. VSD 的修补：心内膜垫缺损的 VSD 比较特殊，也可被称为心内膜垫型 VSD，特殊之处在于缺损位置位于流入道，这一位置的 VSD 修补的术后评估请参见本章第二节内容。

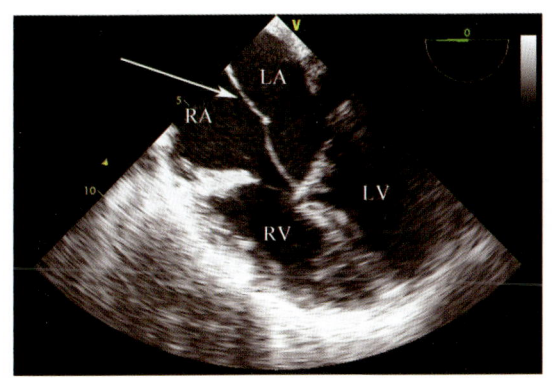 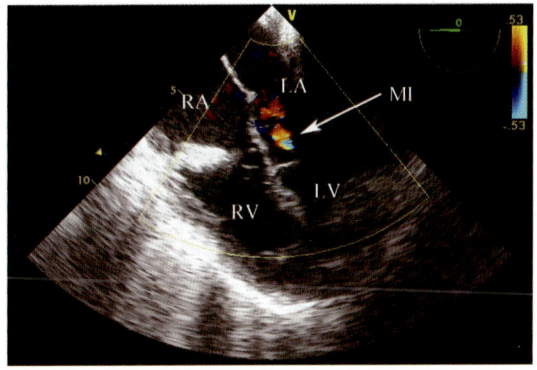

图 12-18　食管中段四腔心切面图。箭头所指为修补后的房间隔补片，房间隔连续完整。

图 12-19　食管中段四腔心切面彩色多普勒图。箭头所指为二尖瓣成形术后，呈少量反流，矫治效果满意。

第四节　法洛四联症

1888 年法国医生法洛（Etienne Fallot）发表了一组病例并详述每一病例都具有同样的一组畸形：室间隔缺损、肺动脉漏斗部狭窄、主动脉骑跨、右心室壁肥厚。故而被称为法洛四联症（tetralogy of Fallot）。约占整个先心病的 8%～10%。作为最常见的复杂的发绀型先天性心脏病，本病的诊断并不复杂，超声心动图可以较好地显示典型的对位不良室间隔缺损伴主动脉骑跨和右心室流出道梗阻，但对外周肺动脉显示较差。本病手术难度较高，对术者的要求较为全面。IOTEE 可以在术前和术后为术者提供关键的影像学信息，及时评估流出道疏通是否满意[10-11]。

一、术前 TEE 评估

1. 主动脉骑跨：ME AV LAX 切面的 2D 超声心动图显示，主动脉粗大且骑跨于左、右心室之上，其后壁与二尖瓣前叶呈纤维性连续（图 12-20）。此畸形通过涤纶补片修补室间隔缺损时可同时得到矫治，术后一般无需过多关注。

2. 室间隔缺损（VSD）：在 ME RV inflow-outflow 和 ME AV LAX 切面用 2D 超声观察。VSD 大多数为嵴下型或漏斗型缺损，缺损往往较大，与主动脉瓣口相当，为非限定性 VSD。彩色多普勒观察室水平血流的分流方向（图 12-21）。此畸形通过涤纶补片修补矫治，术后需要运用彩色多普勒观察

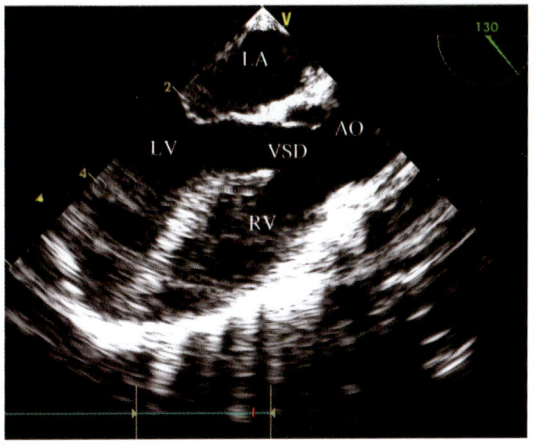

图 12-20　食管中段主动脉瓣长轴切面图。可以观察到主动脉瓣骑跨约 50%。

补片周围有无残余分流。

3. 肺动脉狭窄：应用 ME RV inflow-outflow 和 ME AV SAX 切面，2D 观察到肺动脉狭窄，分单纯漏斗部狭窄（约 30%）、漏斗部与肺动脉瓣复合狭窄（约 55%）和肺动脉闭锁（15%）。ME AV SAX 切面 2D 超声观察主肺动脉及右肺动脉的内径，主肺动脉及左、右肺动脉发育一般均较差，无狭窄后的肺动脉扩张显像。彩色多普勒观察狭窄导致的高速血流花彩信号（图 12-22），帮助确定最狭窄的部位，指导手术方案的制订。一般右心室流出道需要切开补片，肺动脉瓣环内径是一个很重要的数据，分别采用 2D 及彩色多普勒观察肺动脉瓣环的内径大小，瓣环过小的患儿需要行跨环补片。

4. 右心室壁肥厚：在 ME four chamber 和 ME RV inflow-outflow 切面，2D 超声观察到肥厚的右心室壁。肥厚的心肌导致右心室流出道（RVOT）狭窄（图 12-22）。右心室壁肥厚多属于继发性，因此，患有法洛四联症的新生儿其右心室肥厚的程度往往较轻。

法洛四联症根治术时，需要使用 TEE 监测。能否一期行根治术往往取决于左、右肺动脉及其远端发育的好坏。左、右肺动脉内径较细的患儿需要先行 B-T 分流或 CENTRAL SHUNT 术促进肺动脉发育，为将来进一步进行根治术做准备。B-T 分流或 CENTRAL SHUNT 术，TEE 检查对分流的观察不满意，术中可不用 TEE。

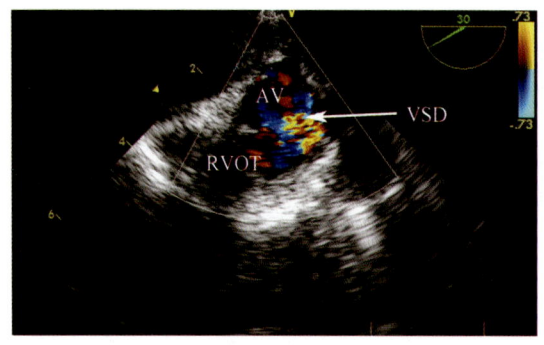 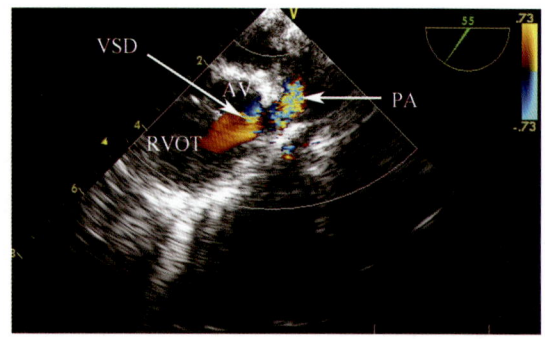

图 12-21 食管中段主动脉瓣短轴切面彩色多普勒图。观察到在室间隔漏斗部，箭头所指处的室间隔回声脱失，以及室水平左向右的蓝色花彩高速分流。

图 12-22 食管中段主动脉瓣短轴切面彩色多普勒图。观察到肺动脉瓣及右心室流出道狭窄所形成的五彩高速前向血流。

二、术后 TEE 评估

1. VSD 的修补：在 ME four chamber、ME AV SAX 和 ME RV inflow-outflow 切面，用 2D 和彩色多普勒评估室间隔缺损的补片周围是否延续完整。如果探查到大于 2mm 的室水平残余分流，需重新修补。有时，VSD 修补周围的室间隔肌性组织内部可见回声中断，并存在左向右分流，这种类型的 VSD 往往在术前无法发现，在将主要的 VSD 修补后，藏在肌肉组织内部的走形迂曲的缺损才会显露出来。如果缺损的内径小于 3mm，并且分流速度不快，可以考虑不予处理，因为，这种走形在肌肉内部的迂曲的缺损在心脏停跳的情况下仍然是难以明确的，再次修补依然会存在失败的可能性，而由于分流速度及分流量都不大，对于循环系统的影响不大，不会对患儿的生长发育造成不良的后果。反而是为了修补这个缺损而延长的体外循环转机有可能造成难以恢复的肺组织损伤，甚至最终会给患儿带来生命危险，因此术者必须全面衡量再次体外循环转机的获益是否大于损伤。

2. 右心室流出道（RVOT）疏通：肺动脉瓣狭窄和 RVOT 肌性肥厚，需流出道加宽补片或肺动脉瓣跨环补片予以矫治。手术完成后，在具有一定的心脏前负荷并充分排气的条件下，选择 ME AV SAX 切面和 ME RV inflow-outflow 切面，用 2D 超声观察右心室流出道全程内径是否足够改善，结合彩色多普勒观察有无血流加速以及观察肺动脉瓣膜有无反流和反流量。如果 2D 发现 RVOT 狭窄矫正不满意，应在食管中段升主动脉短轴（ME asc aortic SAX）平面（图 6-9B 和图 6-9C）、食管上段主动脉弓短轴（UE aortic arch SAX）平面（图 6-9D）或经胃肺动脉瓣平面（图 6-9E），用频谱多普勒测定 RVOT 狭窄部位或/和肺动脉瓣的跨瓣压差，评估残留的狭窄程度，通过 2D 超声影像精准定位狭窄部位及原因，帮助制订再次矫治的手术方案。彩色多普勒评估时，如果存在大量气泡，会造成对血流速度的高估。

如果肺动脉瓣环狭窄程度不重，行 RVOT 加宽补片能够有效解决流出道狭窄，彩色多普勒和频谱多普勒监测跨肺动脉瓣血流速度虽然仍偏快，但无肺动脉瓣反流并发症，远期疗效较好，出现右心衰的可能性小。而 RVOT 加宽并肺动脉瓣跨环补片能完全解除 RVOT 和肺动脉瓣狭窄，但跨环补片使肺动脉瓣关闭功能受损，彩色多普勒和频谱多普勒监测通常会发现肺动脉瓣具有中量及以上程度的反流，远期右心衰的发生率增加。

参考文献

[1] Aronson, L. A. Transnasal placement of biplane transesophageal echocardiography probe intraoperatively in an adolescent with congenital heart disease. Anesth Analg, 2003, 97 (6): 1617-1619.

[2] Mart, C. R, et al. Intraoperative transesophageal echocardiography in a 1. 4-kg infant with complex congenital heart disease. Pediatr Cardiol, 2003, 24 (1): 84-85.

[3] Kamra, K, I. Russell, W. C. Miller-Hance Role of transesophageal echocardiography in the management of pediatric patients with congenital heart disease. Paediatr Anaesth, 2011. 21 (5): 479-493.

[4] Miller-Hance, W. C, Silverman, N. H. Transesophageal echocardiography (TEE) in congenital heart disease with focus on the adult. Cardiol Clin, 2000, 18 (4): 861-892.

[5] Iwasaki, T, et al. Usefulness of intraoperative transesophageal echocardiography for pediatric patients with congenital heart disease. Masui, 2004, 53 (3): 264-268.

[6] Ayres, N. A, et al. Indications and guidelines for performance of transesophageal echocardiography in the patient with pediatric acquired or congenital heart disease: report from the task force of the Pediatric Council of the American Society of Echocardiography. J Am Soc Echocardiogr, 2005, 18 (1): 91-98.

[7] Smallhorn, J. F. Intraoperative transesophageal echocardiography in congenital heart disease. Echocardiography, 2002, 19 (8): 709-723.

[8] Baker, G. H, et al. Usefulness of live three-dimensional transesophageal echocardiography

in a congenital heart disease center. Am J Cardiol, 2009, 03 (7): 1025-1028.

[9] Kavanaugh-McHugh, A, et al. Transesophageal echocardiography in pediatric congenital heart disease. Cardiol Rev, 2000, 8 (5): 288-306.

[10] Kim SJ, Park SA, Song J, et al. The Role of Transesophageal Echocardiography During Surgery for Patients With Tetralogy of Fallot. Pediatr Cardiol, 2012.

[11] Motta P, Miller-Hance WC. Transesophageal echocardiography in tetralogy of Fallot. Semin Cardiothorac Vasc Anesth, 2012, 16: 70-87.

第十三章

术中三种超声心动图的应用简介

江 勇

在近十多年,术中超声心动图使用率在快速增长,超过50%的病例在心脏麻醉和手术处理中受术中超声的影响,因此欧洲及美国超声心动图协会、麻醉学协会强烈建议术中(围术期)超声心动图监测应广泛使用,对于小儿术中TEE应用应个体化,考虑获益与风险。在国外,术中超声心动图监测的工作主要由麻醉医生完成。在国内,这部分工作目前主要还由专业超声科医师完成。

目前术中超声心动图主要有下列三种:

1. 心腔内超声心动图(intracardiac echocardiography,ICE),是将超声探头置于心脏导管的头端,从心腔内观察心脏结构和功能的影像技术[1]。

2. 心外膜超声心动图(intraoperative epicardial echocardiography,IEE),是在心外科手术中,将普通超声探头置入一次性无菌隔离罩(规格20mm×200mm)中,探头前端充填足够耦合剂,探头及连线均置于无菌罩内,由手术大夫直接将无菌探头放置于心脏表面,进行二维和彩色血流显像的方法。

3. 经食管超声心动图(transesophageal echocardiography,TEE)是将超声探头置入食管内,从心脏的后方向前近距离探查其深部结构。

心腔内超声主要用在介入术中,经食管超声主要用于外科术中和介入术中,心外膜超声应用于外科术中,这三种方法在使用上各有优点和不足(表13-1)。

表13-1 心腔内超声、经食管超声与心外膜超声比较

	心腔内超声	经食管超声	心外膜超声
探头频率(MHz)	9和12.5	3.0~7.0	2.0~4.0
基本功能	二维 多普勒 DTI	二维 M型 多普勒	二维 M型 多普勒

续表

	心腔内超声	经食管超声	心外膜超声
优点	分辨率高，图像清晰	分辨率高，图像清晰	使用方便
	心内微小结构	观察内容多	探头可移动范围大
	长时间留置	受欢迎，不干扰术野	主要观察：瓣膜、心功能
	在电生理监测有优势		无禁忌证，传染病患者常用
缺点	费用高，易损坏	探头移动范围有限	干扰手术视野
	穿透力差	远场结构显示不理想	近场结构显示不理想
		有禁忌证、插管并发症	

DTI，组织多普勒。

第一节　心腔内超声心动图

1956年波兰学者Cieszynski发明了第一台心腔内超声心动图（ICE）。1994年首次被用于射频消融术。近年来其功能不断完善，不仅具有二维显像、M型显像、血流多普勒检测功能，还能进行组织多普勒显像及实时三维动态显像。它能高清晰地显示心脏解剖结构，提供全面的血流动力学和心功能信息。

ICE途径包括左心导管途径和右心导管途径。ICE右心导管途径探头自股静脉或颈内静脉入右心房、右心室及肺动脉；左心导管途径分经皮股动脉逆行插管法和经静脉房间隔穿刺左心导管法。或剑突下穿刺进入心包新途径。

ICE的应用：

（1）研究心血管结构、功能、电生理，与组织多普勒结合观察心肌机械兴奋过程。

（2）监测心律失常的介入治疗，观察射频消融的定位标志的位置，随访射频消融术后肺静脉口有无狭窄。

（3）近距离观察心内微结构：腱索、赘生物、瓣膜。

（4）断面三维立体重建，评价左心和右心功能。

（5）连续长时间观察评价心房功能。

（6）监测介入封堵术，观察心内缺损形态、大小及毗邻结构，有无多个缺损。

（7）引导房间隔穿刺术。

第二节　心外膜超声心动图

心外膜超声心动图（IEE）是心脏外科手术的重要检测手段。心外膜超声心动图综合了经胸超声心动图和经食管超声心动图的优点，具有较高的图像分辨率。超声探头成本低，但影响手术操作。

一、心外膜超声的探头准备

心外膜超声是将超声探头放置于心外膜表面，并获得多切面的二维、彩色多普勒、频谱多普勒图像。由于探头更接近心脏，可以使用较高频率的探头（5～12MHz），条件有限的可以使用经胸超声的低频探头（2～4MHz）或加水囊改善近场分辨率。探头灭菌或置于无菌塑料罩内，接触面涂以灭菌耦合剂或以生理盐水改善图像质量。调整扫描深度及焦点，增加近场分辨率，以获得高质量图像。超声大夫在手术台头侧指导有一定超声经验的术者放置探头位置及调整声束方向。也可由一名超声大夫常规消毒后，穿手术衣和戴无菌手套亲自放置探头，另一名超声大夫操作仪器。

二、心外膜超声常用切面

美国超声心动图学会（ASE）根据经胸超声的命名原则提出7个常用切面（图13-1，图13-2）。探头置于心外膜获得的切面与经胸超声的切面略有不同。这些切面被定义为改良切面（非标准切面），可能受患者个体差异、解剖变异和操作时间限制，而不一定要获得ASE建议的每个切面。在特定的情况下，可以增加必要的切面以显示某个解剖结构或病变。在大部分病例应该完成这7个推荐切面的二维和多普勒评价，一般耗时5～10分钟。

2007年ASE指南中推荐切面[2]：

1. 心外膜主动脉瓣短轴切面（epicardial AV short-axis view）

该切面类似经胸超声的胸骨旁大动脉短轴切面。将探头置于主动脉根部的主动脉瓣环上，声束指向主动脉瓣，横切获得该切面。探头放置的位置和声束的方向是成功的关键，探头示标指向患者左侧，轻轻顺时针旋转约30°即可。图像显示右冠窦在监视器上部，左冠窦在监视器右侧，无冠窦在左侧并与房间隔毗邻（图13-1A）。缓慢移动探头可以显示冠状动脉开口。显示主动脉瓣口形态，并可以描记主动脉瓣口面积。

2. 心外膜主动脉瓣长轴切面（epicardial AV long-axis view）

该切面类似胸骨上主动脉瓣长轴切面。在心外膜主动脉瓣短轴切面基础上，固定探头于主动脉根部右侧，顺时针方向轻轻旋转探头，使示标指向患者左侧，声束朝向后方，显示出左心室流出道及主动脉瓣即可。该切面可以清晰显示左心室流出道、主动脉瓣环及窦管交界（图13-1B），便于直接测量其直径。该切面使血流方向与声束角度最小，可以使用脉冲多普勒和连续多普勒测量主动脉瓣和左心室流出道压力阶差。同样，该切面利于彩色多普勒评估主动脉瓣反流程度。Rosenberger等研究显示心外膜主动脉超声在检测升主动脉粥样硬化方面优于经食管超声心动图检查，6051例心外膜主动脉超声检查后有4%患者在手术决策中受到影响[3]。

3. 心外膜左心室基底短轴（epicardial LV basal SAX view）

该切面类似胸骨旁二尖瓣基底部短轴。心外膜主动脉瓣短轴切面基础上，探头沿着右心室表面向心尖部移动，探头示标指向患者左侧。该切面接近右胸骨旁切面，与标准左侧胸骨旁切面相比，显示更多右心室部分和三尖瓣结构（图13-1C）。右心室位于监视器上部的声束近场区，左心室位于远场区。可以清晰显示二尖瓣环的鱼口样形态。二尖瓣前外交界在监视器右侧，后内交界在左侧。二尖瓣前叶在监视器的顶端，后叶在底端。该切面可以评估二尖瓣前叶和后叶的二维结构。彩色多普勒可以确定二尖瓣反流口形态，并可以测量反流口面积。

4. 心外膜左心室中部短轴（epicardial LV mid-SAX view）

该切面类似胸骨旁左心室乳头肌水平短轴切面。在心外膜左心室基底短轴切面基础上，调整探头的位置和角度，继续向心尖部移动，可以显示二尖瓣乳头肌水平的左心室和右心室短轴。探头示标指向左侧，前外侧乳头肌在监视器的右侧，后内侧乳头肌在左侧。室间隔在左侧，顺时针依次是左心室前壁、侧壁和下壁（图 13-1D）。该切面可以测量左心室和右心室的面积，评价室壁运动和功能。

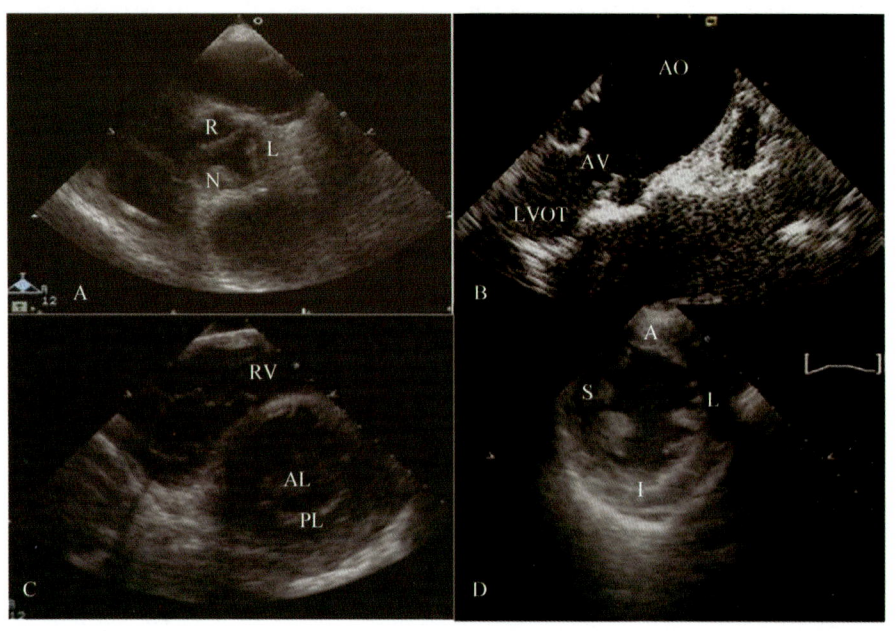

图 13-1 心外膜超声切面图像。A. 心外膜主动脉瓣短轴切面。L，左冠窦（L）；N，无冠窦；R，右冠窦。无冠窦与房间隔毗邻，右冠窦前方为右心室流出道。B. 心外膜主动脉瓣长轴切面。AO，主动脉；AV，主动脉瓣；LVOT，左心室流出道。C. 心外膜左心室基底短轴切面。AL，二尖瓣前叶；PL，二尖瓣后叶；RV，右心室。D. 心外膜左室中部短轴切面。显示两组乳头肌断面和该水平左心室壁。A，前壁；L，侧壁；I，后下壁；S，室间隔。(引自：Reeves ST. ASA2007 年心外膜超声检查指南)

5. 心外膜左心室长轴切面（epicardial LV LAX view）

该切面类似胸骨旁左心室长轴切面。在心外膜左心室中部短轴切面基础上，声束角度略向上，指向右肩部。可以显示左心房、左心室前间壁和下后壁、左心室、左心室流出道、主动脉瓣和二尖瓣前、后叶结构（图 13-2A）。可以显示二尖瓣和主动脉瓣彩色血流。声束稍向右可以显示右心房和三尖瓣。该切面是定量诊断二尖瓣、主动脉瓣及三尖瓣反流程度的最佳切面。

6. 心外膜二腔心切面（epicardial 2-chamber view）

在心外膜左心室长轴切面基础上，向前移动探头并顺时针旋转，可以显示左心房、左心耳、二尖瓣和左心室。可以评估左心房大小、左心房占位、二尖瓣解剖和二尖瓣瓣叶活动。也可以评估左心室前间壁和下后壁运动情况（图 13-2B）。该切面一般显示较为困难，在左心室扩大时易显示。

7. 心外膜右心室流出道切面（epicardial RV outflow tract view）

该切面类似胸骨旁心底短轴切面。探头置于右心室流出道上，声束指向左肩部。该切面可以显示右心室流出道、肺动脉瓣和主肺动脉近端（图 13-2C）。该切面声束与肺动脉血流方向平行，可以测量肺动脉瓣跨瓣压差以定量肺动脉瓣狭窄程度。彩色多普勒可以评估肺动脉瓣反流或狭窄程度。还可以明确主肺动脉近端有无血栓，引导肺动脉内漂浮导管的放置。

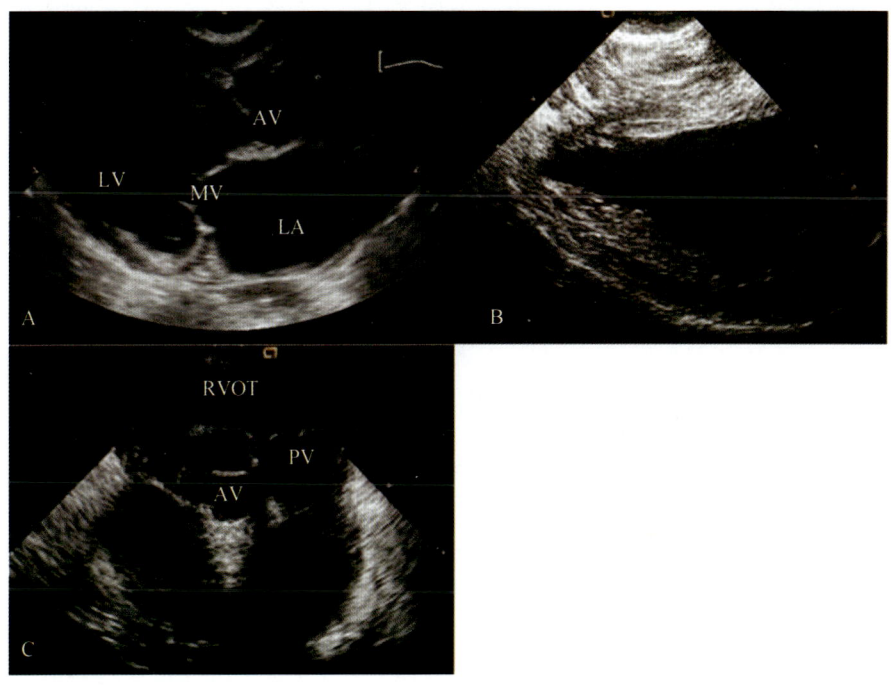

图 13-2　心外膜超声切面图像。A. 心外膜左心室长轴切面。AV，主动脉瓣；LV，左心室；MV，二尖瓣；LA，左心房。B. 心外膜二腔心切面。图像显示左心室。C. 心外膜右心室流出道切面。RVOT，右心室流出道；PV，肺动脉瓣；AV，主动脉瓣。（引自：Reeves ST. ASA2007 年心外膜超声检查指南）

自 20 世纪 70 年代术中超声用于评估二尖瓣闭式分离手术以来，随着经食管超声探头技术的快速发展，心外膜超声应用量逐渐减少。心外膜超声技术接近体表综合超声，切面与经胸超声相似，与 TEE 相比技术难度低，适应证广，易操作，成本低，仅用于在特定条件下比如 TEE 禁忌、插管困难、乙肝表面抗原阳性或梅毒感染患者。

第三节　经食管超声心动图

一、TEE 探头

主要有下列三种：

1. 双平面 TEE 探头：该探头由水平扫描和纵向扫描两组换能器上下排列组成，由计算机控制两组晶体片交替以互相垂直方向发送声束扫描，由于受探头直径的限制，小儿 TEE 探头仍多为双平面探头。

2. 多平面 TEE 探头：采用了相控阵晶片旋转装置，可使发生声束从 0°～180°范围连续扫查心脏和大血管结构，最大限度地提高了 TEE 显示心脏解剖结构，尤其是相互关系的能力，使操作者从切面解剖信息构思其立体三维结构变得相对容易。现在成人 TEE 探头多为多平面 TEE 探头。小儿多平面 TEE 探头已应用于临床。

3. 实时三维 TEE 探头：经食管实时三维超声心动图（real-time three-dimensional transesophageal echocardiography，RT-3D-TEE），是将经食管检查与实时三维技术的优势相结合。三维 TEE 探头与多平面 TEE 探头外形不同，三维 TEE 探头晶片呈矩阵排列，兼顾多平面功能（图 13-3）。

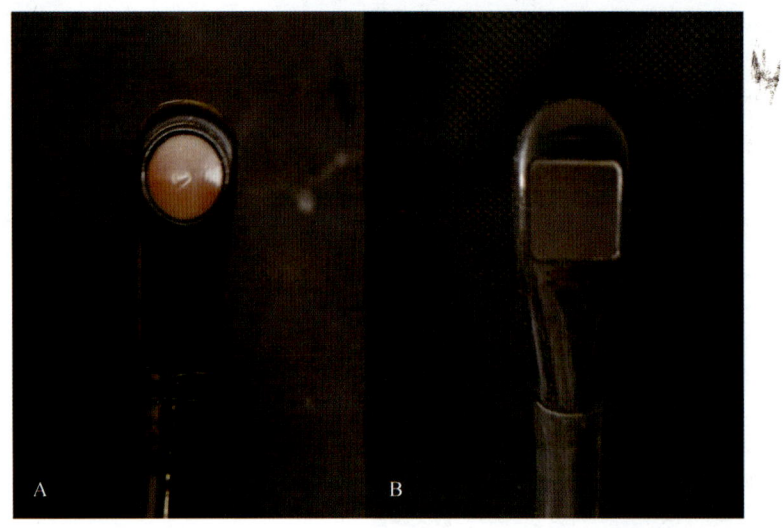

图 13-3　术中 TEE 的探头外形。A. 多平面经食管超声探头。B. 经食管实时三维超声探头。

二、术中 TEE 超声的优势

1. 术中 TEE 超声是一种安全有效，简便易行且不干扰手术术野的监测、指导和评价的手段。
2. 麻醉诱导气管插管后体外循环转机前，再次明确心血管病变，更正诊断，减少漏诊和误诊，为选择合适的术式提供参考。
3. 麻醉诱导插管后，进行心功能和前负荷的评估，便于麻醉管理。
4. 心脏复跳即刻评价手术效果，确定是否二次转机，避免术后二次开胸。
5. 脱离体外循环前，指导心腔排气，同时评价心功能和容量状态。
6. 及时提供手术即刻的治疗效果的有力证据，为医院的举证倒置政策提供依据。

三、术中 TEE 超声的适应证及应用

1. 先天性心脏病矫治术：确定心内畸形及瓣膜功能；评价简单分流性心脏病术后有无残余分流；评价心内膜垫缺损矫治术后心内分流是否消失、房室瓣功能；在法洛四联症矫治术后，评价室间隔修补和右心室流出道疏通效果；在右心室双出口和大动脉转位矫治术后评价有无残余分流，左心室流出道及右心室流出道是否通畅；评价先心病病变瓣膜形态，判断成形的可行性，评价瓣膜成形效果；包括肺动脉瓣狭窄切开术、二尖瓣成形、三尖瓣下移畸形矫治、主动脉瓣成形术。

2. 瓣膜病手术：评价瓣膜病变原因、性质及严重程度、有无心腔内血栓；评价瓣膜成形效果；评价人工瓣膜功能、有无瓣周漏。

3. 流出道疏通术，如肥厚型梗阻性心肌病，主动脉瓣下狭窄，肺动脉瓣下狭窄。

4. 主动脉手术：评价主动脉夹层或主动脉瘤范围及对主动脉瓣的影响，是否需要手术处理。

5. 冠心病患者 CABG 及室壁瘤折叠或切除、大网膜移植、干细胞移植。在转机前评价室壁瘤大小、有无附壁血栓、心功能、瓣膜功能；在停机后评价左心室大小、心功能，瓣膜反流。

6. 心内肿瘤清除术：评价占位团块形态大小、有无蒂、与周边组织关系、对瓣膜影响。

7. 杂交手术，包括房间隔封堵术，室间隔封堵术，动脉导管未闭封堵术，肺动脉闭锁球囊扩张，胸腔镜房间隔修补，主动脉瓣置入（TAVI）手术。

（1）肺动脉闭锁球囊扩张手术中，用 TEE 监测穿刺针和球囊位置，监测每次球囊扩张后肺动脉血流改善情况和三尖瓣反流程度变化。

（2）在肌部室间隔封堵和房间隔封堵术中，监测导管位置和封堵伞形态，评价封堵效果。

（3）在胸腔镜下房间隔修补术中，监测腔静脉插管过程，评价修补效果。

（4）在经皮主动脉瓣球囊扩张及 TAVI 术中，监测主动脉瓣形态、瓣膜钙化情况、导管位置、扩张效果、主动脉瓣反流量。

8. 心脏移植术：引导漂浮导管放置、估测肺动脉压大小、评价病变心脏结构和功能；协助术中心脏排气；监测供体心功能、评价肺动脉压变化、有无结构病变。

9. Ross 手术（自体肺动脉瓣替换主动脉瓣）：评价肺动脉瓣结构和功能，肺动脉瓣大小与主动脉瓣瓣环是否匹配，评价术后瓣膜功能。

10. 直接观察左心室前负荷，早期监测心肌缺血，评价心室收缩及舒张功能，查找术后即刻复跳困难的原因，纠正血流动力学紊乱状态。

11. 协助心内导管放置及术中心腔排气。

四、术中 TEE 禁忌证

1. 食管病变，如食管狭窄、食管癌、食管静脉曲张。
2. 口腔病变，如口腔癌、大面积溃疡。
3. 体重过小。

五、术中 TEE 并发症

1. 放置失败，失败率约为 0.18%。
2. 术后咽痛，发生率 0.1%。
3. 食管穿孔，发生率 0.01%。
4. 牙齿损伤，发生率约为 0.03%。
5. 气管插管移位，发生率 0.03%。
6. 上消化道出血，发生率 0.03%。

六、术中 TEE 常用切面

美国超声心动图学会（ASE）、心胸麻醉医师协会（ACTA）、欧洲超声心动图协会（EAE）、欧洲心脏麻醉医师协会（EACTA）等提出 2010 年 TEE 指南[4-5]，并建议使用如下标准切面作为术中系统 TEE 检查的系列切面（表 13-2）。

1. 低位 TEE 切面：相当于食管中段距门齿的距离 30～40cm 获取一系列 TEE 切面（图 13-4）。
2. 高位 TEE 切面：相当于食管上段距门齿的距离 20～30cm 获取一系列 TEE 切面（图 13-5）。
3. 经胃和胃底切面：距门齿的距离 40～50cm 获取一系列 TEE 切面（图 13-6）。

表 13-2　术中 TEE 常用切面

探头位置	切面	多平面角度	可观察结构
TEE 高位切面	主动脉弓长轴	0°	主动脉弓及分支
	主动脉弓短轴	90°	主动脉弓，肺动脉
	升动脉长轴（近端）	130°～160°	主动脉瓣、升主动脉、二尖瓣前叶、左心室前间隔壁、左房
	升动脉长轴（中段）	100°～130°	升主动脉中段
	双房腔静脉	80°～130°	上腔、下腔、房间隔、左心房、右心房、右心耳
	左心耳连续	0°～180°	左心耳
TEE 低位切面	四腔心	0°～20°	四个心腔、室间隔、房间隔、房室瓣
	右心房-三尖瓣-右心室切面	0°～20°	重点显示下腔静脉开口、右心房、右心室、三尖瓣、房间隔、室间隔
	二腔心	60°～90°	左心房、左心室、二尖瓣、左心耳，冠状静脉窦
	左心室长轴	120°～150°	左心房、二尖瓣前叶、前间壁、后壁、右心室左心室流出道、主动脉瓣、升主动脉
	主动脉瓣短轴	30°～60°	主动脉瓣，房间隔，冠状动脉开口
	二尖瓣叶交界	60°～70°	左心房、左心室、二尖瓣
	右心室流入-出道	60°～90°	右心房、右心室、三尖瓣、右心室流出道、肺动脉瓣、主肺动脉
	五腔心	0°～20°	四个心腔、室间隔、房室瓣、左心室流出道
	降主动脉长轴	0°	胸主动脉
	降主动脉短轴	90°～110°	胸主动脉
经胃及胃底切面	双室短轴	0°～20°	乳头肌、左心室、左心室壁、右心室、室间隔
	二尖瓣口短轴	0°～20°	二尖瓣前叶、后叶、前交界、后交界
	二腔心切面	80°～100°	二尖瓣结构、左心室、左心房、冠状静脉窦
	左室长轴	110°～160°	左心室、主动脉瓣、升主动脉近端
	胃底长轴	0°～30°	左心室、左心室流出道、主动脉瓣、主动脉、右心室
	左心室流出道	90°～120°	二尖瓣、主动脉瓣、左心室流出道

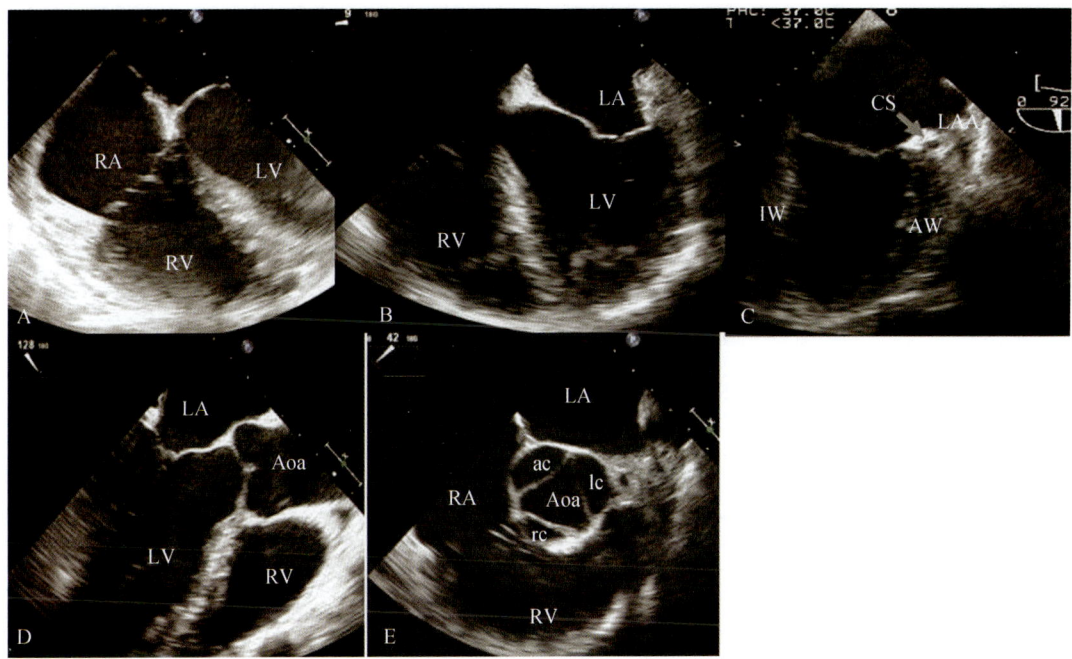

图 13-4 低位经食管超声切面。A. TEE 右心房-三尖瓣-右心室切面。在四腔心基础上轻轻逆时针转动管体获得。RA, 右心房; RV, 右心室; LV, 左心室。B. TEE 四腔心切面。显示四个心腔, 重点观察左心房、左心室、二尖瓣。LA, 左心房; LV, 左心室; RV, 右心室。C. TEE 二腔心切面。CS, 冠状静脉窦; LAA, 左心耳; AW, 左心室前壁; IW, 左心室下壁。D. TEE 左心室长轴切面。LA, 左心房; LV, 左心室; Aoa, 升主动脉; RV, 右心室。E. TEE 主动脉瓣短轴切面。LA, 左心房; RA, 右心房; RV, 右心室; lc, 左冠窦; rc, 右冠窦; ac, 无冠窦; Aoa, 升主动脉。(引自 ASE/ASA 2010 年经食管超声指南)

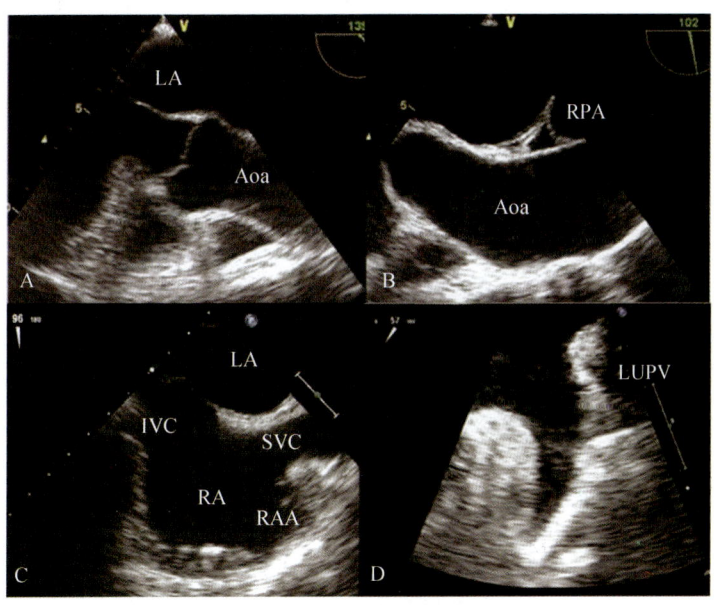

图 13-5 高位经食管超声切面。A. 升主动脉长轴(近端)切面。LA, 左心房; Aoa, 升主动脉近端。B. 升主动脉长轴(中段)切面。在升主动脉长轴(近端)切面基础上, 轻轻回撤探头并调整获得。Aoa, 升主动脉中段; RPA, 右肺动脉短轴。C. TEE 双房腔静脉切面。LA, 左心房; RA, 右心房; SVC, 上腔静脉; IVC, 下腔静脉; RAA, 右心耳。D. TEE 左心耳连续扫描切面。从 0°到 180°连续旋转并不断调整深度及管体, 显示不同角度左心耳切面, 观察梳状肌排列及有无血栓, 可测心耳血流。LUPV, 左上肺静脉。(引自 ASE/ASA 2010 年经食管超声指南)

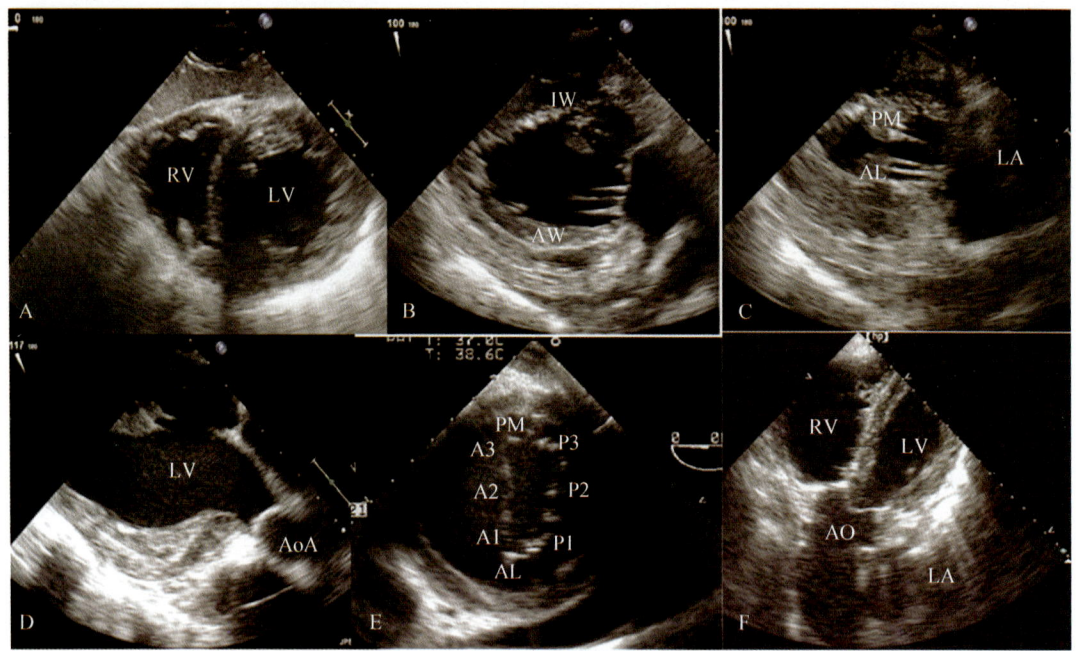

图 13-6 经胃及胃底食管超声切面。A. TEE 经胃双室短轴切面。LV，左心室；RV，右心室。B. TEE 经胃二腔心切面。心尖朝左，左心房在右侧。AW，左心室前壁；IW，左心室下壁。C. TEE 经胃二腔心切面（二尖瓣）。显示二尖瓣、乳头肌及瓣下腱索。LA，左心房；AL，前外侧乳头肌；PM，后内侧乳头肌。D. TEE 经胃左心室长轴切面。LV，左心室；AoA，升主动脉。E. TEE 经胃二尖瓣口短轴。AL，前交界；PM，后交界；A1、A2、A3，二尖瓣前叶分区；P1、P2、P3，二尖瓣后叶分区。F. TEE 胃底长轴切面。LA，左心房；LV，左心室；AO，升主动脉；RV，右心室。为测量主动脉瓣及左心室流出道血流最佳切面，此切面血流与声束角度最小。（引自 ASE/ASA 2010 年经食管超声指南）

七、三维超声心动图

经食管实时三维超声心动图术中常被用于二尖瓣的观察。二尖瓣的三维实时成像的左心房观与手术医生视角一致，具有以下优点：

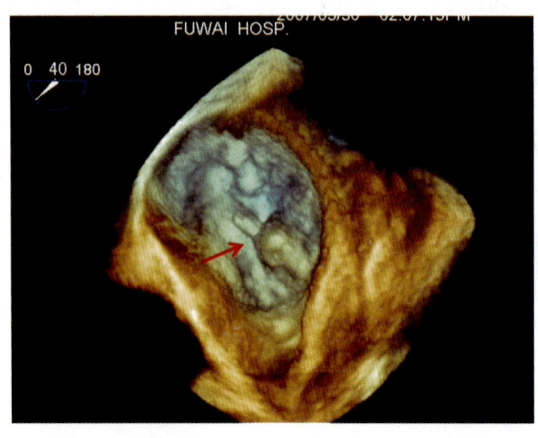

图 13-7 经食管实时三维超声显示二尖瓣脱垂及断裂之腱索（箭头处）

1. 二尖瓣狭窄时，显示狭窄的二尖瓣口全貌，并测量二尖瓣瓣口面积，并对二尖瓣活动进行立体显示。

2. 二尖瓣脱垂时，显示瓣叶脱垂的部位、面积，部分断裂的腱索，二尖瓣反流束的大小（图 13-7）。

3. 左心耳血栓的部位、大小（图 13-8）。

4. 二尖瓣瓣膜替换术后，显示二尖瓣机械瓣和生物瓣的瓣环、瓣架、瓣叶和血流，区分功能性反流与瓣周漏，清晰显示机械瓣瓣叶（图 13-9）。

5. 显示二尖瓣成形术后的瓣环形态和瓣

叶活动（图 13-10）。

6. 显示二尖瓣的赘生物部位、大小和瓣膜反流。

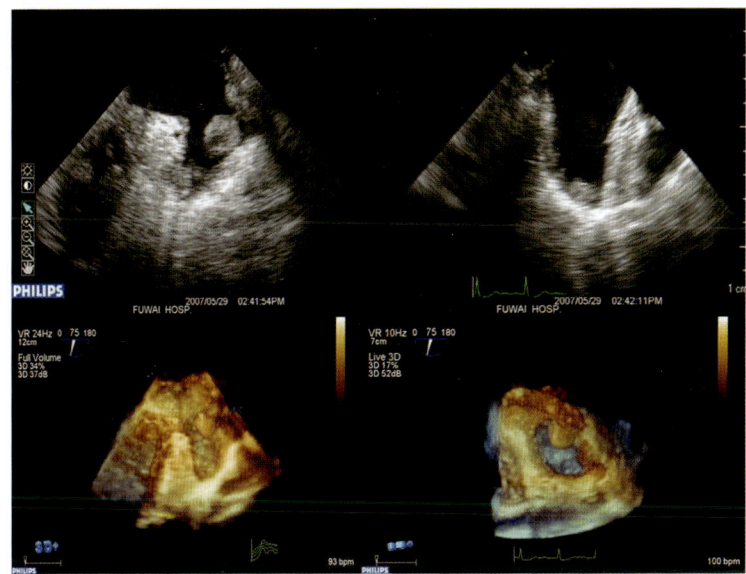

图 13-8　TEE 二维及三维超声显示左心耳内血栓

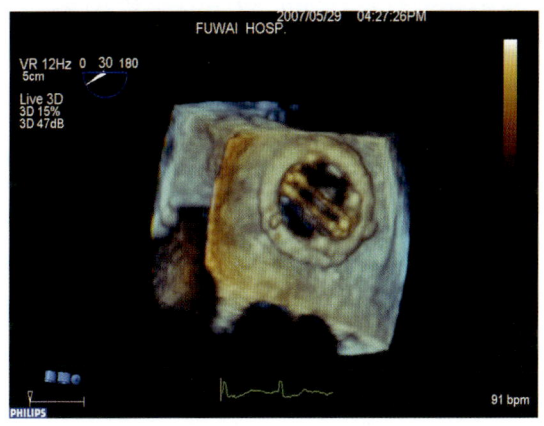

图 13-9　经食管实时三维超声显示二尖瓣位机械瓣术后瓣环及瓣叶形态

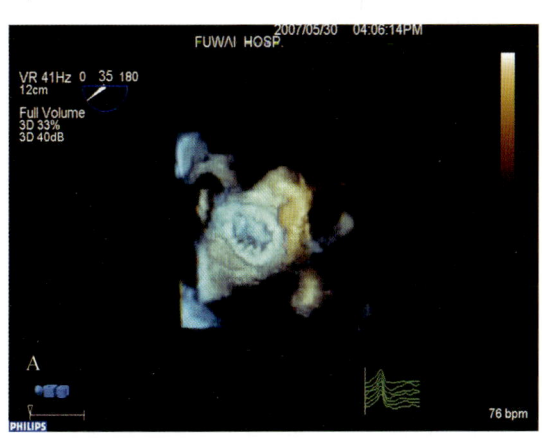
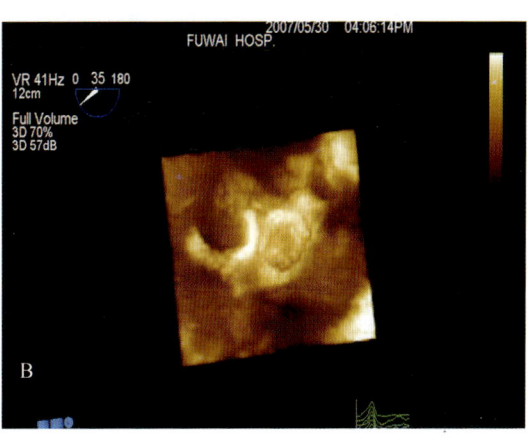

图 13-10　经食管实时三维超声显示二尖瓣成形术后瓣环和瓣叶形态。A. 左心房观图像。B. 左心室观图像

参考文献

[1] Szili-Torok T, Kimman GP, Theuns D, et al. Visualisation of intracardiac structures and radiofrequency lesions using intracardiac echocardiography. Eur J Echocardiogr, 2003, 4: 17-22.

[2] Reeves ST, Glas KE, Eltzschig H. Guidelines for performing a comprehensive epicardial echocardiography examination: Recommendations of the American Society of Echocardiography and the Society of Cardiovascular Anesthesiologists Anesthesia & Analgesia, 2007, 105 (2): 397-404.

[3] Rosenberger P, Shernan SK, Löffler M, et al. The influence of epiaortic ultrasonography on intraoperative surgical management in 6051 cardiac surgical patients. Ann Thorac Surg, 2008, 85 (2): 548-553.

[4] Practice guidelines for perioperative transesophageal echocardiography. An updated report by the American Society of Anesthesiologists and the Society of Cardiovascular Anesthesiologists Task Force on Transesophageal Echocardiography. Anesthesiology, 2010, 112: 1084-1096.

[5] Flachskampf F. A, Badano L, Daniel WG. Recommendations for transesophageal echocardiography: update 2010. European Journal of Echocardiography, 2010, 11: 557-576.